Chemisch-pharmazeutische Übungen

und die Untersuchung von Körperflüssigkeiten

Edgar Schumann

Chemisch-pharmazeutische Übungen

und die Untersuchung von Körperflüssigkeiten

Edgar Schumann

Hrsg. Herbert Gebler und Christiane Eckert-Lill

11. Auflage

Govi

ISBN 978-3-7741-1234-6
11., durchgesehene Auflage 2013

1. – 8. Auflage erschienen unter dem Titel:
Edgar Schumann, Chemisch-pharmazeutische Übungen

Wir danken der Firma Wepa Apothekenbedarf GmbH & Co. KG, Hillscheid, für die freundliche Unterstützung bei den fotografischen Aufnahmen.

Titelbild: © iStock.com/anyaivanova
Grafiken: Löbner Grafik-Studio, Sulzbach/Ts.
Fotos: Roger Richter, Wiesbaden
Druck und Verarbeitung: Elanders GmbH, Waiblingen
Printed in Germany

Bibliografische Information der Deutschen Nationalbibliothek
Die Deutsche Nationalbibliothek verzeichnet diese Publikation in der Deutschen Nationalbibliografie; detaillierte bibliografische Daten sind im Internet über http://dnb.d-nb.de abrufbar.

Vorwort zur 11. Auflage

Die Ausbildungs- und Prüfungsverordnung für pharmazeutisch-technische Assistentinnen und pharmazeutisch-technische Assistenten (PTA-APrV) sieht für das Fach »Chemisch-pharmazeutische Übungen einschließlich Untersuchung von Körperflüssigkeiten« insgesamt 480 Stunden vor. Das Ausbildungsziel ist, pharmazeutisch-technische Assistenten in die Lage zu versetzen, Arzneimittel nach anerkannten pharmazeutischen Regeln prüfen zu können. Auch mit der 11. Auflage besteht daher kein Anlass, das prinzipielle Konzept des Buches zu verändern.

Nach einer Einführung in das chemische Laboratorium werden zunächst Nachweise anorganischer Ionen geübt. Im anorganisch-quantitativen Kapitel werden einige Beispiele zur Übung der Gravimetrie angeboten, da gerade diese Methode für die Erziehung zum exakten chemischen Arbeiten einen besonderen Stellenwert hat. Gemäß ihrer Bedeutung nehmen maßanalytische Verfahren den breitesten Raum ein.

Im organischen Teil wurden für den Grundlagenunterricht geeignete Beispiele ausgewählt. Für einige chemische Abläufe wurden vereinfachte Erklärungen gegeben. Haben die Lehrgangsteilnehmer das analytische Grundhandwerk erlernt, können sie Untersuchungen nach Arzneibuch ausführen. Um den Einstieg in dieses Gebiet zu erleichtern, sind spezielle Begriffe und Methoden der pharmazeutischen Analytik in einem Abschnitt zusammengefasst, dessen Lektüre zur direkten Arbeit mit dem Arzneibuch überleitet.

Den Abschluss des Praktikums bilden Untersuchungen von Körperflüssigkeiten. Da heute kaum noch jemand in der Praxis nach den alten nass-chemischen Methoden eine Harn- bzw. Bluntuntersuchung ausführen wird, sollte auch im Praktikum der Umgang mit Teststreifen und Geräten zur Blutuntersuchung geübt werden. Ob Blutuntersuchungen demonstriert oder ausgeführt werden, muss jeweils von den Lehranstalten entschieden werden.

Bei der Überarbeitung des Buches war es notwendig, verschiedene Änderungen, Ergänzungen und Streichungen vorzunehmen. Durch den Bezug auf das neue Gefahrstoffrecht und das jeweils gültige Europäische Arzneibuch einschließlich seiner Nachträge sowie auf das gültige Deutsche Arzneibuch mussten Änderungen bzw. Ergänzungen vorgenommen werden. Obwohl der Normalitätsbegriff im Arzneibuch nicht mehr vorkommt, wurde er aus dem Buch noch nicht gänzlich verbannt und an den Stellen, wo es pädagogisch angebracht erschien, neben dem Molaritätsbegriff aufgeführt.

In einer Zeit wachsenden Umweltbewusstseins stellt sich immer wieder die Frage, wie weit man mit potenziell gefährlichen Substanzen im Praktikum arbeiten lassen sollte. Auf keinen Fall darf darauf gänzlich verzichtet werden, da der Umgang mit diesen Stoffen Teil der Ausbildung ist.

Allen Mitarbeitern des Govi-Verlages bin ich für die jahrelange gute Zusammenarbeit zu Dank verpflichtet.

Minden (Westfalen), im Frühjahr 2013 *Dr. Edgar Schumann*

Inhaltsverzeichnis

1 Arbeiten im chemischen Laboratorium

1.1 Allgemeine Arbeitsregeln

Die Arbeit in einem chemischen Laboratorium erfordert besondere Disziplin. Der Umgang mit giftigen Substanzen, die Entstehung von Bränden, die Möglichkeit von Explosionen und andere Gefahrenquellen bedingen, dass bestimmte Arbeitsregeln unbedingt eingehalten werden müssen.

Die erste Forderung ist peinliche *Sauberkeit.* Ein schmutziger Arbeitsplatz und unsaubere Geräte lassen nicht nur zu leicht auf die ganze Arbeitsweise schließen, sondern können auch zu fehlerhaften Ergebnissen führen. Ist einmal etwas verschüttet, muss es sofort beseitigt werden. Bei ätzenden und giftigen Substanzen ist besondere Vorsicht notwendig. Säuren und Basen dürfen nur unter fließendem Wasser vorsichtig in den Ausguss gegeben werden. Andere giftige Chemikalienreste müssen in bereitstehenden Behältern gesammelt werden und dürfen nicht in das Abwasser gelangen.

Neben Sauberkeit ist *Ordnung* das wichtigste Gebot. Die Standgefäße an den Arbeitsplätzen müssen alphabetisch stehen. Das Innere der Schubladen und Schränke ist ordentlich zu halten. Alle Geräte müssen sich stets in einem einwandfreien Zustand befinden. Gesprungene Glassachen dürfen nicht mehr verwendet werden. Nach Ende des Praktikums ist der Arbeitsplatz aufzuräumen, sind die Gas- und Wasserhähne zu schließen und alle elektrischen Geräte auszuschalten.

Auf einige besonders im Anfängerpraktikum auftretende Fehler sei aufmerksam gemacht:

- Mit brennbaren Flüssigkeiten, insbesondere Ether, Alkoholen und Aceton darf nicht leichtfertig umgegangen werden. Bevor man mit diesen leicht entzündlichen Lösemitteln arbeitet, überzeuge man sich stets, dass keine offene Flamme in der Nähe ist. Nach Verschütten sind sofort alle Flammen abzustellen, die Fenster zu öffnen und die Flüssigkeit ist entsprechend zu beseitigen.

- Reaktionen, bei denen sich giftige Gase entwickeln, müssen immer, schon mit Rücksicht auf die Gesundheit anderer, unter dem Abzug ausgeführt werden. Bei besonders starker Gasentwicklung sind die Fenster nicht benutzter Abzüge zur besseren Entlüftung geschlossen zu halten.

- Bei Erhitzung von Flüssigkeiten im Reagenzglas muss die richtige Technik angewandt werden. Meist werden die Gläser zu voll gefüllt und beim Erhitzen unbewegt in die Flamme gehalten. Besonders bei Flüssigkeiten, die einen festen Bodensatz haben, aber auch sonst, kann durch stoßweises Sieden der Inhalt des Glases teilweise herausgeschleudert werden. Man mache es sich zur Regel, beim Erhitzen mit unmittelbarer Flamme das Reagenzglas schräg, mit der Öffnung von Personen abgewandt, zu halten und ständig zu bewegen. Dadurch wird die Möglichkeit eines Siedeverzugs wesentlich herabgesetzt. Die Füllung soll ein Drittel des Glasinhalts nicht übersteigen (s. Seite 34).

- So genannte »entleuchtete« Gasbrennerflammen (s. Seite 21) werden nicht beachtet. Es können sich leicht z. B. die Ärmel der Kittel oder herabhängende Haare entzünden. Bei Arbeiten im Laboratorium darf langes Haar nicht offen getragen werden.

- Es wird mit zu großen Mengen Reagenzien oder Lösemitteln gearbeitet. Dadurch entstehen nicht nur unnötige Kosten, sondern es büßen auch manche Reaktionen an Empfindlichkeit ein. Bei den meisten qualitativen Umsetzungen genügt es, das Reagenz tropfenweise zuzusetzen.

- Versehentlich zu viel entnommene Substanz wird aus den Reaktionsgefäßen in das Standgefäß zurückgegeben. Dadurch können die Reagenzien verunreinigt werden. Eine aus einem Standgefäß entnommene Substanz darf niemals zurückgegeben werden.

- Schutzbrillen werden häufig nicht benutzt. Diese Nachlässigkeit kann bittere Folgen haben. Im Laboratorium sollte grundsätzlich ein Augenschutz getragen werden.

1.2 Verhalten bei Bränden

Trotz aller Vorsicht lassen sich im chemischen Laboratorium Brände nicht von vornherein ausschließen. Ist Feuer ausgebrochen, sind sofort alle Gashähne zu schließen und, wenn möglich, brennbare Materialien in der Nähe des Brandherdes zu beseitigen. Bei kleineren Bränden auf Tischen und Fußböden genügt es, sie mit Sand abzudecken. Dieser erstickt Flammen und saugt Flüssigkeiten auf. Bei größeren Bränden muss jedoch sofort ein Handfeuerlöscher eingesetzt werden. Meist reichen Kohlendioxidlöscher aus, da sie im Gegensatz zu Pulverlöschern keine Rückstände hinterlassen. Löschen mit Wasser ist nach Möglichkeit zu vermeiden, da viele wertvolle Geräte des Laboratoriums und Chemikalien wasserempfindlich sind und so unbrauchbar werden. Brände von Alkalimetallen und brennbaren Flüssigkeiten dürfen nie mit Wasser gelöscht werden.

Kleiderbrände sind mit Feuerlöschdecken oder durch Überwerfen von Kitteln oder Kleidungsstücken zu ersticken. Ggf. ist die Notbrause zu benutzen. Die Bekämpfung von Kleiderbränden mit Kohlendioxidfeuerlöschern ist wegen Kälteschäden zu unterlassen. Bei größeren Bränden ist unverzüglich die Feuerwehr zu alarmieren.

1.3 Erste Hilfe bei Unfällen

Der Aushang mit Adressen und Telefonnummern von Kliniken und Ärzten darf in keinem chemischen Laboratorium fehlen, sodass bei Personenschäden schnell Hilfe herbeigeholt werden kann. Nachstehend werden für die erste Hilfe einige Anweisungen bei Verletzungen gegeben, wie sie im Laboratorium häufiger vorkommen:

Verbrennungen
Leichte Verbrennungen werden unter fließendem Wasser gekühlt und danach mit einem Brandgel behandelt. Brennende Kittelärmel müssen sofort unter laufendem kaltem Leitungswasser gelöscht werden. Anschließend wird 15 bis 20 Minuten lang eine Kaltwasserbehandlung durchgeführt. Wenn notwendig, wird die Wunde mit Verbandstoff abgedeckt. Schwere Verbrennungen müssen ärztlich behandelt werden.

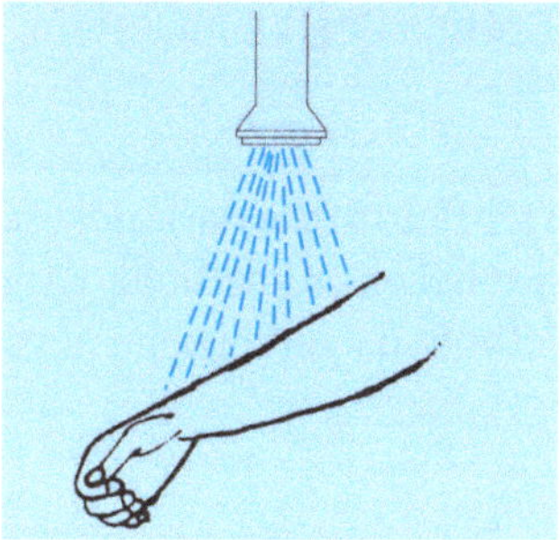

Schnittwunden
Niemals mit Wasser auswaschen. Ausbluten lassen, da so eventuell vorhandene Bakterien ausgeschwemmt werden. Danach die Wunde mit sterilem Verbandmaterial abdecken. Bei Verletzungen der Arterien diese abbinden und sofort ärztliche Hilfe herbeiholen.

Hautverätzungen
Die verätzte Haut unverzüglich unter fließendem Wasser abspülen, damit tiefere Wunden nicht entstehen können. Brom wird mit Ethanol abgewaschen. Anschließend die verätzten Stellen mit einem keimfreien Schutzverband bedecken.

Augenverätzungen
Sofort unter fließendem Wasser 10 Minuten von der Nase weg zum äußeren Augenwinkel spülen, damit die ätzende Verbindung nicht in das nichtbetroffene Auge fließt. Jede Verletzung unbedingt sofort einem Augenarzt vorführen.

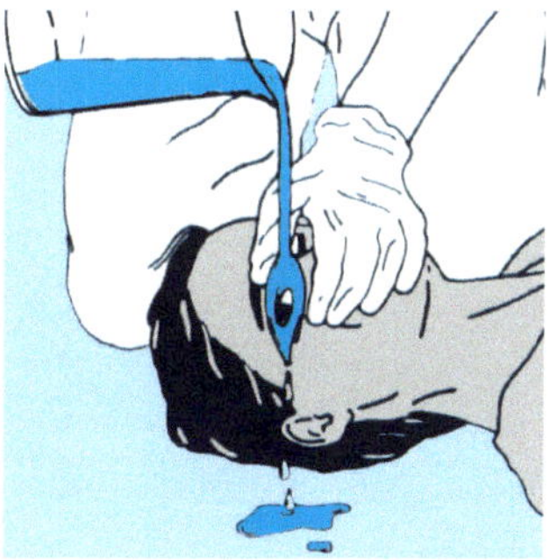

Mundverätzungen
Mehrmals mit Wasser ausspülen.

Magenverätzungen
Bei Verätzungen mit Säuren Wasser, Milch oder Magnesiumoxid-Aufschwemmung, bei Verätzungen mit Laugen 1-prozentige Essigsäure trinken. Nicht Erbrechen auslösen. Weitere Maßnahmen müssen in einer Klinik vorgenommen werden.

Vergiftungen durch nicht lungenätzende Gase
Beispiele: Kohlenmonoxid, Blausäure, Schwefelwasserstoff, Arsenwasserstoff, Ether-, Benzin- und Benzoldämpfe.

In allen Fällen frische Luft, bei Atemstillstand sofort ununterbrochen künstliche Beatmung. Sofort ärztliche Hilfe anfordern.

Vergiftungen durch lungenätzende Gase
Beispiele: Chlor, Brom, Chlorwasserstoff, nitrose Gase, Ammoniak, Schwefeldioxid.

Der Betroffene darf nicht laufen oder laut sprechen. Den Vergifteten hinlegen und ruhig halten. Künstliche Beatmung nur in dringendem Notfall. Sofort Transport in die Klinik, da gefährliche Nachwirkungen erst nach einiger Zeit auftreten können.

1.4 Einfache Laborgeräte

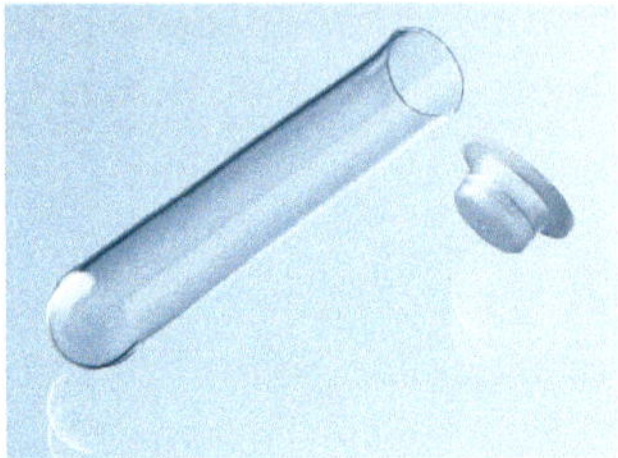
Reagenzglas

Reagenzglas
Das Reagenzglas ist ein zylindrisches, einseitig geschlossenes Rohr. Nach dem Arzneibuch sind für Untersuchungen, falls nichts anderes angegeben ist, farblose Reagenzgläser mit einem Außendurchmesser von 16 mm zu verwenden. Für analytische Übungen sind häufig kleinere Reagenzgläser zweckmäßig, z. B. mit 12 mm Außendurchmesser.

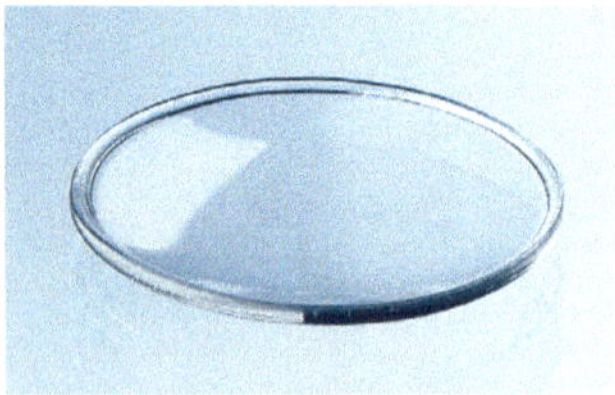
Uhrglas

Uhrglas
Das Uhrglas ist eine gewölbte Glasschale und dient der Beurteilung von Substanzen und der Ausführung einfacher Reaktionen. Es darf nur vorsichtig auf dem Wasserbad oder der Heizplatte erhitzt werden. Zur Geruchsprüfung der Substanzen schreibt das Arzneibuch Uhrgläser von 6 bis 8 cm Durchmesser vor.

Becherglas

Reaktionen mit größeren Flüssigkeitsmengen werden im Becherglas ausgeführt, z. B. Ansatz bestimmter Auszüge oder die Erzeugung von Fällungen. Je nach Erfordernis wird man eine entsprechende Größe auswählen. Vorteil des Becherglases ist die bequeme Reinigungsmöglichkeit. Zur Abdeckung der Bechergläser werden Uhrgläser verwendet. Skaleneinteilungen an Bechergläsern sind Orientierungshilfen für grobe Volumenmessungen.

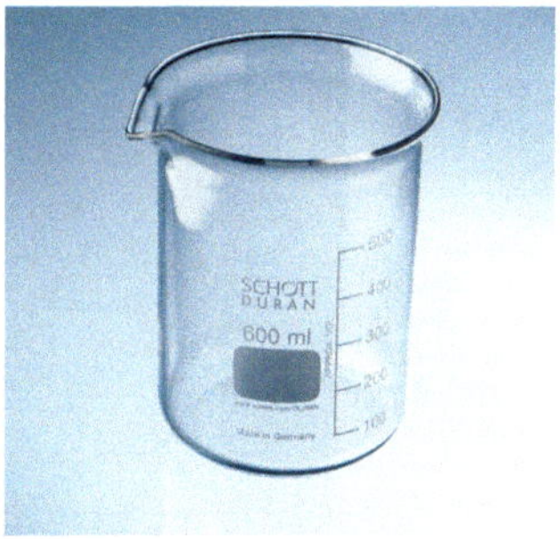

Becherglas

Messpipette

Diese zylindrische Glasröhre dient der Abmessung von Flüssigkeitsvolumina. Obwohl sie vorrangig für quantitative Bestimmungen gebraucht wird, sollte eine 10-ml-Messpipette bei der ersten Grundausstattung nicht fehlen. Eine bestimmte Flüssigkeitsmenge einzutropfen, gelingt mit einer Messpipette oft leichter, als aus einem Messzylinder einzugießen.

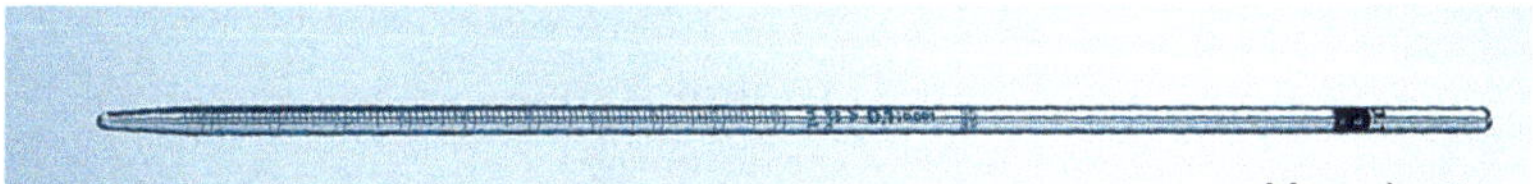
Messpipette

Bei Ablesung der Flüssigkeitsstände in Röhren ist zu beachten, dass die Oberfläche der Flüssigkeit leicht gekrümmt ist. Die gekrümmte Oberfläche in einer Röhre wird als Meniskus bezeichnet. Diese Krümmung entsteht durch wechselseitig wirkende Kräfte zwischen den Flüssigkeitsmolekülen und den Glaswandmolekülen.

Anziehungskräfte zwischen ungleichartigen Molekülen nennt man »Adhäsionskräfte«, zwischen gleichartigen »Kohäsionskräfte«. Werden die Moleküle einer Flüssigkeit von den Molekülen der Glasgefäßwand stärker angezogen, als sie sich gegenseitig anziehen – überwiegen also die Adhäsionskräfte –, bildet sich ein nach unten gewölbter Meniskus und der Rand des Flüssigkeitsspiegels wird leicht hochgezogen. Am tiefsten Punkt des Meniskus wird abgelesen. Die Augen müssen sich in Höhe des Meniskus befinden (s. Seite 91).

Bei Volumenmessgeräten ist die genaue Ablesung der Flüssigkeitsmenge mit einem *Schellbach-Streifen* möglich. Hierbei erscheint auf einer undurchsichtigen Milchglasrückwand der fortlaufende, etwa 1 mm breite blaue Streifen in Höhe des Meniskus eingeschnürt.

Messzylinder

Der Messzylinder für größere Volumina ist ein zylindrisches Glasgefäß mit Fuß. Der Ausguss ermöglicht leichteres Gießen. 10, 25, 50 und 100 ml sind die gebräuchlichsten Abmessungen.

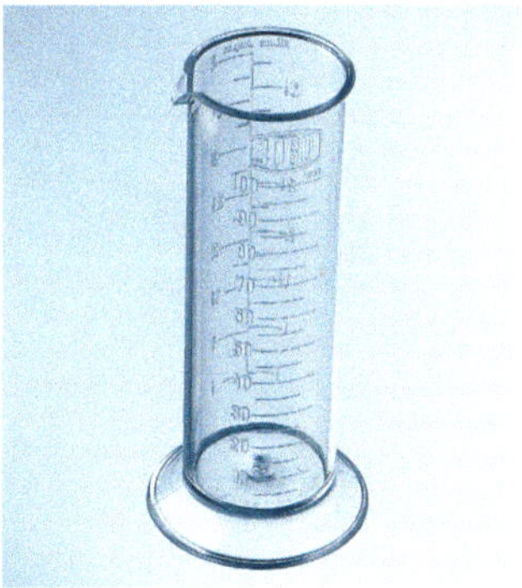
Messzylinder

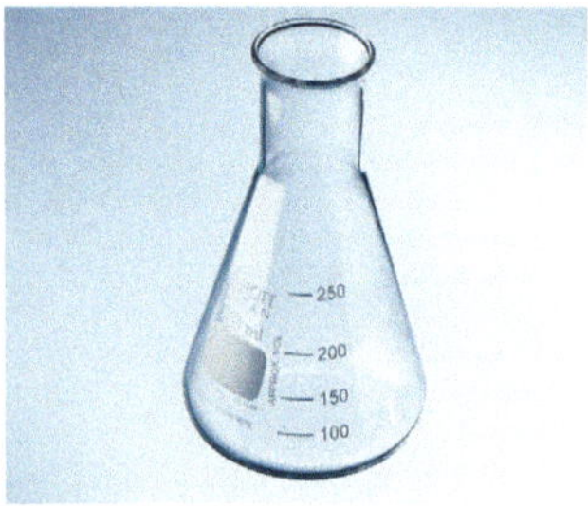

Erlenmeyerkolben (enghalsig)

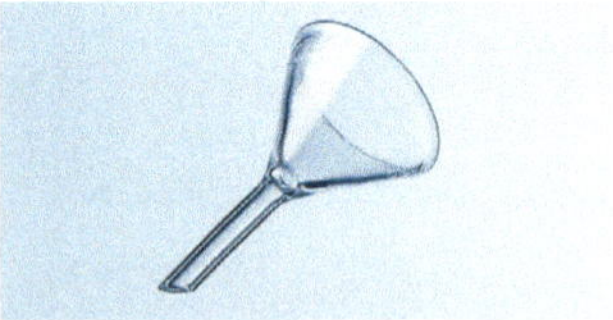
Normaler Trichter

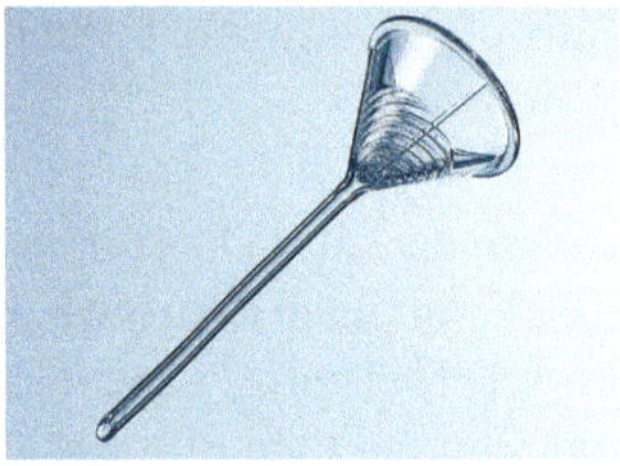
Analysentrichter

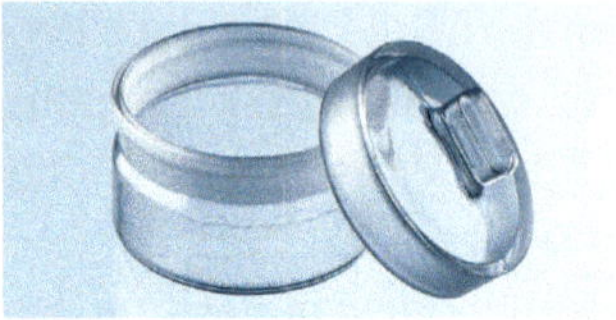
Wägeglas

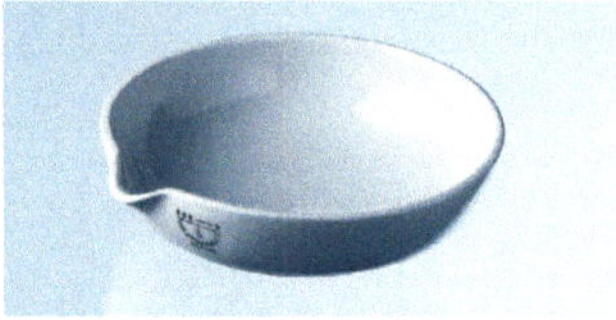
Abdampfschale

Erlenmeyerkolben

Dieser nach Emil Erlenmeyer[1)] benannte kegelförmige Glaskolben mit engem oder weitem Hals und in verschiedenen Größen ist ein vielseitig verwendbares Reaktionsgefäß. Er eignet sich besonders zum Erhitzen von Flüssigkeiten, da sie weniger leicht verspritzen als in einem Becherglas. Der weithalsige Erlenmeyerkolben kann auch als ideales Rezepturgefäß verwendet werden. Enghalsige Erlenmeyerkolben mit eingeschliffenem Stopfen werden auch als *Iodzahlkolben* bezeichnet.

Trichter

Der Trichter ist ein einfaches Gerät zum Umgießen der Flüssigkeiten und zur Filtration. Unter Filtration versteht man die Abtrennung fester, in einer Flüssigkeit enthaltener Teilchen von der flüssigen Phase. Beim *Analysentrichter* beträgt der Trichterwinkel genau 60°. Da das Filter einen etwas größeren Öffnungswinkel hat, liegt es oben besonders dicht an; dadurch entsteht ein besserer Sog. Die Saugwirkung wird noch durch ein langes Trichterrohr vergrößert, sodass man mit Analysentrichtern schneller filtrieren kann als mit normalen Trichtern.

Wägeglas

Das Wägeglas eignet sich wegen seines eingeschliffenen Deckels zur Aufbewahrung der Substanzen. Es wird hauptsächlich zum Abwiegen bei quantitativen Untersuchungen verwendet.

Abdampfschale

Diese meist aus Porzellan bestehende Schale mit rundem oder flachem Boden in verschiedenen Größen dient dem Einengen oder Abdampfen von Lösungen.

Cobaltglas

Es ist ein quadratisches Glas, das durch Cobaltoxid blau gefärbt ist. Es wird verwendet, wenn man Kalium

[1)] *Emil Erlenmeyer* (1825 bis 1909) war Professor der Chemie in München. Er hat sich besonders um den Aufbau chemischer Unterrichtsformen verdient gemacht.

neben Natrium durch Flammenfärbung nachweisen möchte. Durch das blaue Cobaltglas wird die gelbe Farbe des Natriumlichtes absorbiert und so die fahlviolette Färbung des Kaliumlichtes sichtbar.

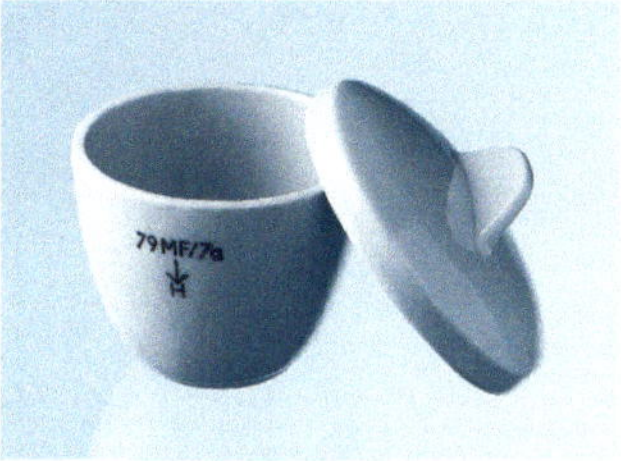

Porzellantiegel mit Deckel

Tiegel

Der Tiegel dient dem Erhitzen, Schmelzen oder Veraschen. Gebräuchliche Größen sind 1 bis 5 cm hoch und 2 bis 6 cm weit. Neben Porzellantiegeln sind Nickeltiegel im Gebrauch.

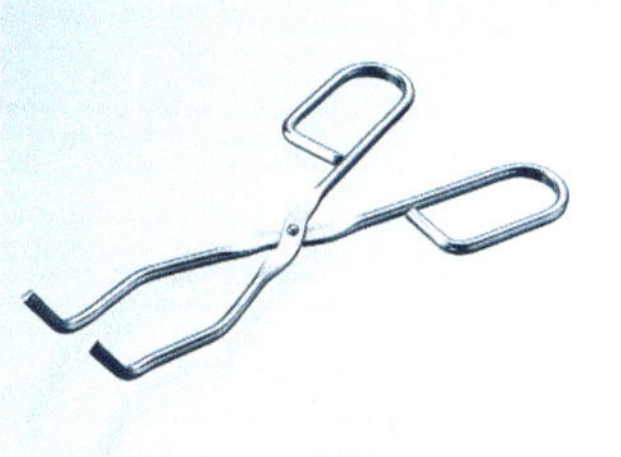
Tiegelzange

Tiegelzange

Die Tiegelzange besteht aus Nickel, Eisen oder Messing und wird zum Anfassen heißer Tiegel oder anderer Geräte gebraucht.

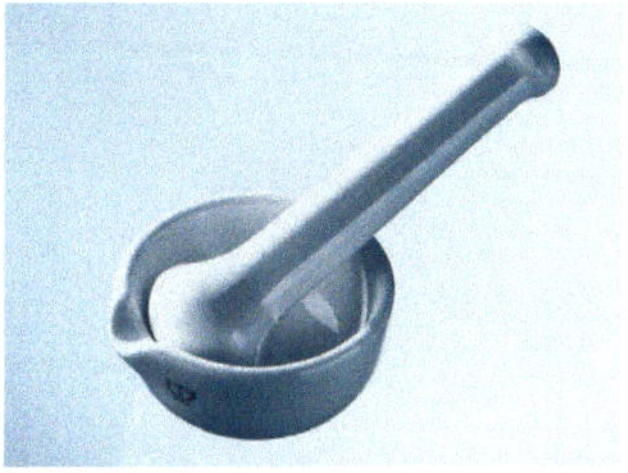
Mörser mit Pistill

Mörser mit Pistill

Der Mörser ist im Allgemeinen eine dickwandige Schale, in der man mit einem kolbenförmigen Pistill (Reibkeule) durch stoßende und reibende Bewegung Substanzen pulverisieren und vermischen kann. Im chemischen Praktikum sind Porzellanmörser üblich.

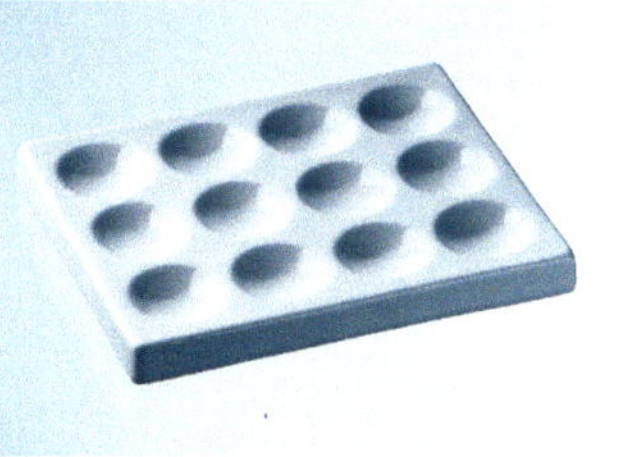
Tüpfelplatte

Tüpfelplatte

Die Tüpfelplatte ist eine aus Glas oder Porzellan bestehende Platte mit Vertiefungen. Zur Ausführung der »Tüpfelreaktion« bringt man einen Tropfen der Probelösung in eine Vertiefung und gibt dazu einen Tropfen der Reagenzlösung. Auf weißem Untergrund lassen sich dann farbige Reaktionsprodukte, auf schwarzem Untergrund weiße Niederschläge auch schon bei kleinsten Substanzmengen erkennen.

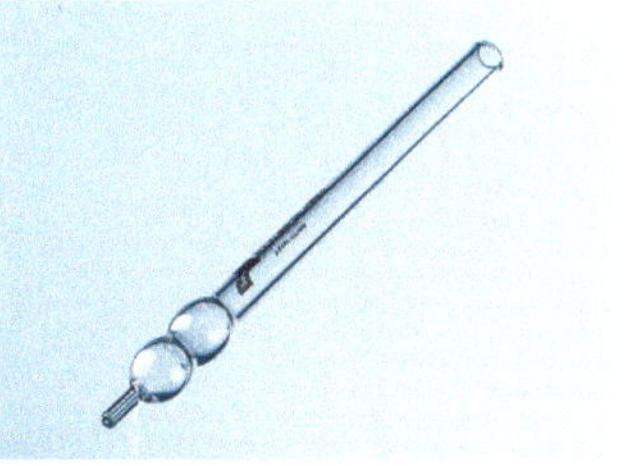
Tropfenzähler

Tropfenzähler

Als Tropfenzähler wird meist der im Arzneibuch beschriebene Normaltropfenzähler verwendet. Dieser ist so konstruiert, dass 20 Tropfen Wasser von 20 ± 1 °C 1,000 ± 0,05 g wiegen, wenn aus dem senkrecht gehaltenen Tropfenzähler mit gleichmäßiger Abtropfgeschwindigkeit 1 Tropfen je Sekunde frei fällt. Ein Tropfen Wasser von 20 °C wiegt daher bei Anwendung des Normaltropfenzählers etwa 50 mg. Geringe Zusätze anderer Flüssigkeiten oder gelöste Stoffe können jedoch schon zu erheblichen Abweichungen führen.

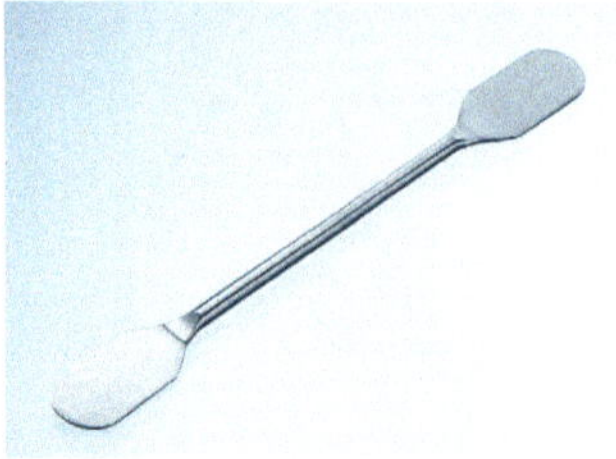

Spatel

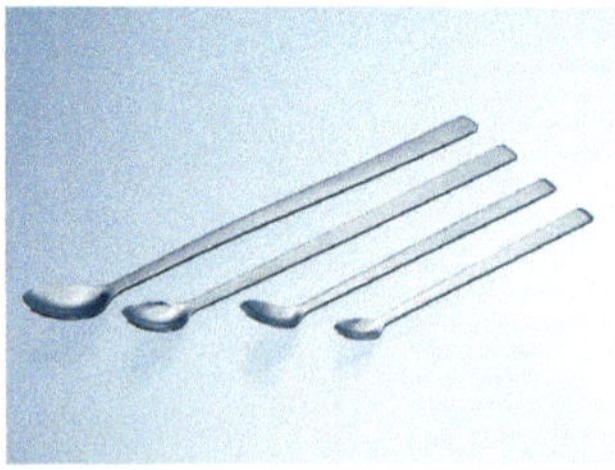

Löffel

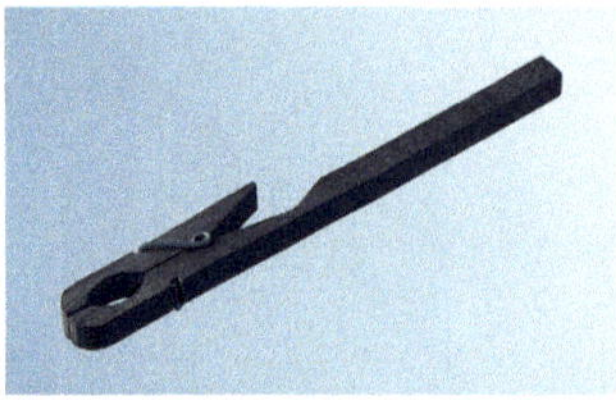

Reagenzglashalter

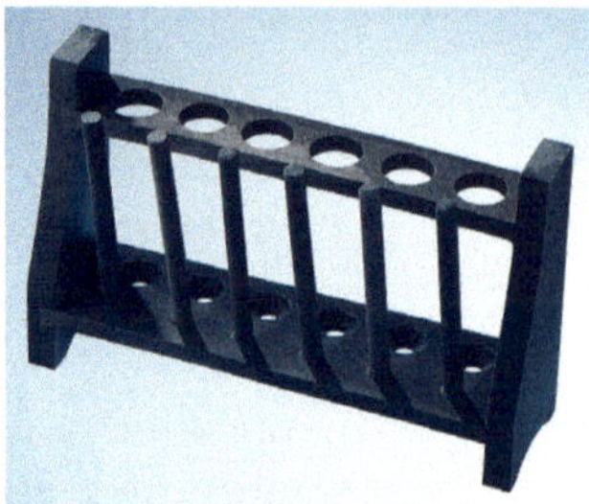

Reagenzglasständer

Spatel, Löffel

An einen Arbeitsplatz gehören mehrere Metallspatel und für das Arbeiten mit bestimmten Substanzen, z. B. quecksilberhaltigen oder salicylsäurehaltigen Verbindungen, ein Hornspatel. Dies gilt auch für Löffel.

Ceran®-Platte

Die Ceran®-Platte (Fa. Schott, Mainz) ist eine gewalzte Glaskeramikplatte, auf die man Gefäße stellt, die mit offener Flamme erhitzt werden sollen. Sie hat eine gute Wärmedurchlässigkeit und hohe Beständigkeit gegen Wechsel der Temperatur, sie ist chemisch resistent, leicht zu reinigen und in gesundheitlicher Hinsicht problemlos. Ceran®-Platten werden heute anstelle der Asbestdrahtnetze verwendet.

Reagenzglashalter, Reagenzglasständer

Der Reagenzglashalter dient als Klammer bei Erhitzung der Reagenzgläser. Zur Aufstellung der Reagenzgläser wird ein Reagenzglasständer benötigt. Es ist streng darauf zu achten, dass saubere und gebrauchte Reagenzgläser getrennt voneinander abgestellt werden, andernfalls können fatale Irrtümer die Folge sein.

Dreifuß, Vierfuß, Tondreieck

Als Haltegerät wird der Dreifuß mit einem Tondreieck gebraucht. Auch mit Gasbrenner betriebene Wasserbäder werden in den Dreifuß eingehängt. Ein Vierfuß ist ein quadratisches Eisengestell mit einer Einlegekante für Ceran®-Platten. Das Tondreieck, ein mit Ton überzogenes Gestell aus Draht, dient zum Halten der Trichter oder Tiegel auf dem Dreifuß.

Wasserbad

Das Wasserbad ist ein Heizbad, das Wasser als Temperiermedium enthält. Erhitzt wird entweder mit Gas oder

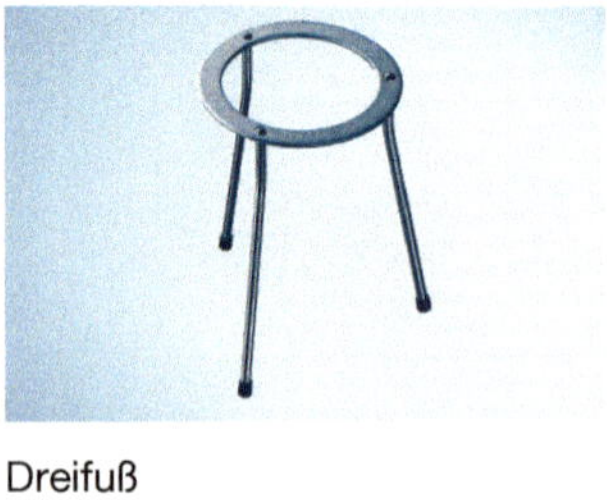

Dreifuß

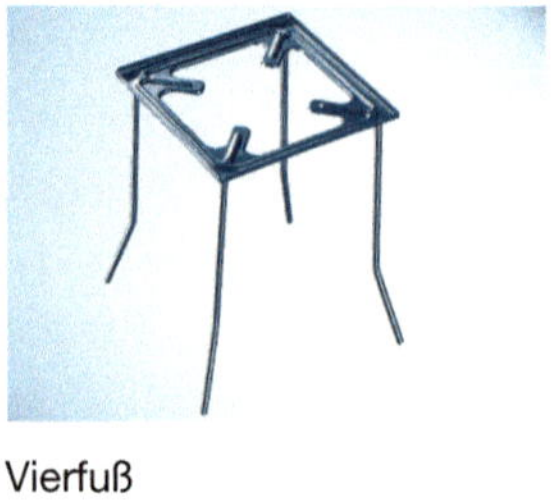

Vierfuß

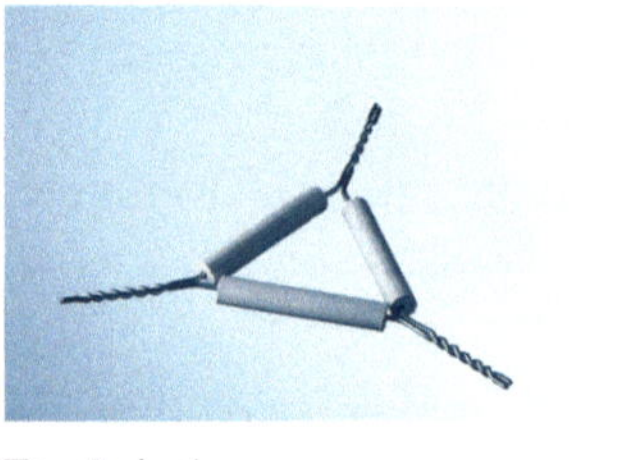

Tondreieck

Strom. Im ersten Fall wird das Wasserbad in einen Dreifuß eingehängt und das Wasser mit einem Bunsenbrenner erhitzt, im zweiten Fall dienen Heizplatten oder ähnliche Geräte als Wärmequellen. Der Vorteil des Wasserbades ist, dass man von vornherein eine bestimmte Temperatur, nämlich die Siedetemperatur des Wassers, nicht überschreiten kann (wichtig für temperaturempfindliche Substanzen).

Exsikkator

Der Exsikkator[2] dient der Trocknung und Aufbewahrung von Substanzen. Der Fuß wird mit einem geeigneten Trocknungsmittel gefüllt und die zu trocknende Substanz in einer Schale oder einem Tiegel auf eine eingelegte Porzellanplatte gestellt. Zur besseren Abdichtung sind der obere Gefäßrand und der Deckel mit einem Glasschliff versehen, der dünn mit Vaselin bestrichen sein muss. Durch Evakuieren (= Erzeugung eines Vakuums[3]) wird der Trocknungseffekt erheblich verstärkt.

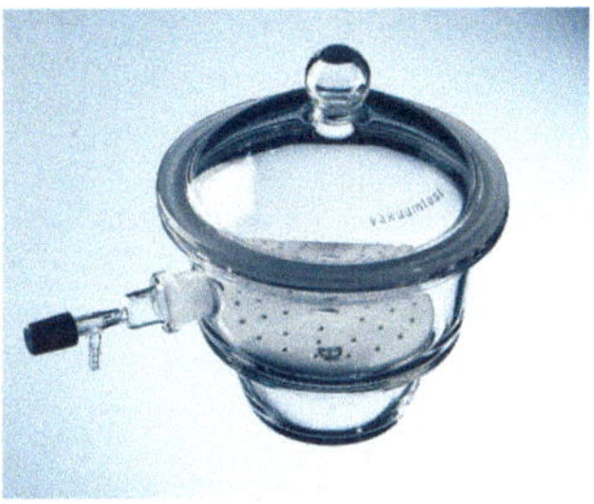

Exsikkator

Gasbrenner

Gasbrenner gehören zu den wichtigsten Energiequellen im Laboratorium. Am gebräuchlichsten sind der Bunsenbrenner[4] und der Teclubrenner[5].

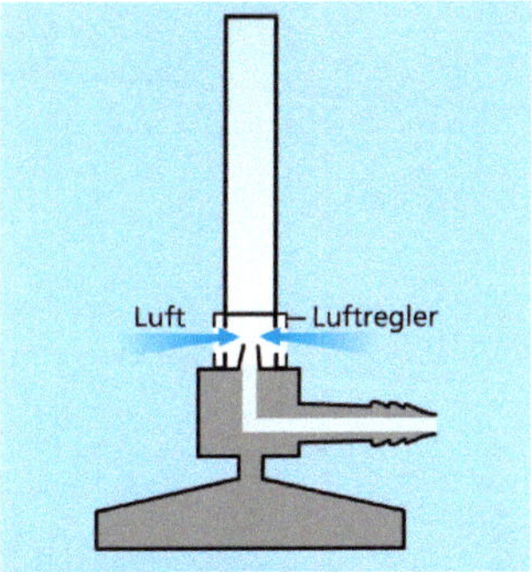

Bunsenbrenner

Der *Bunsenbrenner* besteht aus einem Fuß, einem Gasanschlussrohr mit Hahn, einer Düse, einer drehbaren Fassung zur Luftregelung und dem Brennerrohr.

Vor dem Anzünden ist der Luftregler zu schließen. Öffnet man den Hahn, so strömt das Gas aus der Düse im Rohr empor und kann oben entzündet werden. Da fast keine Luft zugeführt wird, findet im Inneren der Flamme keine vollständige Verbrennung statt. Die Flamme enthält noch glühende, feste Kohlenstoffteilchen und erscheint leuchtend gelb. Wird der Luftregler geöffnet, so saugt das aus der Düse strömende Gas Luft an; dadurch wird der zur vollständigen Verbrennung des Kohlenstoffs notwendige Sauerstoff zugeführt. Die Flamme ist nunmehr entleuchtet. In ihr setzt sich innen ein bläulicher Kegel von einem fahlen äußeren Mantel deutlich ab. Durch Verstellen des Luftreglers lässt sich also die Verbrennungsintensität regulieren.

---

[2] ex = aus; siccus = trocken (lat.), zu deutsch: Austrockner.

[3] vacuus = leer (lat.). Unter Vakuum versteht man einen abgeschlossenen Raum mit einem Gasdruck, der kleiner als der normale Luftdruck ist (»luftverdünnter« Raum).

[4] *Robert Wilhelm Bunsen* (1811 bis 1899), gebürtig aus Göttingen und lange Professor der Chemie in Heidelberg, erfand 1855 den nach ihm benannten Brenner. Dieser ist nur eine seiner vielen Konstruktionen, so geht z. B. auch die Wasserstrahlpumpe auf ihn zurück (1868).

[5] *Nicolaus Teclu* (1839 bis 1916), Professor der Chemie in Wien, konstruierte 1899 seinen Universalbrenner.

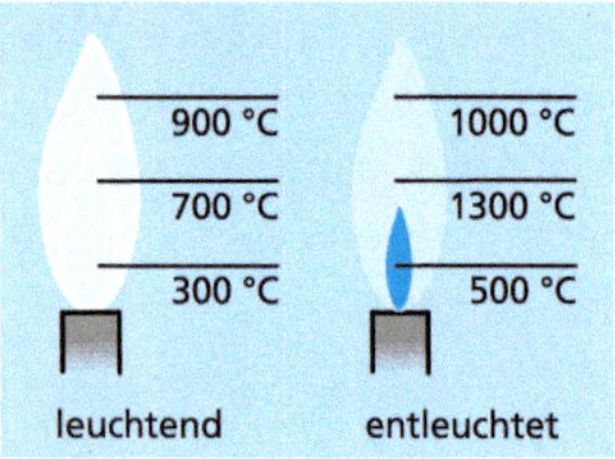

Bunsenflamme

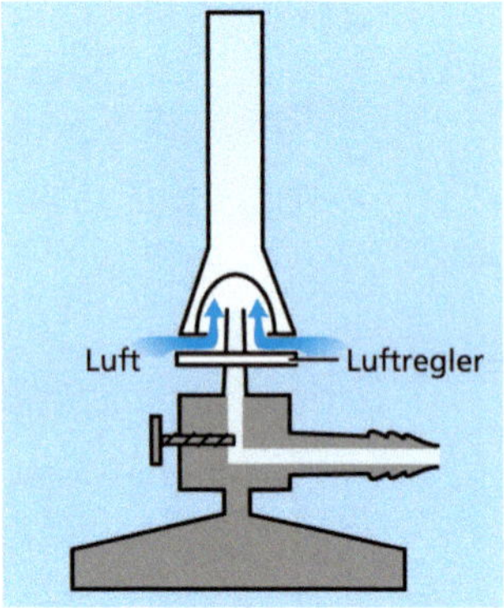

Teclubrenner

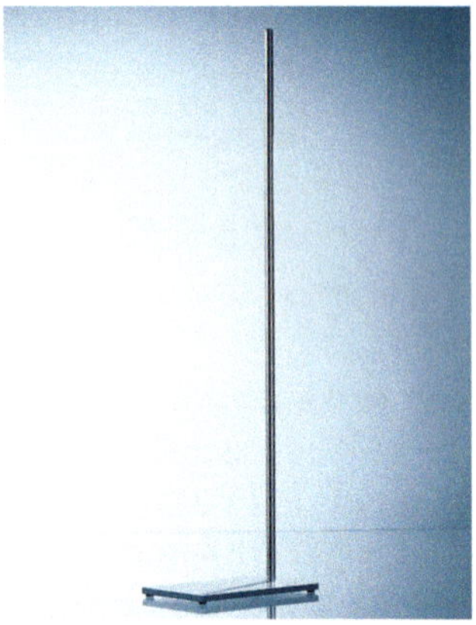

Plattenstativ

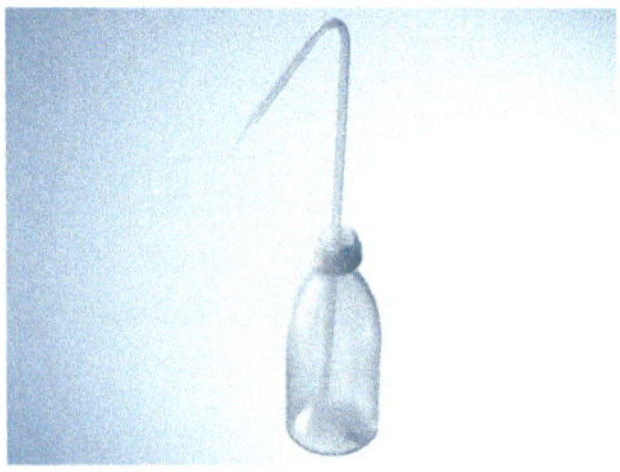

Spritzflasche

Über die etwa mit der Flamme eines Bunsenbrenners (»Bunsenflamme«) erreichten Temperaturen geben die nebenstehenden Abbildungen Auskunft.

Lässt man übermäßig viel Luft durch den Luftregler in das Brennerrohr eintreten, so »schlägt die Flamme durch«, und die weitere Verbrennung spielt sich unmittelbar vor der Gaseintrittsdüse ab. Dies erkennt man an der grünlichen Färbung der Flamme und dem eigentümlichen Rauschen. Der Brenner wird alsbald heiß. Es ist möglich, dass der Gaszuleitungsschlauch beschädigt wird. Brenner mit zurückgeschlagener Flamme sind daher sofort abzustellen und erst nach Neueinstellung der Luftregelung wieder anzuzünden.

Der *Teclubrenner* hat ein nach unten verbreitertes, im Ganzen auch größeres Verbrennungsrohr, dessen Gaszufuhr durch eine seitlich angebrachte Schraube geregelt wird. Der wesentliche Unterschied zum Bunsenbrenner ist die andere Konstruktion des Luftreglers. Er besteht aus einer auf einem Gewinde sitzenden Scheibe, die sich unter dem Verbrennungsrohr befindet. Mit guten Teclubrennern können bis 1600 °C erzeugt werden.

Stativ

Das Stativ ist ein langer Eisenstab, der entweder in einer Eisenplatte oder in einem Dreifußgestell steht. Je nach Bedarf befestigt man an ihm Ringe zum Einsetzen von Trichtern oder verwendet Klammern und Muffen zum Aufbau von Geräten und Apparaturen.

Spritzflasche

Der schnellen Entnahme gereinigten Wassers dient die Spritzflasche. Sie besteht aus Polyethylen, bei der Wasser durch einfaches Zusammendrücken der Flasche entnommen werden kann. Bei diesen Spritzflaschen muss man allerdings in Kauf nehmen, dass bei Nachlassen des Druckes auf die Flaschenwand Luft durch das Wasser gesaugt wird. Bei unsauberer Laboratoriumsluft oder bei Führung der Flasche über stark flüchtige Flüssigkeiten können so Verunreinigungen in die Spritzflasche gelangen.

Handzentrifuge

Die Zentrifuge dient der Trennung von Stoffen durch Anwendung der Fliehkraft (Zentrifugalkraft). Im Praktikum reichen kleine Handzentrifugen aus. Diese haben meist zwei Halter für einzusetzende Zentrifugengläser, die um eine senkrechte Achse drehbar angeordnet sind. Die Zentrifugengläser müssen in Form und Größe den Zentrifugenhaltern genau entsprechen und sind für den Arbeitsgang gleichmäßig zu füllen. Auch geringe Substanzmengen lassen sich durch Zentrifugieren sauber trennen. Von dem durch die Fliehkraft erzeugten Bodensatz kann man die darüber stehende klare Flüssigkeit entweder vorsichtig abgießen oder mit einem Saugröhrchen absaugen.

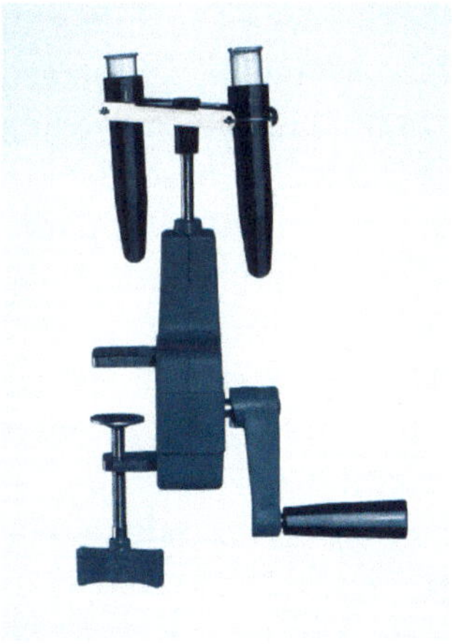

Handzentrifuge

1.5 Symbole für die Arbeitssicherheit

Viele Substanzen, mit denen man im Laboratorium umgehen muss, haben gefährliche Eigenschaften. Sie können beispielsweise bei Kontakt mit der Haut Verätzungen hervorrufen oder beim Einatmen die Lunge schädigen. Um den Umgang mit diesen Substanzen möglichst sicher zu machen, hat der Gesetzgeber in der »Gefahrstoffverordnung« festgelegt, dass Behältnisse, die gefährliche Stoffe enthalten, mit den Gefahrensymbolen der europäischen CLP-Verordnung versehen werden müssen. Zusätzlich müssen je nach Einstufung die Signalwörter »Gefahr« und »Achtung« angegeben werden.

Symbole aus der Gefahrstoffverordnung

Aus der Gefahrstoffverordnung stammen folgende Angaben:

- Gefahrensymbole
- Gefahrenbezeichnungen
- Hinweise auf besondere Gefahren
- Sicherheitsratschläge

Es gibt neun Gefahrensymbole, von denen acht hier von Bedeutung sind. Die Gefahrensymbole sind in schwarzer Farbe auf weißem Grund mit roter Umrandung vorgeschrieben und enthalten die entsprechenden Gefahrenbezeichnungen. Die Hinweise auf besondere Gefahren werden kurz als H-Sätze (»hazard statements«), die Sicherheitsratschläge als P-Sätze (»precautionary statements«) bezeichnet. Diese sollten in jedem chemischen Laboratorium aushängen. Die in Tabelle 2 zusammengestellten Gefahrensymbole und Gefahrenbezeichnungen sind mit allgemeinen Hinweisen versehen, die beim Umgang mit den so bezeichneten Stoffen unbedingt beachtet werden müssen.

Brennbare Flüssigkeiten

Die Gefahrstoff- und Betriebssicherheitsverordnung teilen brennbare Flüssigkeiten in verschiedene Klassen ein; dabei bestimmen die Mischbarkeit mit Wasser und der Flammpunkt (FP) die Zugehörigkeit zu einer Klasse (Tabelle 1). Der »Flammpunkt« ist die niedrigste Temperatur bei normalem Luftdruck, bei der sich aus einer Flüssigkeit Dämpfe in solchen Mengen entwickeln, dass sie mit der über dem Flüssigkeitsspiegel stehenden Luft ein durch Fremdentzündung entflammbares Gemisch ergeben. Je niedriger der Siedepunkt einer brennbaren Flüssigkeit ist, umso höher ist der Dampfdruck und umso schneller verdunstet sie. Damit liegt auch der Flammpunkt tiefer, die Feuergefährlichkeit ist also größer.

Tabelle 1
Einteilung der brennbaren Flüssigkeiten nach »Flammpunkten«

	GefStoffV/BetrSichV	
	Flammpunkt	**Gefährlichkeitsmerkmale**
nicht wasserlöslich	< 0 °C	hochentzündlich
	< 21 °C	leichtentzündlich
	≥ 21– 55 °C	entzündlich
wasserlöslich	< 0 °C	hochentzündlich
	< 21 °C	leichtentzündlich
	≥ 21– ≤ 55 °C	entzündlich

Beispiele für nicht wasserlösliche brennbare Stoffe:
Anilin, Benzin, Cyclohexan, Diethylether, Essigsäureanhydrid, Ethylacetat, Heptan, Hexan, Nitrobenzol, Paraffin, Pentan, Toluol, Xylole

Beispiele für wasserlösliche brennbare Stoffe:
Acetaldehyd, Aceton, Ethanol, Isopropylalkohol (2-Propanol), Methanol, n-Propylalkohol (n-Propanol), Pyridin

Tabelle 2
Gefahrensymbole und ihre Definition

Gefahrensymbole	Hinweise
Giftig*)  Gefahr	Der Umgang mit diesen Stoffen erfordert besondere Vorsicht. Jeglicher Kontakt mit dem menschlichen Körper ist streng zu vermeiden. Diese Substanzen können in sehr geringer Menge beim Einatmen, Verschlucken oder bei Aufnahme über die Haut zum Tode führen oder akute oder chronische Gesundheitsschäden verursachen. Bei flüchtigen Substanzen stets unter dem Abzug arbeiten. Versehentlich verstreute Substanzen unter Anleitung der Praktikumsaufsicht sorgfältig einsammeln.
Hautsensibilisierung Hautreizung Augenreizung Atemwegsreizung*)  Gefahr	Diese Substanzen sind zwar nicht ganz so gefährlich wie die giftigen Stoffe, dennoch gelten für den Umgang mit ihnen prinzipiell die gleichen Regeln: Dämpfe nicht einatmen, Hautkontakte vermeiden, Augen schützen, peinlich sauberes Arbeiten. Diese Stoffe können bei kurzzeitigem, länger andauerndem oder wiederholtem Kontakt mit Haut oder Schleimhaut Entzündungen hervorrufen.
Ätzend Schwere Lungenschäden*)  Gefahr	Diese Stoffe oder die davon ausgehenden Dämpfe gefährden insbesondere Haut, Augen und Atemwege durch Zerstörung lebenden Gewebes.
Einmalige oder wiederholte Exposition Aspirationsgefahr: Atemwegs-sensibilisierung cmr-Stoffe*)  Gefahr	Diese Stoffe können durch einmaliges oder wiederholtes Einatmen die Atemwege sensibilisieren. Zu ihnen gehören auch Stoffe mit krebserregenden, fortpflanzungsgefährdenden oder fruchtschädigenden Eigenschaften (cmr-Stoffe).
Entzündlich*)  Gefahr	Diese Substanzen können in fester oder flüssiger Form durch kurzzeitige Einwirkung einer Zündquelle leicht entzündet werden und nach deren Entfernung in gefährlicher Weise weiterbrennen oder weiterglimmen. Beim Umfüllen oder Eingießen keine offenen Flammen betreiben.
Explosionsgefahr*) 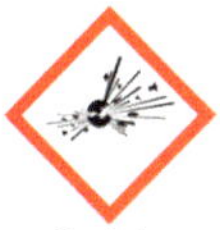 Gefahr	Diese Stoffe sind normalerweise selbst nicht brennbar. In Kontakt mit brennbaren Stoffen oder Zubereitungen erhöhen sie jedoch meist durch Sauerstoffabgabe die Brandgefahr und die Heftigkeit eines Brandes.
Brandfördernd*)  Gefahr	Beim Arbeiten mit diesen Substanzen Hitze und mechanische Einwirkungen vermeiden. Sie können durch Entzündung über einer Flamme oder Stoß oder Reibung zur Explosion gebracht werden.
Umweltgefährlich*)  Achtung	Diese Verbindungen oder ihre Umwandlungsprodukte sind für lebende Organismen und deren Umwelt (Boden, Wasser, Luft) eine besondere Gefahr. Sie dürfen nicht in das Abwasser gelangen und nicht im Abzug verdampft werden.

* Die Angabe der Gefahrenbezeichnungen in Verbindung mit den Gefahrensymbolen ist nicht mehr vorgeschrieben. Trotzdem empfiehlt es sich, die Gefahrenbezeichnungen anzugeben, damit die Schüler auf die Art der Gefahren hingewiesen werden.

1.6 Sammlung der Laborabfälle

Praktische Unterweisungen in pharmazeutischer Chemie können nicht simuliert werden. Daher muss der Umgang mit gefährlichen Stoffen, von denen manche auch als Arzneistoffe im Arzneibuch beschrieben sind, geübt werden. Von den zwangsläufig entstehenden Chemikalienabfällen müssen bestimmte Stoffe getrennt gesammelt und durch ein Entsorgungsunternehmen abtransportiert werden. Problemchemikalien können, wie folgt, klassifiziert werden:

I	Anorganische Säuren und wasserlösliche, halogenfreie organische Säuren
II	Anorganische Laugen
III	Feste anorganische Stoffe
IV	Lösliche Barium-Verbindungen
V	Lösliche Chrom-Verbindungen
VI	Lösliche Quecksilber-Verbindungen
VII	Metallisches Quecksilber
VIII	Lösliche Silber-Verbindungen
IX	Verschiedene Schwermetallsalz-Lösungen
X	Feste organische Stoffe
XI	Halogenfreie organische Lösemittel
XII	Halogenhaltige organische Lösemittel

Für diese Gruppen sollen deutlich beschriftete Gefäße bereitstehen, in denen die Versuchsreste gesammelt werden. Im Folgenden finden sich Angaben über Gefäße, besondere Gefahren und Hinweise zur Abfallminimierung.

I

Gefahr

Gefahr

Anorganische Säuren und wasserlösliche, halogenfreie organische Säuren

Gefäß aus Glas. Wenn Dreiviertel voll, unter dem Abzug mit Natronlauge vorsichtig neutralisieren (Handschuhe).

Eiswasser zur Kühlung bereithalten, pH-Wert mit Universal-Indikatorpapier kontrollieren. Sollten bei der Neutralisation Ausfällungen auftreten, werden diese von der neutralen Lösung abfiltriert und in Gefäß III gegeben. Enthält die neutralisierte Lösung nur Stoffe der Wassergefährdungsklasse »0«, z. B. Natriumchlorid, Kaliumchlorid, Magnesiumsulfat, Calciumsulfat, oder »1«, z. B. Aluminiumchlorid, Manganchlorid, Eisenchlorid, kann sie in das Abwasser gegeben werden. Sind Stoffe der Wassergefährdungsklasse »2«, z. B. Kupfersulfat, Bleichlorid, Cobaltnitrat, oder »3«, z. B. Nickelsulfat, enthalten, wird die Lösung in Gefäß IX gegeben. Chromsalz-Lösungen – ebenfalls Wassergefährdungsklasse »3« – müssen in den Sammelbehälter V gegeben werden.

II

Gefahr

Anorganische Laugen

Gefäß aus Glas mit Kunststoffstopfen. Es wird mit Salzsäure zur Neutralisation wie bei Säuren verfahren.

III

Gefahr

Feste anorganische Stoffe

Weithalsgefäß aus Glas oder Kunststoff. Nur für umweltgefährdende anorganische Stoffe. Keine brandfördernden oder selbstentzündlichen Stoffe hinzugeben.

IV

Gefahr

Lösliche Barium-Verbindungen

Gefäß aus Glas. Wenn Dreiviertel voll, mit verdünnter Schwefelsäure versetzen, Niederschlag abfiltrieren und in Gefäß III geben. Filtrat wie I behandeln.

V

 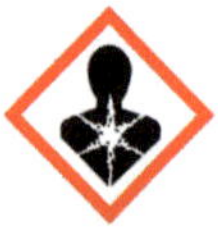

Gefahr Gefahr

Lösliche Chrom-Verbindungen

Gefäß aus Glas. Wenn Dreiviertel voll, mit Bariumhydroxid-Lösung ausfällen. Niederschlag abfiltrieren und in Gefäß III geben. Filtrat wie IV behandeln.

VI

Gefahr

Lösliche Quecksilber-Verbindungen

Gefäß aus Glas.

VII

Gefahr

Metallisches Quecksilber

Gefäß aus Kunststoff mit dichtem Verschluss. Maximale Gefäßgröße 250 ml. Von Verunreinigungen, z. B. Feuchtigkeit oder Glassplitter, lässt sich Quecksilber mit einem Faltenfilter, das an der Spitze mit einer Nadel durchstochen worden ist, abtrennen. Das schwere Quecksilber tropft durch das Loch in das Sammelgefäß, die Feuchtigkeit wird vom Filterpapier aufgesaugt und die festen Teile der Verunreinigungen werden zurückgehalten.

VIII

Gefahr

Lösliche Silber-Verbindungen

Gefäß aus Glas. Der pH-Wert der Lösung aus Silberabfällen muss unbedingt kleiner als 7 gehalten werden, am besten durch Zusatz von Salpetersäure. Vorsicht! Bei ammoniakalischen Silbersalz-Lösungen besteht nach einiger Zeit schon durch einfaches Berühren des Gefäßes Explosionsgefahr. Wenn Dreiviertel voll, mit verdünnter Salzsäure versetzen. Niederschlag abfiltrieren. Das Silberchlorid wird getrocknet und gesammelt. Filtrat wie I behandeln.

IX

Gefahr

Gefahr

Verschiedene Schwermetallsalz-Lösungen

Gefäß aus Glas. Entstandene Ausfällungen abfiltrieren und in Gefäß III geben.

X

Feste organische Stoffe

Weithalsgefäß aus Glas. Etikettierung nach Bedarf. Im Zweifelsfall Rücksprache mit der Praktikumsleitung.

XI

Gefahr

Gefahr

Halogenfreie organische Lösemittel

Gefäß aus Glas (Höchstaufbewahrungsmenge 5 l) oder Metall (Höchstaufbewahrungsmenge 15 l).

XII

Gefahr

Achtung

Halogenhaltige organische Lösemittel

Gefäß aus braunem Glas. Keine Behälter aus Aluminium. Es ist strikt zu beachten, halogenfreie und halogenhaltige Lösemittel getrennt zu sammeln. Besondere Aufmerksamkeit muss den Lösemittelrückständen gewidmet werden, die bei chromatographischen Arbeiten anfallen. So kann z. B., besonders in Gegenwart von Basen, zwischen Aceton und Chloroform eine exotherme Reaktion zur Explosion führen.

2 Analytische Vorarbeiten

Ist nichts anderes angegeben, wird als Lösemittel Wasser R verwendet. Die Bezeichnung »R« weist darauf hin, dass die Substanz im Arzneibuch beschrieben worden ist. Bei qualitativen Untersuchungen ist es zweckmäßig, für schnelles Arbeiten kleine Volumina Flüssigkeiten in einem Reagenzglas abschätzen zu lernen.

AUFGABE

Messen Sie in einem Messbecher oder mit einer Messpipette jeweils 1, 2, 3, 5 und 8 ml Wasser nacheinander ab und füllen Sie die Mengen jeweils in ein Reagenzglas ab. Nun gießen Sie das Wasser wieder aus und füllen die Reagenzgläser mit den gleichen Mengen Wasser, ohne vorher eine Messung durchgeführt zu haben. Nun kontrollieren Sie mit dem Messzylinder, ob Sie jeweils ungefähr die richtige Menge abgefüllt haben. Wenn das Ergebnis nicht so gut war, wiederholen Sie das Ganze noch einmal.

2.1 Verhalten der Substanzen beim Erhitzen

Chemie ist die Lehre von den Stoffen und den stofflichen Veränderungen. Aus dem täglichen Leben ist bekannt, dass Stoffe durch Erhitzen oder Verbrennen verändert werden können. Ihr Verhalten ist dabei sehr unterschiedlich.

MERKE

Chemie ist die Lehre von den Stoffen und ihren stofflichen Veränderungen.

Verbrennen

Wird ein Stück metallisches Magnesium entzündet, so verbrennt es mit heller Flamme zu einem weißen Pulver. Man kann leicht erkennen, dass die entstandene Masse von der Ausgangssubstanz verschieden ist, es hat eine stoffliche Veränderung, ein chemischer Vorgang stattgefunden. Chemische Vorgänge werden durch chemische Formeln und Gleichungen beschrieben. Dabei steht für jedes Element ein bestimmtes Symbol. Das metallische Magnesium verbindet sich mit dem Sauerstoff der Luft zu Magnesiumoxid. Das angegebene Beispiel schreibt man in folgender Gleichung:

$$Mg + {}^{1}/_{2}\,O_2 \longrightarrow MgO$$

VERSUCH

Ein etwa 1 cm langes Stück Magnesium R wird unter dem Abzug vorsichtig in einer Porzellanschale entzündet (Tiegelzange). Es verbrennt mit blendend weißem Licht zu einer weißen Substanz. Bei diesem Versuch darf wegen der intensiven Strahlung nicht direkt in die Flamme gesehen werden.

Schmelzen

VERSUCH

In einem Porzellantiegel wird über der Bunsenflamme eine kleine Menge Kaliumhydrogensulfat R erhitzt. Nachdem die Substanz geschmolzen ist, wird die Flamme entfernt. Nach dem Erkalten liegt ein Schmelzkuchen vor.

Sublimation

Unter Sublimation versteht man den direkten Übergang vom festen in den gasförmigen Zustand unter Umgehung der flüssigen Phase. Der Vorgang ist umkehrbar.

MERKE

Sublimation ist der direkte Übergang vom festen Aggregatzustand in den gasförmigen unter Umgehung des flüssigen.

VERSUCH

Wenig Iod R wird in einem Reagenzglas vorsichtig erhitzt. Die Substanz verflüchtigt sich, ohne vorher zu schmelzen, schlägt sich jedoch am oberen Teil des Röhrchens wieder nieder.

Gasentwicklung

VERSUCH

In einer kleinen Porzellanschale wird unter dem Abzug ein kleines Stück Schwefel R entzündet. Es verbrennt mit blauer Flamme und es entweicht ein farbloses, stechend riechendes Gas (Schwefeldioxid).

Farbänderung
Zinkoxid wird beim Erhitzen gelb, beim Abkühlen jedoch wieder weiß. Trotz der vorübergehenden Farbänderung ändert es sich chemisch nicht. Die reversible Gelbfärbung des Zinkoxids beruht auf einer Verschiebung der Lichtabsorption[6] im Kristallgitter, das sich in der Hitze ändert. Bei Raumtemperatur absorbiert Zinkoxid im Ultraviolettbereich[7], bei höheren Temperaturen verschiebt sich die Absorption zum sichtbaren Violett und Blau. Ein im Blauen absorbierender Stoff erscheint uns in der Komplementärfarbe Gelb.

VERSUCH

Eine kleine Spatelspitze Zinkoxid R wird auf einer Magnesiarinne[8] in der entleuchteten Flamme erhitzt. Dabei tritt eine Gelbfärbung auf, die beim Abkühlen wieder verschwindet.

Keine Veränderung
Besonders die beiden letzten Versuche zeigen, wie man schon durch einfache Tests Substanzen identifizieren oder unterscheiden kann. Will man z. B. wissen, ob eine weiße Substanz Talkum oder Zinkoxid ist, kann dies durch Erhitzen schnell geklärt werden, denn nur Zinkoxid verfärbt sich, Talkum aber nicht. Die Erhitzungsprobe ist auch im Arzneibuch bei der Monographie[9] Zinkoxid als Identitätsprüfung vorgeschrieben.

VERSUCH

Wenig Talkum R wird auf einer Magnesiarinne in der entleuchteten Flamme erhitzt. Die Substanz verändert sich nicht.

2.2 Lösungsversuche

So wie Zinkoxid und Talkum lassen sich jedoch nur wenige Substanzen unterscheiden. Die meisten müssen zu ihrer Identifizierung aufgelöst werden. Unter *Lösen* versteht man die feine Verteilung eines Stoffes in einem Lösemittel. Das Lösemittel und

---

6) Licht ist eine elektromagnetische Wellenbewegung, d. h., elektrische und magnetische Felder breiten sich schwingend im Raum aus. Die Wellenlänge des sichtbaren Lichtes liegt etwa zwischen 400 und 750 nm, unter 400 nm ist der Ultraviolettbereich, über 750 nm der Infrarotbereich.

7) Zinkoxid wird daher auch als Zusatz zu Sonnenschutzsalben verwendet.

8) Magnesiarinnen und Magnesiastäbchen bestehen aus Magnesiumoxid (Schmelzpunkt über 2600 °C). Sie schmelzen nicht bei der Temperatur der Bunsenflamme.

9) Unter Monographie versteht man im pharmazeutischen Sprachgebrauch eine Abhandlung über einen Arzneistoff.

der in ihm gelöste Stoff werden als Lösung bezeichnet. Liegt der gelöste Stoff als Atome, Moleküle oder Ionen vor, so spricht man von einer echten Lösung. Sie sind homogene [10], d. h. einheitliche Gemische, bei denen der gelöste Stoff durch die feine Verteilung reaktionsfähiger wird.

Das Löseverhalten fester Substanzen spielt bei Untersuchungen eine wichtige Rolle. In der anorganischen Chemie ist Wasser das wichtigste Lösemittel. Meist wird man versuchen, einen Stoff erst in kaltem Lösemittel aufzulösen. Löst er sich nicht oder nicht vollständig, wird er erwärmt oder erhitzt.

MERKE

Beim Erhitzen der Flüssigkeiten im Reagenzglas sind folgende Grundregeln zu beachten:

- Das Reagenzglas muss außen trocken sein, weil in der offenen Flamme das Glas sonst springen kann.
- Das Reagenzglas wird höchstens zu einem Drittel gefüllt.
- Das Reagenzglas darf wegen Verbrennungs- oder Verätzungsgefahr durch überlaufende Flüssigkeit niemals mit der Hand, sondern muss immer mit einem Reagenzglashalter gehalten werden.
- Beim Erhitzen wird nur der gefüllte Teil des Reagenzglases unter leichter und andauernder Bewegung in die Flamme gehalten (s. Abbildung unten).

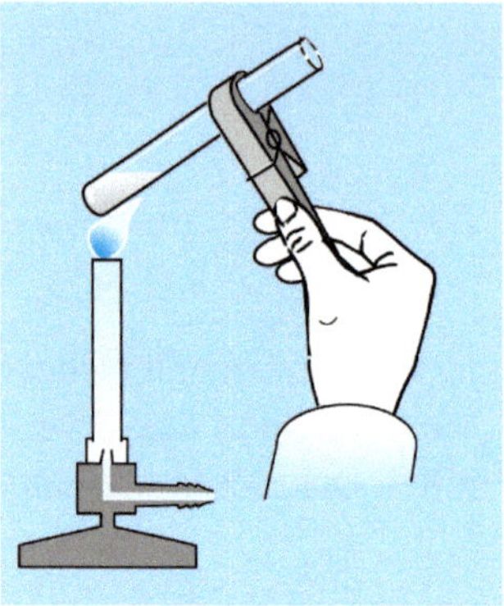

Die ständige leichte Schüttelbewegung beugt dem *Siedeverzug* vor. Dieser entsteht, weil sich staub- und gasfreie Flüssigkeiten in reinen, ruhig gehaltenen Gefäßen über ihren *Siedepunkt* hinaus erhitzen lassen, ohne dass es zum Sieden kommt. Wird das Gefäß dann bewegt, so setzt der Siedevorgang plötzlich stoßweise ein; dabei wird heiße Flüssigkeit aus dem Reagenzglas herausgeschleudert. Da man immer mit einer Siedeverzögerung rechnen muss, darf man die Öffnung des Reagenzglases niemals auf sich oder andere Personen richten.

Löst sich eine Substanz nicht in Wasser, so werden in der anorganischen Chemie meist Säuren als Lösemittel eingesetzt. So kann man gepulvertes Eisen mit verdünnter

---

[10] homos = gleich; genos = Art (griech.).

Schwefelsäure in Lösung bringen, während Bariumsulfat auch darin unlöslich ist. Substanzen, die sich in üblichen Lösemitteln nicht ohne Weiteres lösen, werden als schwerlöslich bezeichnet und bilden einen Rückstand.

AUFGABE

Prüfen Sie das unterschiedliche Löseverhalten von Eisenpulver, Kupfersulfat und Bariumsulfat und beschreiben Sie, was passiert.

VERSUCH

Je ein Reagenzglas wird mit einer kleinen Menge Kupfer(II)-sulfat R, gepulvertem Eisen R und Bariumsulfat R beschickt. Es wird versucht, die Stoffe zunächst in kaltem, dann in heißem Wasser aufzulösen.

Je eine kleine Menge gepulvertes Eisen R und Bariumsulfat R werden mit verdünnter Schwefelsäure R übergossen und erwärmt. Beim Eisen setzt der Lösungsvorgang unter Gasentwicklung langsam ein, Bariumsulfat bleibt unverändert.

2.3 Trennung durch Filtration

Liegen lösliche und unlösliche Stoffe als festes Gemisch vor, so erhält man nach einem Löseversuch eine flüssige Phase, die den gelösten Stoff enthält, und eine feste Phase mit ungelöster Substanz. Beide Phasen lassen sich durch Filtration trennen. Unter *Filtrieren* versteht man die Abtrennung fester Stoffe aus Flüssigkeiten mit einem Papierfilter, der in einen Trichter eingelegt ist. Zur erfolgreichen Trennung eines fest-flüssigen Stoffgemisches in Filterrückstand und Filtrat müssen die Poren des Filtrierpapiers kleiner als die Teilchen der ungelösten Substanz sein.

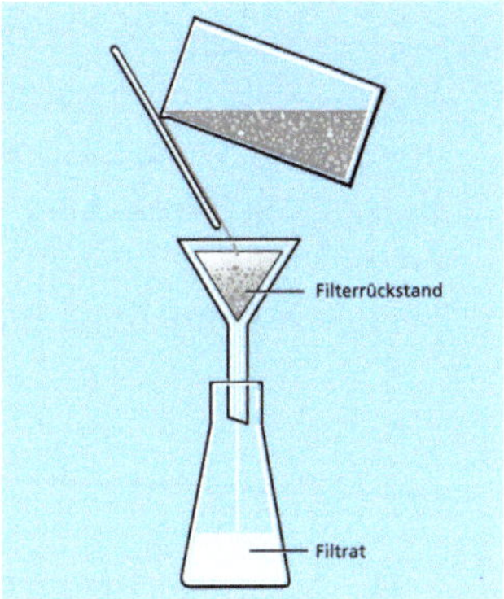

VERSUCH

Ein Gemisch aus Kupfer(II)-sulfat R und Bariumsulfat R wird in einem Reagenzglas mit Wasser R angeschüttelt. Danach wird filtriert und der aus Bariumsulfat bestehende Filterrückstand mit kleinen Mengen heißen Wassers mehrmals ausgewaschen. Da Kupfersulfat farbig ist, lässt sich die Trennung gut beurteilen.

MERKE

Für die Filtration gelten folgende Regeln:

- Kleine Trichter werden direkt auf das Reagenzglas oder den Erlenmeyerkolben gesetzt, bei größeren Trichtern wird ein Filtriergestell benutzt. Dabei soll das Trichterrohr an der Innenwand des Becherglases oder des Erlenmeyerkolbens anliegen, weil dadurch die Flüssigkeitssäule verlängert und damit die Sogwirkung verstärkt wird.
- Je nach Menge der zu filtrierenden Flüssigkeit wählt man einen Rund- oder Faltenfilter. Faltenfilter haben eine größere Oberfläche, man kann damit schneller filtrieren. Dagegen lässt sich von einem Rundfilter der Rückstand leichter abnehmen.
- Die Größe des Filters ist so zu wählen, dass der konische Teil des Trichters das Filterpapier um etwa 1 cm überragt.
- Beim Aufgießen auf das Filter muss beachtet werden, dass Tropfen am Rande des Gießgefäßes nicht außen herunterlaufen (besondere Vorsicht bei giftigen Substanzen). Die zu filtrierende Flüssigkeit wird daher am besten an einem Glasstab entlang auf das Filter gegossen.
- Beim Filtrieren darf das Filter nie ganz voll gegossen werden. Steigt etwas über den Rand, ist die beabsichtigte Trennung unvollständig.
- Ist das Filtrat nicht sofort klar, gießt man es noch einmal durch dasselbe Filter. Da die Poren des Filterpapiers durch den Filterrückstand enger geworden sind, bleiben so auch kleinere Partikel, die beim ersten Durchgang nicht zurückgehalten werden konnten, nun auf dem Filter zurück.
- Nach der Filtration muss der auf dem Filter gesammelte Niederschlag, sofern er benötigt wird, ausgewaschen werden. Damit beginnt man, wenn die gesamte Flüssigkeit durch das Filter gelaufen ist. Durch mehrmaliges Waschen mit kleineren Mengen Waschflüssigkeit erreicht man eine wesentlich bessere Wirkung als durch einmaliges Waschen mit einer größeren Menge.

2.4 Massenwirkungsgesetz und pH-Wert

Die meisten anorganischen Reaktionen spielen sich im wässrigen Medium ab. Ein Wassermolekül baut sich aus einem Sauerstoffatom und zwei Wasserstoffatomen auf. Ein Wassermolekül kann grundsätzlich ein Proton (positiv geladenes Wasserstoff-Ion) an ein anderes Wassermolekül abgeben. Dabei entstehen zwei elektrisch geladene Moleküle, zwei Ionen.

H_2O = 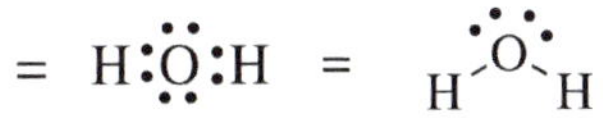

$$H_2O + H_2O \rightleftharpoons H_3O^+ + OH^-$$

Oxonium-Ion Hydroxid-Ion

Oxonium-Ionen umgeben sich in wässriger Lösung mit weiteren Wassermolekülen, weshalb auch die Bezeichnung Hydroxonium-Ion verwendet wird.

MERKE

Ein positiv geladenes Atom oder ein positiv geladenes Molekül wird Kation genannt, ein negativ geladenes Atom oder ein negativ geladenes Molekül wird als Anion bezeichnet.

Man nennt das eine »autoprotolytische« Reaktion des Wassers. Auf sie lässt sich, wie auf alle chemischen Reaktionen, das »Massenwirkungsgesetz« anwenden. Es beschreibt ein dynamisches Gleichgewicht zwischen den Ausgangsstoffen der Hinreaktion und den Partnern der Rückreaktion.

$$AB + CD \rightleftharpoons AC + BD$$

Bei konstantem Druck und konstanter Temperatur nimmt die Konzentration der Ausgangsstoffe AB und CD laufend ab, die der Endprodukte AC und BD zu. Mit zunehmender Konzentration von AC und BD findet eine Rückreaktion statt: Es bilden sich die Ausgangsstoffe AB und CD zurück. Letztlich stellt sich ein dynamisches Gleichgewicht zwischen den Ausgangsstoffen und den Endprodukten ein, die Reaktion kommt nur scheinbar zum Stillstand, ist aber mit der obigen Gleichung ausreichend beschrieben.

Will man die Reaktion möglichst vollständig auf die rechte Seite der Gleichung verschieben, muss man eines der Endprodukte, z. B. BD, aus dem Reaktionsgeschehen herausnehmen, so dass sich das Gleichgewicht unter Verbrauch von AB und CD neu einstellen muss. Dies kann beispielsweise dadurch erreicht werden, dass BD als Niederschlag ausfällt, mit einem Lösungsmittel, in dem es sich löst, ausgeschüttelt wird oder einer der Ausgangsstoffe, z. B. AB, in hoher Konzentration vorliegt.

MERKE

Das Massenwirkungsgesetz besagt, dass bei einer chemischen Reaktion, von Druck und Temperatur abhängig, das Produkt der Konzentrationen der entstehenden Stoffe dividiert durch das Produkt der Konzentrationen der Ausgangsstoffe stets die gleiche Zahl, die »Gleichgewichtskonstante«, ergibt. Zerfällt eine Verbindung in Ionen, so nennt man diese Gleichgewichtskonstante »Dissoziationskonstante«.

$$K = \frac{[AC] \cdot [BD]}{[AB] \cdot [CD]}$$

Das Gleichgewicht der Autoprotolysereaktion des Wassers ist weit auf die linke Seite der Gleichung verschoben. Dies bedeutet, dass die Konzentration der H_3O^+- und der OH^--Ionen außerordentlich klein ist, denn es liegen bei 25 °C in einem Liter Wasser, der 55,6 mol H_2O-Moleküle enthält, nur $1 \cdot 10^{-7}$ mol H_3O^+- und $1 \cdot 10^{-7}$ mol OH^--Ionen vor. Die Zahlenwerte errechnen sich folgendermaßen:

1. Ein Liter Wasser wiegt 1 000 g, die Molekularmasse des Wassers ist 18.
   1 000 : 18 = 55,6
   Reines Wasser ist also 55,6 molar.

2. Messungen haben ergeben, dass in 10 Millionen Liter reinen Wassers 19 g H_3O^+-Ionen und 17 g OH^--Ionen vorhanden sind, demnach sind in 1 Liter reinen Wassers enthalten:

   $$\frac{19}{10 \cdot 10^6} = 19 \cdot 10^{-7}\ H_3O^+\text{-Ionen} \qquad \frac{17}{10 \cdot 10^6} = 17 \cdot 10^{-7}\ OH^-\text{-Ionen}$$

3. Rechnet man die in 1 Liter reinen Wassers enthaltenen Massen H_3O^+- und OH^--Ionen in molare Konzentrationen (s. Seite 97) um, so betragen die Konzentrationen an H_3O^+- und OH^--Ionen jeweils $1 \cdot 10^{-7}$ mol/l.

   Somit ist also das Ionenprodukt K_W des Wassers

   $$K_W = [H_3O^+] \cdot [OH^-]$$
   $$K_W = [1 \cdot 10^{-7}] \cdot [1 \cdot 10^{-7}]$$
   $$K_W = [1 \cdot 10^{-14}]$$

   Der *pH-Wert* ist definiert als der »negative dekadische Logarithmus« (also mit der Basis 10) der H_3O^+-Konzentration. Für Wasser ergibt sich demnach

   $$[H_3O^+] = [OH^-] = 1 \cdot 10^{-7}\ \text{mol/l}$$
   $$pH = -\log [H_3O^+]$$
   $$pH = pOH = 7$$

MERKE

Potenzen mit gleicher Basis werden miteinander multipliziert, indem man ihre Exponenten addiert:

$$a^x \cdot a^y = a^{x+y}$$

Potenzen mit gleicher Basis werden durcheinander dividiert, indem man ihre Exponenten voneinander subtrahiert:

$$\frac{a^x}{a^y} = a^{x-y}$$

Der Begriff pH ist abgeleitet von **P**artialdruck der **H**-Ionenkonzentration, denn H_3O^+ ist $H_2O + H^+$ und auf $\mathbf{H^+}$ kommt es an. Der pH-Wert von 7 ist der Neutralpunkt des Wassers, weil H_3O^+-Ionen und OH^--Ionen in gleicher Konzentration vorliegen. Ist die H^+-Ionenkonzentration erhöht, wird die OH^--Ionenkonzentration durch Bildung undissoziierten Wassers entsprechend erniedrigt, da das Ionenprodukt K_W konstant bleiben muss. Es ergibt sich also folgende Reihung:

$p[H_3O^+]$	10^{-1}	10^{-2}	10^{-3}	10^{-4}	10^{-5}	10^{-6}	10^{-7}	10^{-8}	10^{-9}	10^{-10}	10^{-11}	10^{-12}	10^{-13}
$p[OH^-]$	10^{-13}	10^{-12}	10^{-11}	10^{-10}	10^{-9}	10^{-8}	10^{-7}	10^{-6}	10^{-5}	10^{-4}	10^{-3}	10^{-2}	10^{-1}

← saure Reaktion → neutrale Reaktion ← alkalische (basische) Reaktion →

Indikatoren

Der pH-Wert einer Lösung kann mit Indikatoren[11] festgestellt werden. Indikatoren sind Substanzen, die durch verschiedene Färbungen anzeigen, ob eine Lösung sauer oder alkalisch ist. Tabelle 3 gibt eine Übersicht über Färbungen und Umschlagsbereiche gebräuchlicher Indikatoren.

Tabelle 3
Farbumschläge gebräuchlicher Indikatoren

Indikator	Färbung mit H_3O^+	Färbung mit OH^-	Farbumschlag bei pH
Metanilgelb R	rot	gelborange	1,2 - 2,3
Thymolblau R	rot	gelb	1,2 - 2,8
Bromphenolblau R	gelb	blauviolett	2,8 - 4,4
Dimethylgelb	rot	gelb	2,9 - 4,0
Methylorange R	rot	gelb	3,0 - 4,4
Kongorot R	blau	rosa	3,0 - 5,0
Methylorange R	rot	zwiebelrot-gelb	3,1 - 4,4
Bromcresolgrün R	gelb	blau	3,6 - 5,2
Alizarin S R	gelb	violett	3,7 - 5,2
Methylrot R	rot	gelb	4,4 - 6,0
Bromcresolpurpur R	gelb	blauviolett	5,2 - 6,8
Bromthymolblau R	gelb	blau	5,8 - 7,4
Phenolrot R	gelb	rotviolett	6,8 - 8,4
Cresolrot R	gelb	purpurrot	7,0 - 8,6
Thymolblau R	olivgrün	blau	8,0 - 9,6
Phenolphthalein R	farblos	rot	8,2 - 10,0
Thymolphthalein R	farblos	blau	9,3 - 10,5

[11] indicare = anzeigen (lat.).

Mit Indikatoren lassen sich *Indikatorpapiere* herstellen. Im einfachsten Fall sind sie nur mit einem Indikator präpariert, wie z. B. Lackmuspapier. Lackmus ist im sauren Bereich rot, im alkalischen Bereich blau, der Umschlagspunkt liegt bei pH 7. Es lässt sich damit zeigen, dass der pH-Wert einer verdünnten Salzsäure <7, der pH-Wert einer verdünnten Natriumhydroxid-Lösung > 7 ist.

VERSUCH

Auf einem Uhrglas werden rotes Lackmuspapier R und blaues Lackmuspapier R bereit gelegt und das rote mit einem Tropfen verdünnter Natriumhydroxid-Lösung R, das blaue mit einem Tropfen verdünnter Salzsäure R angefeuchtet. Die beiden Flüssigkeiten werden mit je einem Glasstab aus Reagenzgläsern entnommen. Keinesfalls dürfen die Glasstäbe in die Standgefäße getaucht werden (Verunreinigungsmöglichkeit). Das rote Lackmuspapier färbt sich blau, das blaue färbt sich rot.

Der Versuch mit Lackmuspapier führt nur zu der Entscheidung sauer oder alkalisch. Detailliertere Aussagen sind mit *Universalindikatorpapieren* möglich. Diese sind mit mehreren, bei verschiedenen pH-Werten umschlagenden Indikatoren präpariert. Eine Farbvergleichstafel ermöglicht dann die Aussage über den pH-Wert.

Manche Lösungsmittel, z. B. Ethanol, können allerdings etwas Indikatorfarbstoff ablösen, der dann die zu prüfende Lösung verunreinigt. Man sagt, das pH-Papier »blutet aus«. In solchen Fällen wird das Indikatorpapier vor der Prüfung mit etwas Wasser angefeuchtet. Besser noch werden »Indikatorstäbchen« verwendet. Das sind Plastikstreifen, auf denen spezielle Indikatorpapiere aufgesiegelt sind, die den Farbstoff nicht abgeben können. Solche pH-Teststäbchen werden im Handel, z. B. von der Firma E. Merck, Darmstadt, in verschiedenen Ausführungen angeboten. Manche erlauben die Messung des pH-Wertes mit einer Abstufung von 0,2 bis 0,5 pH-Einheiten.

VERSUCH

In gleicher Weise wie im vorigen Versuch wird das Verhalten von verdünnter Salzsäure R, verdünnter Essigsäure R, Wasser R und verdünnter Natriumhydroxid-Lösung R gegenüber einem handelsüblichen Universalindikatorpapier geprüft. Macht man eine salzsaure Lösung mit Natronlauge alkalisch, so ändert sich die Farbe des Indikators entsprechend.

Die Umschlagsbereiche der Indikatoren ziehen sich meist über mehr als eine pH-Stufe hin. So muss man mit Mischfarben rechnen, z. B. bei Methylrot oder Methylorange mit Orange (aus Rot und Gelb). pH-Werte können exakt mit potentiometrischen Verfahren bestimmt werden. Hier werden mit geeigneten Geräten elektrische

Spannungen in einer Lösung gemessen und daraus Rückschlüsse auf Zusammensetzung oder Reaktionsverlauf gezogen. In der Praxis ist in vielen Fällen die Messung des pH-Wertes mit Indikatoren ausreichend.

VERSUCH

In einem 50-ml-Erlenmeyerkolben werden etwa 18 ml Wasser R und 2 ml verdünnte Salzsäure R gemischt und auf mehrere Reagenzgläser verteilt. Aus der Tabelle 3 werden Lösungen einiger Indikatoren ausgewählt und je 1 bis 2 Tropfen davon in die einzelnen Reagenzgläser gegeben. Danach wird vorsichtig verdünnte Natrium-hydroxid-Lösung R bis zum Farbumschlag zugetropft.

3 Nachweise anorganischer Ionen

3.1 Allgemeines

Will man einen Stoff chemisch untersuchen, so versucht man, ihn mit anderen Substanzen (= Reagenzien) umzusetzen und beobachtet die Reaktionen. Diese lassen sich in der qualitativen anorganischen Analyse auf wenige Erscheinungen zurückführen:

1. Entstehung von Färbungen in Lösungen oder Schmelzen
2. Entfärbungen von Lösungen
3. Ausfällungen weißer oder farbiger Substanzen aus Lösungen mit zum Teil charakteristischen Kristallstrukturen
4. Auflösung von Niederschlägen
5. Entwicklung flüchtiger Substanzen mit typischem Geruch oder Farbe
6. Färbung der Flamme bei Verdampfung einer Substanz

Da man bei der Analyse anorganischer Substanzen meistens in wässriger Lösung untersucht, liegen die Stoffe als einfache Ionen (Cl^-, I^-, Na^+, K^+) oder als zusammengesetzte Ionen (SO_4^{2-}, NO_3^-, NH_4^+) vor.

Wegen ihrer elektrischen Ladung unterscheiden sich Ionen von ungeladenen Atomen. Ein besonders anschauliches Beispiel sind die Elemente Natrium und Chlor. Natrium ist ein weiches Metall, Chlor ist ein grünes Gas. Natrium- und Chlorid-Ionen bilden zusammen jedoch Kochsalz.

3.2 Anionen

Carbonat, Hydrogencarbonat

Leitet man Kohlendioxid in Wasser ein, so findet in geringem Maße folgende Umsetzung[12)] statt:

$$CO_2 + H_2O \rightleftharpoons H_2CO_3$$

Die entstandene Verbindung heißt Kohlensäure, die jedoch in umgekehrter Richtung leicht wieder in die Ausgangsstoffe zerfällt. Kohlensäure ist in reiner Form nicht beständig. Ersetzt man ihre Wasserstoffatome durch Metalle, so entstehen beständige Salze. Da die Kohlensäure zwei durch Metall ersetzbare Wasserstoffatome hat, bilden sich zwei Arten von Salzen: Carbonate mit CO_3^{2-} als Anionen und Hydrogencarbonate mit HCO_3^- als Anionen. Aus beiden Salzen lässt sich schon mit verdünnten Säuren Kohlendioxid entwickeln, das beim Einleiten in eine Lösung von Bariumhydroxid [$Ba(OH)_2$] einen weißen Niederschlag von Bariumcarbonat bildet.

VERSUCH

Wenig Natriumcarbonat R wird auf ein Uhrglas gebracht. Auf ein zweites, gleich großes Uhrglas wird ein Tropfen Bariumhydroxid-Lösung R gegeben, das Uhrglas schnell umgedreht und auf das erste Uhrglas gesetzt. Lässt man nun von der Seite zwei Tropfen verdünnte Salzsäure R auf das Natriumcarbonat fließen, so entwickelt sich Kohlendioxid und der hängende Tropfen trübt sich durch Bildung von Bariumcarbonat. Die Beobachtung erfolgt am besten auf einem dunklen Untergrund.

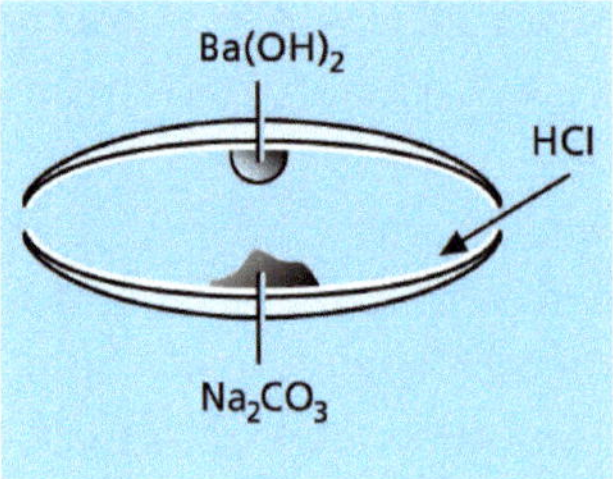

Verwendet man für den Versuch Natriumcarbonat (Na_2CO_3), so wird der Vorgang durch folgende Gleichung beschrieben (1). Das sich entwickelnde Kohlendioxid wird in Bariumhydroxid-Lösung ($Ba(OH)_2$) geleitet und es entsteht Bariumcarbonat ($BaCO_3$) (2).

$$2\,HCl + Na_2CO_3 \longrightarrow H_2O + CO_2 + 2\,NaCl \quad (1)$$

$$Ba(OH)_2 + CO_2 \longrightarrow BaCO_3 + H_2O \quad (2)$$

12) Reaktionen, bei denen sich die Verbindungen nicht vollständig miteinander umsetzen, kennzeichnet man am besten durch zwei Pfeile. Überwiegt eine Reaktionsrichtung, drückt man das durch den längeren Pfeil aus. Die meisten chemischen Umsetzungen bleiben bei einem bestimmten Gleichgewicht stehen.

Bei analytischen Untersuchungen ist es ratsam, erhaltene Carbonatniederschläge stets auf ihre Löslichkeit in verdünnter Essigsäure zu prüfen, da bei Anwesenheit von Sulfiten oder Thiosulfaten bei dieser Probe weißes Bariumsulfit ($BaSO_3$) ausfallen und einen Carbonatniederschlag vortäuschen kann. Dieses ist in Essigsäure unlöslich.

VERSUCH

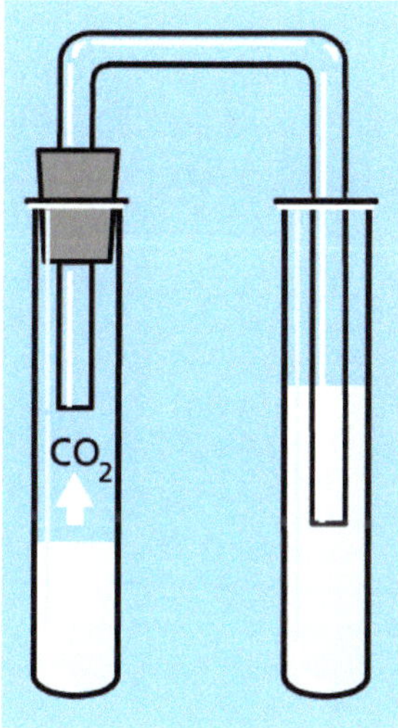

Etwas Natriumcarbonat R wird in einem Reagenzglas in 2 ml Wasser R gelöst und die Lösung mit etwa 1 ml verdünnter Salzsäure R oder 3 ml verdünnter Essigsäure R versetzt. Das carbonathaltige Reagenzglas wird rasch mit dem durchbohrten Stopfen, der das zweimal im rechten Winkel gebogene Glasrohr trägt, verschlossen. Die Mischung braust auf und liefert ein farb- und geruchloses Gas. Durch vorsichtiges Erhitzen (Sparflamme!) wird das Gas in etwa 5 ml Bariumhydroxid-Lösung R (Barytwasser) geleitet. Es entsteht ein weißer Niederschlag. Das Glasrohr muss vor Entfernung der Flamme aus der Lösung herausgenommen werden, da das Barytwasser sonst in die Natriumcarbonat-Lösung zurückschlägt. Der durch das Kohlendioxid erzeugte Niederschlag löst sich in überschüssiger Salzsäure R1 auf.

Da sich sowohl aus Carbonaten als auch aus Hydrogencarbonaten Kohlendioxid entwickelt, können beispielsweise Natriumcarbonat (Na_2CO_3), auch Soda genannt, und Natriumhydrogencarbonat ($NaHCO_3$), auch als Natron bezeichnet, nicht mit Bariumhydroxid-Lösung als Reagenz unterschieden werden. Hierfür gibt es eine andere einfache Methode, die auf der unterschiedlich starken Rotfärbung mit Phenolphthalein beruht. Denn wässrige Lösungen mit Na_2CO_3 ergeben mit Phenolphthalein sofort eine deutliche Rotfärbung (2 OH^--Ionen), wässrige Lösungen mit Natriumhydrogencarbonat eine schwache Rosafärbung (1 OH^--Ion):

$$Na_2CO_3 + H_2O \longrightarrow 2\,Na^+ + 2\,OH^- + CO_2$$

$$NaHCO_3 \longrightarrow Na^+ + OH^- + CO_2$$

VERSUCH

Verdünnte Lösungen von Natriumcarbonat R und Natriumhydrogencarbonat R werden mit 2 Tropfen Phenolphthalein-Lösung R versetzt. Die Natriumcarbonat-Lösung wird intensiv rot, die Natriumhydrogencarbonat-Lösung schwach rosa. Erhitzt man die Natriumhydrogencarbonat-Lösung, so entweicht Kohlendioxid und die Lösung färbt sich ebenfalls deutlich rot.

Der vorhergehende Versuch kann auch als Tüpfelreaktion ausgeführt werden. Hierbei werden je 1 bis 2 Tropfen Untersuchungslösung und Reagenzlösung entweder auf einer Tüpfelplatte zusammengebracht (s. Seite 19) oder man gibt einen Tropfen Untersuchungslösung auf ein mit einer Reagenzlösung getränktes Filterpapier (»Tüpfelpapier«).

VERSUCH

Ein Rundfilter wird mit Bleistift wie untenstehend markiert. Das Papier wird mit Phenolphthalein-Lösung R getränkt und auf einem Uhrglas getrocknet. Danach werden auf die bezeichneten Felder einige Kristalle der entsprechenden Substanzen gebracht. Mit 1 oder 2 Tropfen Wasser R färbt sich bei Natriumcarbonat R das Papier sofort intensiv rot. Natriumhydrogencarbonat R zeigt eine wesentlich schwächere Färbung.

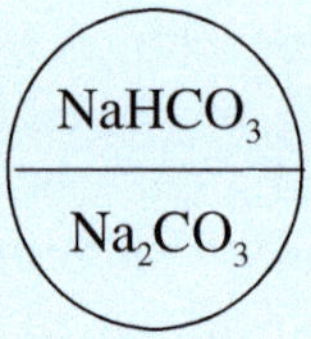

Sulfat

Sulfate sind Salze der Schwefelsäure (H_2SO_4). Sowohl Schwefelsäure als auch Sulfatlösungen enthalten das doppelt negativ geladene Anion SO_4^{2-}. Sulfat-Ionen reagieren mit Barium-Ionen zu schwerlöslichem Bariumsulfat, das auch mit Mineralsäuren[13] nicht aufzulösen ist:

$$H_2SO_4 + BaCl_2 \longrightarrow BaSO_4 + 2\,HCl$$

$$Na_2SO_4 + BaCl_2 \longrightarrow BaSO_4 + 2\,NaCl$$

Die Gleichungen lassen sich auch als Ionengleichungen wie folgt beschreiben:

$$2\,H^+ + SO_4^{2-} + Ba^{2+} + 2\,Cl^- \longrightarrow BaSO_4 + 2\,H^+ + 2\,Cl^-$$

$$2\,Na^+ + SO_4^{2-} + Ba^{2+} + 2\,Cl^- \longrightarrow BaSO_4 + 2\,Na^+ + 2\,Cl^-$$

Es sei darauf hingewiesen, dass das hier verwendete H^+-Symbol ein freies Proton bedeutet. Diese Darstellung ist nicht exakt, da in wässrigen Systemen keine einzelnen H^+-Ionen, sondern nur hydratisierte (= mit Wasser verbundene) Protonen (s. Seite 37)

[13] Unter Mineralsäuren versteht man Salz-, Salpeter-, Schwefel- und Phosphorsäure.

vorhanden sind. Mit Protonen formulierte Gleichungen sind jedoch leichter zu überblicken. Daher wird in diesem Buch, wo es angebracht ist, das Protonensymbol verwendet. Es ist ausreichend, wenn man nur die an der Reaktion beteiligten Partner schreibt, die zu dem gewünschten Ergebnis führen, und die übrigen Ionen weglässt.

$$Ba^{2+} + SO_4^{2-} \longrightarrow BaSO_4$$

VERSUCH

Wenige Kristalle wasserfreies Natriumsulfat R werden in etwa 1 ml Wasser R aufgelöst. Beim tropfenweisen Zusatz von Bariumchlorid-Lösung R1 fällt ein weißer, feinkristalliner Niederschlag aus, der in verdünnter Salzsäure R unlöslich ist.

Hat man Bariumsulfat als Substanz zu untersuchen, so ist mit den üblichen Säuren als Lösemittel nicht viel zu erreichen. Man muss vielmehr durch Kochen oder Schmelzen mit anderen Stoffen neue, leichter lösliche Verbindungen erzeugen, die sich dann besser nachweisen lassen. Einen solchen Prozess nennt man *Aufschluss*. Kocht man Bariumsulfat mit Natriumcarbonat, so findet teilweise folgende Umsetzung statt:

$$\underset{\text{löslich}}{Na_2CO_3} + BaSO_4 \rightleftharpoons \underset{\text{löslich}}{Na_2SO_4} + BaCO_3$$

Nach dem Kochen hat man im Reagenzglas festes $BaSO_4$, festes $BaCO_3$ sowie Na^+-, CO_3^{2-}- und SO_4^{2-}-Ionen. Durch Filtrieren werden lösliche und unlösliche Bestandteile getrennt, im Filtrat finden sich die aufgeführten Ionen. Die Sulfat-Ionen können mit Bariumchlorid-Lösung nachgewiesen werden. Vorher muss jedoch unbedingt mit Salzsäure angesäuert werden, da sonst auch $BaCO_3$ ausfällt.

Der Filterrückstand besteht aus $BaSO_4$ und $BaCO_3$. Nur Bariumcarbonat lässt sich mit Salzsäure vom Filter lösen. In der gesondert aufgefangenen Lösung weist man nunmehr die Ba^{2+}-Ionen mit verdünnter Schwefelsäure nach. Durch den Aufschluss ist also das unlösliche Bariumsulfat teilweise in seine Komponenten zerlegt worden.

Es bereitet zunächst etwas Schwierigkeiten zu verstehen, dass die zu untersuchende Substanz – nämlich Bariumsulfat – zweimal als Bariumsulfat wieder nachgewiesen wird. Die Arbeitsgänge sind daher auf der nächsten Seite grafisch dargestellt. Im Arzneibuch wird dieser Nachweis als Identitätsprüfung in der Monographie Bariumsulfat geführt.

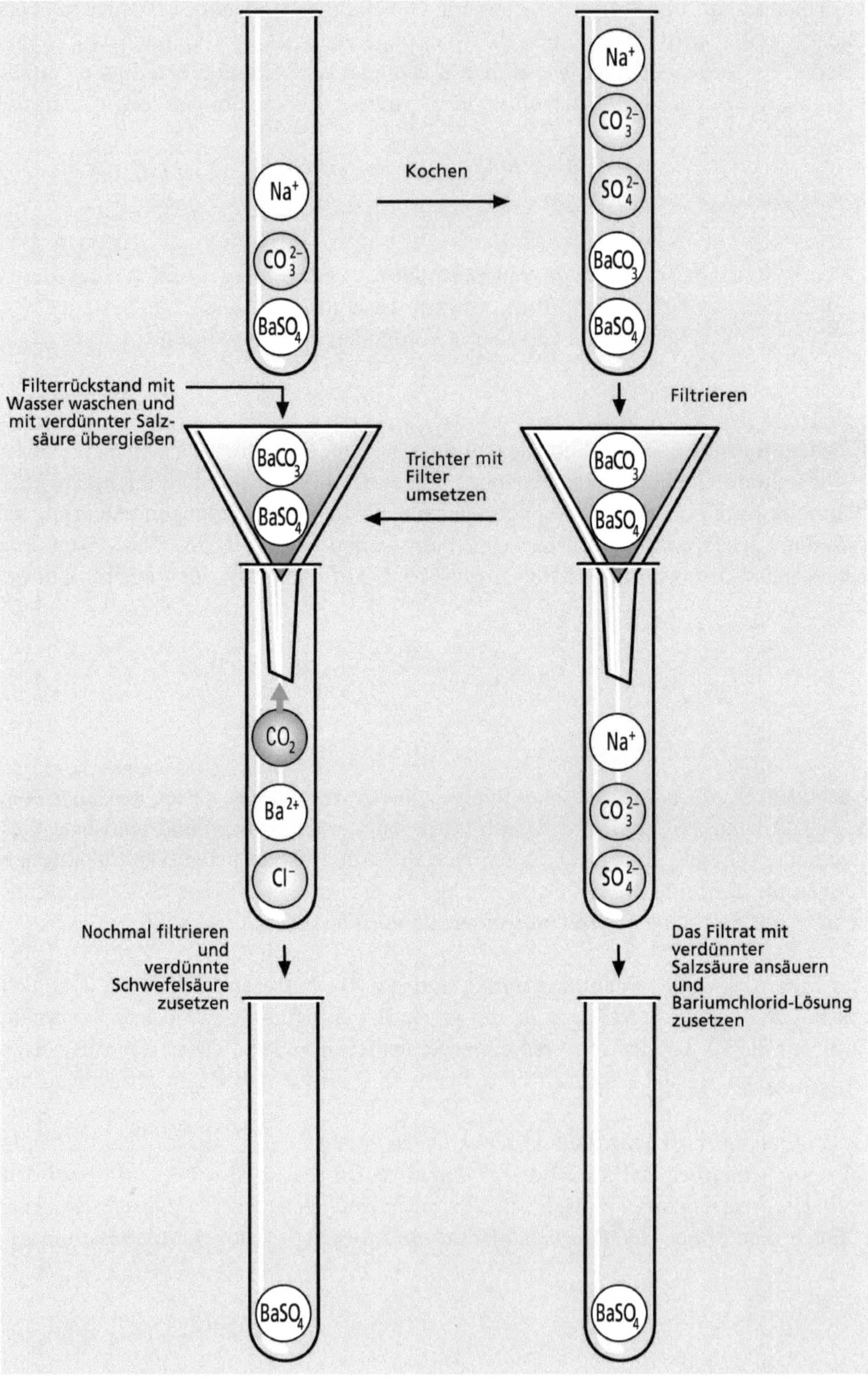
Na+
CO3 2-
BaSO4
Kochen
Na+
CO3 2-
SO4 2-
BaCO3
BaSO4
Filterrückstand mit Wasser waschen und mit verdünnter Salzsäure übergießen
Filtrieren
BaCO3
BaSO4
Trichter mit Filter umsetzen
BaCO3
BaSO4
CO2
Ba2+
Cl-
Na+
CO3 2-
SO4 2-
Nochmal filtrieren und verdünnte Schwefelsäure zusetzen
Das Filtrat mit verdünnter Salzsäure ansäuern und Bariumchlorid-Lösung zusetzen
BaSO4
BaSO4

VERSUCH

Etwas Bariumsulfat R wird mit einigen Millilitern einer etwa 50-prozentigen Lösung Natriumcarbonat R fünf Minuten lang zum Sieden erhitzt. Nach Zusatz der doppelten Wassermenge wird filtriert, eine kleine Probe des Filtrats abgenommen und mit verdünnter Salzsäure R angesäuert. Beim Versetzen mit Bariumchlorid-Lösung R1 fällt ein weißer Niederschlag aus. Der Filterrückstand wird dreimal mit wenig Wasser R gewaschen und mit einigen Millilitern verdünnter Salzsäure R übergossen, die salzsaure Lösung wird gesondert aufgefangen und anschließend filtriert. Das Filtrat gibt mit verdünnter Schwefelsäure R einen weißen Niederschlag.

Löslichkeitsprodukt

Jedes Salz lässt sich in Wasser nur in einer bestimmten Menge auflösen. So lösen sich bei 20 °C etwa 36 g $BaCl_2$ in 100 g Wasser. Überschreitet man diese Menge, so bleibt ein fester Bodensatz. $BaCl_2$ dissoziiert bei Auflösung in Wasser nach folgender Gleichung (1). Wendet man das Massenwirkungsgesetz[14)] (s. Seite 36) an, so ergibt sich (2).

$$BaCl_2 \longrightarrow Ba^{2+} + 2\,Cl^- \qquad (1)$$

$$\frac{[Ba^{2+}] \cdot [Cl^-]^2}{[BaCl_2]} = K \qquad (2)$$

In ungesättigten Lösungen ist die Löslichkeit von $[BaCl_2]$ je nach Konzentration verschieden. In gesättigten Lösungen dagegen mit Bodenkörper ist $[BaCl_2]$ jedoch *konstant*. So kann man die Gleichung wie folgt umformen (3). Das Produkt zweier Konstanten ist wiederum eine Konstante, Löslichkeitsprodukt genannt, die hier mit Lp bezeichnet wird (4).

$$[Ba^{2+}] \cdot [Cl^-]^2 = K \cdot [BaCl_2] \qquad (3)$$

$$[Ba^{2+}] \cdot [Cl^-]^2 = Lp \qquad (4)$$

MERKE

Das Löslichkeitsprodukt (Lp) ist das Produkt der Ionenkonzentrationen in gesättigter Lösung und wird überschritten, wenn die betreffende Substanz aus der Lösung ausfällt.

14) Sind in einer Gleichung mehrere Ionen ein- und derselben Art vorhanden, so gehen diese mit der entsprechenden Potenz in die Gleichung des Massenwirkungsgesetzes ein.

Das Löslichkeitsprodukt darf nicht mit dem ähnlichen Begriff Löslichkeit verwechselt werden. *Löslichkeit* ist die Angabe einer Stoffmenge, die sich in einem Lösemittel auflöst, bis die Lösung gesättigt ist. Das *Löslichkeitsprodukt* ist ein Ionenprodukt, das in gesättigter Lösung eines Stoffes gemessen wird. Beide Größen sind für jede Substanz verschieden und von der Temperatur abhängig.

Je niedriger das Löslichkeitsprodukt Lp einer Verbindung ist, umso vollständiger ist ihre Ausfällung bei einer Reaktion. Erhöht man die Konzentration eines der beteiligten Ionen, so bildet sich die undissoziierte Verbindung, d. h. das Gleichgewicht der o. a. Gleichung wird nach K verschoben. Gibt man z. B. zu einer wässrigen Bariumchlorid-Lösung nach und nach konzentrierte Salzsäure, so wird die Menge der Chlorid-Ionen wesentlich erhöht. Nach dem Massenwirkungsgesetz bildet sich entsprechend undissoziiertes $BaCl_2$. Ist die Lösung mit Bariumchlorid »gesättigt«, bewirkt weiterer Salzsäurezusatz eine Überschreitung des Löslichkeitsproduktes für Bariumchlorid, so dass dieses aus der Lösung ausfällt. Der erhaltene Niederschlag kann jedoch mit Wasser im Überschuss wieder aufgelöst werden (vgl. dagegen $BaSO_4$!). Es ist deshalb nicht angebracht, ein Barium-Salz mit konzentrierter Salzsäure auflösen zu wollen.

VERSUCH

Zu etwas Bariumchlorid-Lösung R1 wird nach und nach Salzsäure R gegeben. Es tritt ein weißer, kristalliner Niederschlag von Bariumchlorid auf. Wird vorsichtig mit Wasser verdünnt, löst sich die Fällung wieder auf.

Sulfid

Wie der Sauerstoff vermag auch der in der gleichen Gruppe des Periodensystems stehende Schwefel zwei Wasserstoffatome zu binden. Die entstehende Verbindung heißt Schwefelwasserstoff oder Hydrogensulfid (H_2S). H_2S ist eine schwache Säure, denn bei Umsetzung mit Wasser entstehen Oxonium-Ionen:

$$H_2S + H_2O \longrightarrow H_3O^+ + \underset{\text{Hydrogensulfid-Ion}}{HS^-}$$

$$HS^- + H_2O \longrightarrow H_3O^+ + \underset{\text{Sulfid-Ion}}{S^{2-}}$$

Das Sulfid-Ion hat ebenso wie das Sulfat-Ion zwei freie negative Ladungen. Da das Sulfat-Ion vier Sauerstoffatome enthält, müssen sich die beiden Schwefelatome im Sulfat- und Sulfid-Ion zwangsläufig unterscheiden. Um dies beschreiben zu können, ordnet man jeweils den mehr elektronegativen Atomen eines Atomverbandes die bindenden Elektronen zu; man erhält so die folgenden Strukturen (1 bis 3). Im Wasser-Molekül haben demnach die beiden mehr positiven H-Atome innerhalb des Moleküls die Ladung +1, der Sauerstoff die Ladung −2, denn das Molekül ist nach außen hin neutral (1). Wie bei H_2O haben H und O in den meisten anderen Verbindungen die Ladung +1 bzw. −2; es lassen sich so die Ladungen weiterer Atome eines Moleküls leicht errechnen (2, 3)[15].

$$\overset{+1}{H}-\overset{-2}{\ddot{\underset{..}{O}}}-\overset{+1}{H} \qquad \overset{2(+1)}{H_2}\overset{-2}{O} \qquad (1)$$

$$\overset{+1}{H}-\overset{-2}{\ddot{\underset{..}{S}}}-\overset{+1}{H} \qquad \overset{2(+1)}{H_2}\overset{-2}{S} \qquad \overset{-2}{S^{2-}} \quad \overset{\pm 0}{S} \qquad (2)$$

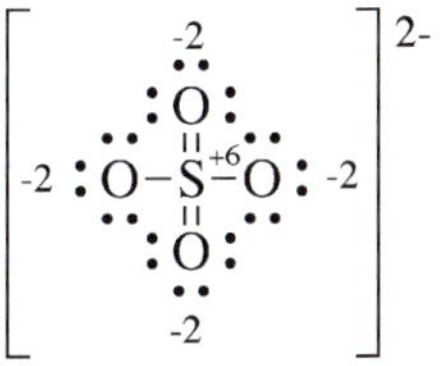

$$\overset{2(+1)}{H_2}\ \overset{+6}{S}\ \overset{4(-2)}{O_4} \qquad (3)$$

Da diese Ladungen bei Oxidations-Reduktionsprozessen[16] eine Rolle spielen, nennt man sie auch Oxidationszahlen[17]. Sie werden mit links stehendem Vorzeichen über das Elementsymbol gesetzt, während die Zahl der freien Ladungen eines Ions rechts oben neben das Formelsymbol geschrieben wird. Betrachtet man die dazugehörigen Ionen, so zeigt sich, dass z. B. bei Sulfid die Oxidationszahl gleich der Ionenladung (= Ionenwertigkeit) ist (2). In solchen Fällen erübrigt sich die Angabe der Oxidationszahl. Bei komplexen Ionen ist die Summe der Oxidationszahlen der beteiligten Atome gleich der Ionenwertigkeit des Komplexes (3). Die beiden Schwefelatome im Sulfid und Sulfat unterscheiden sich also durch die Oxidationszahl.

MERKE

Die Oxidationszahl ist eine wichtige Kenngröße eines Elements. Liegt ein Stoff als Element vor, hat er die Oxidationszahl Null, z. B. elementarer Schwefel (2).

Schwefelwasserstoff kann aus Eisen(II)-sulfid[18] hergestellt werden:

$$FeS + 2\,HCl \longrightarrow FeCl_2 + H_2S$$

---

15) Ausnahmen werden später besprochen.

16) S. Seite 52.

17) Andere Bezeichnungen sind Oxidationsstufe, Oxidationswert, Oxidationszustand, elektrochemische Wertigkeit.

18) Schreibt man den Namen einer Substanz aus, so wird die Oxidationszahl mit römischer Ziffer ohne Vorzeichen nachgestellt. Eisen(II)-sulfid enthält Eisen mit der Oxidationszahl +2. Metalle erhalten stets positive Oxidationszahlen.

Zum Nachweis von Schwefelwasserstoff oder Sulfid-Ionen eignet sich Blei(II)-acetat, es bildet sich schwarzes Bleisulfid:

$$S^{2-} + Pb^{2+} \longrightarrow PbS$$

MERKE

Schwefelwasserstoff, den man schon in geringsten Konzentrationen am typischen Geruch wahrnehmen kann, ist ein starkes Gift. Alle Versuche, bei denen H_2S entsteht oder entstehen könnte, müssen daher unbedingt unter dem Abzug ausgeführt werden.

VERSUCH

Auf die Mitte eines kleinen Rundfilters wird unter dem Abzug ein Tropfen Blei(II)-acetat-Lösung R gegeben. Das Papier wird auf ein Uhrglas gelegt. Einige Kristalle Natriumsulfid R werden in einem Reagenzglas mit wenig verdünnter Salzsäure R übergossen und das Rundfilter über das Reagenzglas gestülpt. Beim Erhitzen im Wasserbad färbt sich das mit Bleisalz getränkte Papier nach kurzer Zeit dunkel bis schwarz.

Eine Erhöhung der Oxidationszahl bedeutet, dass man einem Atom in einem Molekül Elektronen entzieht. Einen solchen Vorgang nennt man **Oxidation**. Werden von einem Atom in einem Molekül dagegen Elektronen aufgenommen, liegt eine **Reduktion** vor.

MERKE

Elektronenaufnahme heißt Reduktion, Elektronenabgabe heißt Oxidation. Reduktionsmittel liefern also Elektronen, Oxidationsmittel nehmen sie auf.

Elektronenaufnahme und Elektronenabgabe, also Reduktion und Oxidation, sind stets gekoppelt, denn ein Teilchen (Atom, Ion) kann nur Elektronen abgeben, wenn diese von einem anderen Teilchen aufgenommen werden *(Redoxvorgang)*. Im nachfolgenden Beispiel gehen zwei Elektronen vom Sulfid-Schwefel auf Iod über. Der Sulfid-Schwefel ist Elektronenlieferant (Elektronendonator) oder, da er Iod reduziert, Reduktionsmittel. Iod nimmt Elektronen auf (Elektronenakzeptor) und ist, da der Sulfid-Schwefel oxidiert wird, Oxidationsmittel.

$$S^{2-} + \overset{\pm 0}{I_2} \longrightarrow \overset{\pm 0}{S} + 2\,I^-$$

(Schwefel trübt die Lösung)

Aus Sulfid entsteht Schwefel, aus Iod bildet sich Iodid. Schwefel erhöht seine Oxidationszahl von –2 auf ±0, Iod geht aus dem elementaren Zustand in die Stufe – 1 über.

VERSUCH

Etwas Schwefelwasserstoff-Lösung R wird mit einigen Tropfen Iod-Lösung R versetzt. Die Iod-Lösung wird entfärbt, gleichzeitig tritt eine Trübung durch Schwefel auf.

Sulfit

Als drittes schwefelhaltiges Anion soll Sulfit (SO_3^{2-}) untersucht werden. In einem der ersten Versuche wurde durch Verbrennen von Schwefel Schwefeldioxid entwickelt (s. Seite 32). Löst man dieses Gas in Wasser, so entsteht schweflige Säure, die aber wie Kohlensäure frei nicht beständig ist.

$$SO_2 + H_2O \rightleftharpoons H_2SO_3$$

$$H_2SO_3 \rightleftharpoons \underset{\text{Hydrogensulfit-Ion}}{HSO_3^-} + H^+$$

$$HSO_3^- \rightleftharpoons \underset{\text{Sulfit-Ion}}{SO_3^{2-}} + H^+$$

VERSUCH

In einen 200-ml-Weithals-Erlenmeyerkolben werden unter dem Abzug etwa 30 ml Wasser R gegeben. In diesen Kolben wird vorsichtig mit einer Tiegelzange ein brennender Streifen Schwefelpapier oder Schwefelfaden über das Wasser gehalten. Gleichzeitig wird das Gefäß ständig geschwenkt. Nachdem der Schwefel verbrannt ist, kann mit pH-Papier eine saure Reaktion der Lösung festgestellt werden.

Schweflige Säure entfärbt, ebenso wie Schwefelwasserstoff-Lösung, Iod-Lösung. Die Lösung bleibt hier jedoch klar, da kein Schwefel ausfällt.

$$Na_2SO_3 + 2\,HCl \longrightarrow H_2SO_3 + 2\,NaCl$$

$$H_2O + \overset{\pm 0}{I_2} + \overset{+4}{SO_3^{2-}} \rightleftharpoons 2\,\overset{-1}{I^-} + \overset{+6}{SO_4^{2-}} + 2\,H^+$$

Aus Natriumsulfit entsteht mit Salzsäure schweflige Säure. In der schwefligen Säure und den Sulfiten hat der Schwefel die Oxidationszahl +4. Durch die Reaktion mit Iod entsteht Schwefelsäure mit Schwefel der Oxidationsstufe +6, es werden also zwei Elektronen abgegeben. Die beiden Elektronen werden von zwei Iodatomen aufgenommen, es entsteht Iodwasserstoffsäure. Also: Iod wird reduziert und ist daher Oxidationsmittel, Sulfit-Ionen werden oxidiert und sind daher Reduktionsmittel.

VERSUCH

Einige Kristalle Natriumsulfit R werden in Wasser R gelöst und mit verdünnter Salzsäure R versetzt. In diese Lösung tropft man Iod-Lösung R, die sich anschließend entfärbt.

Thiosulfat

Thiosulfat ist das Anion der Thioschwefelsäure ($H_2S_2O_3$), die wie Kohlensäure und schweflige Säure nicht frei beständig ist. Die Bezeichnung »Thio« wird verwendet, wenn in einer Verbindung Sauerstoff durch Schwefel ersetzt worden ist. Bei der Vergabe der Oxidationszahlen erhält daher ein Schwefelatom +6, das andere –2:

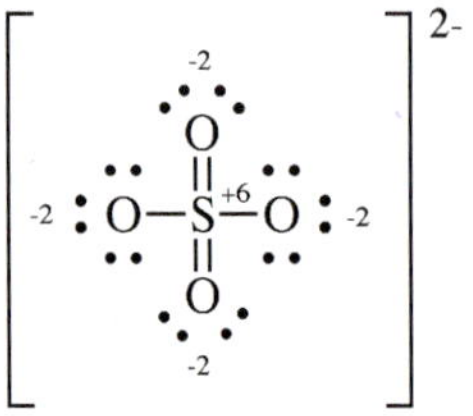
Sulfat

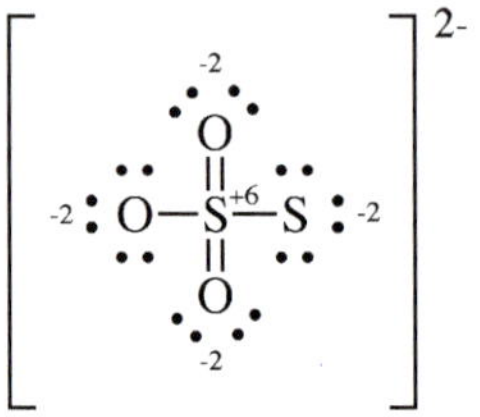
Thiosulfat

Versucht man Thioschwefelsäure, z. B. mit Salzsäure aus Natriumthiosulfat ($Na_2S_2O_3$), freizusetzen, so entstehen Schwefel und Schwefeldioxid:

$$Na_2SO_3S + 2\,HCl \longrightarrow [H_2SO_3S] + 2\,NaCl$$

$$[H_2\overset{+6}{S}O_3\overset{-2}{S}] \longrightarrow H_2\overset{+4}{S}O_3 + \overset{\pm 0}{S} \quad \text{(Trübung)}$$

$$H_2SO_3 \longrightarrow H_2O + \overset{+4}{S}O_2 \quad \text{(Geruch)}$$

VERSUCH

Etwas Natriumthiosulfat R wird unter dem Abzug in Wasser R gelöst und mit verdünnter Salzsäure R versetzt. Die anfangs klare Mischung trübt sich durch Ausscheidung von Schwefel. Gleichzeitig tritt der Geruch nach Schwefeldioxid auf.

Wie Sulfit kann auch Thiosulfat Iod-Lösung entfärben. Diese Reaktion wird durch die sulfidischen Schwefelatome mit der Oxidationszahl –2 verursacht. Hierbei gibt jeder Schwefel allerdings nur ein Elektron ab, das jeweils andere Elektron wird zur Ausbildung einer neuen Atombindung zwischen zwei Schwefelatomen verwendet:

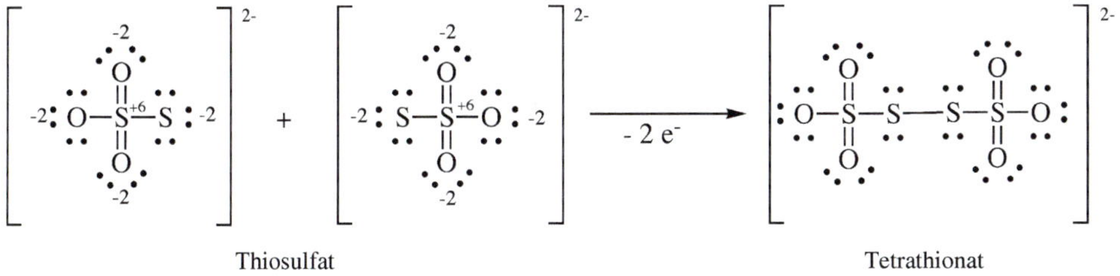

$$2\,S_2O_3^{2-} + I_2 \longrightarrow S_4O_6^{2-} + 2\,I^-$$

VERSUCH

Eine Lösung von Natriumthiosulfat R wird mit wenigen Tropfen Iod-Lösung R versetzt. Die Iod-Lösung wird sofort entfärbt.

Charakteristisch ist auch das Verhalten von Natriumthiosulfat gegenüber Silbernitrat. Zunächst weiß ausfallendes Silberthiosulfat reagiert bis zum schwarzen Silbersulfid:

$$Na_2S_2O_3 + 2\,AgNO_3 \longrightarrow \underset{\text{weiß}}{Ag_2S_2O_3} + 2\,NaNO_3$$

$$Ag_2S_2O_3 + H_2O \longrightarrow \underset{\text{schwarz}}{Ag_2S} + H_2SO_4$$

VERSUCH

Etwas Natriumthiosulfat-Lösung R wird mit Silbernitrat-Lösung R2 versetzt, bis ein weißer Niederschlag ausfällt. Dieser wird beim Stehenlassen langsam gelbbraun und schließlich schwarz.

Nitrat

Eine andere wichtige Säure ist die Salpetersäure (HNO_3), deren Salze, die Nitrate, durchweg gut löslich sind. Aus diesem Grunde ist man beim Nachweis des Nitrat-Ions auf Farbreaktionen oder die Entwicklung flüchtiger Substanzen angewiesen. So entsteht aus Nitraten beim Erhitzen mit konzentrierter Schwefelsäure und Kupferspänen farbloses Stickstoffoxid (NO), das an der Luft sofort zu rotbraunem Stickstoffdioxid (NO_2) oxidiert wird.

$$2\,\overset{+5}{N}O_3^- + 3\,\overset{\pm 0}{Cu} + 8\,H^+ \longrightarrow 2\,\overset{+2}{N}O + 3\,Cu^{2+} + 4\,H_2O$$

$$NO + 1/2\,O_2 \longrightarrow NO_2$$

VERSUCH

Etwas Natriumnitrat R wird unter dem Abzug mit Schwefelsäure R und Kupfer R in Spänen erhitzt. Es entstehen rötlich-braune Dämpfe.

Bei den allgemeinen Methoden des Arzneibuches ist eine Farbreaktion aufgeführt, bei der mit konzentrierter Schwefelsäure aus einer Nitrat-Verbindung Salpetersäure freigesetzt wird. Diese reagiert mit Nitrobenzol zu 1,3-Dinitrobenzol, das mit Aceton[19] in stark alkalischer Lösung einen violetten Komplex bildet. Statt Nitrobenzol kann man den Nachweis auch mit den weniger toxischen Substanzen 2-Ethylnitrobenzol oder 4-Ethylnitrobenzol durchführen. Beide Stoffe sind jedoch nicht im Arzneibuch aufgeführt.

VERSUCH

Zunächst wird in einem 250-ml-Becherglas etwas Eiswasser bereitgestellt. Dann wird in einem Reagenzglas in eine Mischung aus 2 Tropfen Nitrobenzol R und 4 Tropfen Schwefelsäure R ein Kristall (!) Natriumnitrat R, der pulverisiert werden muss, gegeben. Nach 5 Minuten wird in Eiswasser gekühlt und vorsichtig mit etwa 5 ml Wasser R gemischt. Danach werden 5 ml konzentrierte Natriumhydroxid-Lösung R und 5 ml Aceton R zugegeben. Wird die Mischung geschüttelt und stehengelassen, so ist die obere Schicht tief violett gefärbt.

Nitrit

Die im freien Zustand nicht sehr stabile salpetrige Säure (HNO_2) bildet stabile Salze, die Nitrite, z. B. $NaNO_2$. Ebenso wie aus Nitraten lässt sich auch aus Nitriten rotbraunes Stickstoffdioxid entwickeln. Hier bedarf es jedoch nicht wie bei Nitraten des Zusatzes von elementarem Kupfer (s. Seite 55). Es genügt, einer Natriumnitrit-Lösung konzentrierte Schwefelsäure zuzusetzen:

$$2\,NaNO_2 + H_2SO_4 \longrightarrow 2\,HNO_2 + Na_2SO_4$$

$$2\,H\overset{+3}{N}O_2 \longrightarrow \overset{+2}{N}O + \overset{+4}{N}O_2 + H_2O$$

$$\overset{+2}{N}O + 1/2\,\overset{\pm 0}{O_2} \longrightarrow \overset{+4}{N}O_2$$

19) Formel s. Seite 168.

Die schwächere salpetrige Säure wird durch die stärkere Schwefelsäure aus ihrem Salz verdrängt. Die unbeständige HNO_2 zerfällt in farbloses Stickstoffoxid (NO) und braunes Stickstoffdioxid (NO_2). Das Stickstoffoxid reagiert mit dem Sauerstoff der Luft sofort weiter zu Stickstoffdioxid.

Der Stickstoff in der salpetrigen Säure hat die Oxidationszahl + 3, in den Stickstoffoxiden einmal + 2 und einmal + 4. Beim Zerfall der salpetrigen Säure geht also der Stickstoff von einer mittleren in eine höhere und in eine niedrigere Wertigkeitsstufe über. Einen solchen Redoxvorgang bezeichnet man als *Disproportionierung*.

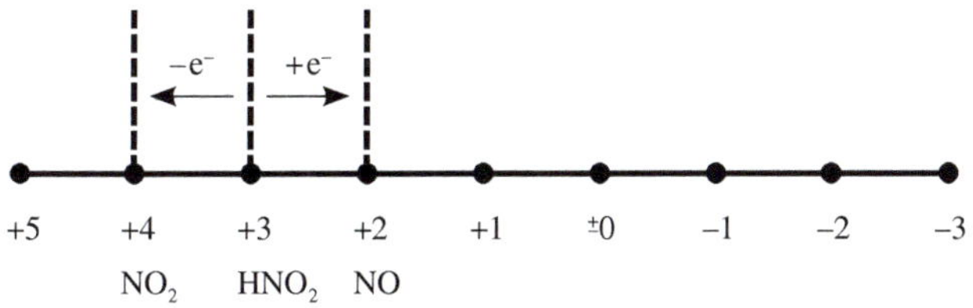

VERSUCH

Etwas Natriumnitrit R wird unter dem Abzug in Wasser R gelöst und mit wenig Schwefelsäure R versetzt. Es entwickeln sich braune Dämpfe.

MERKE

Bei einer Disproportionierung geht eine Verbindung mittlerer Wertigkeitsstufe in eine Verbindung mit höherer und eine Verbindung mit niedrigerer Wertigkeitsstufe über.

Chlorid

Chlorid-Ionen lassen sich mit Silbernitrat ($AgNO_3$; s. Tabelle 4, Seite 59) nachweisen (1). Das entstehende weiße Silberchlorid ist in Wasser schwer löslich und fällt aus. Gibt man zu dem ausgefällten Silberchlorid Ammoniak-Lösung (NH_3), so entsteht ein löslicher Diamminsilber-Komplex (2). Komplex bedeutet, dass sich mehrere Ionen oder Moleküle an ein Zentralatom anlagern. Die Wertigkeit des Komplexes addiert sich aus den Ladungen der beteiligten Partner (3). Durch Zugabe von HNO_3 kann man den Komplex wieder zerstören. Dadurch werden NH_3-Moleküle in $[NH_4]^+$-Ionen umgewandelt und diese von den Ag^+-Teilchen abgestoßen. Die wieder freien Silber-Ionen verbinden sich erneut mit den Chlorid-Ionen zu AgCl.

$$Cl^- + Ag^+ \longrightarrow AgCl \quad (1)$$

$$AgCl + 2\,NH_3 \longrightarrow [Ag(NH_3)_2]^+ + Cl^- \quad (2)$$

$$Ag^+ + 2\,NH_3 \longrightarrow \overset{+1}{[Ag(NH_3)_2]^+} \quad (3)$$

VERSUCH

Wenige Kristalle Natriumchlorid R werden in etwas Wasser R aufgelöst, mit verdünnter Salpetersäure R angesäuert[20] und mit einigen Tropfen Silbernitrat-Lösung R1 versetzt. Es fällt ein weißer, käsiger Niederschlag aus, der sich mit Ammoniak-Lösung R wieder klar auflösen lässt. Durch Zugabe von verdünnter Salpetersäure R zu der ammoniakalischen Lösung tritt die Fällung wieder auf.

MERKE

Silbersalze dürfen nach einem Versuch nur dann in ein Sammelgefäß gegeben werden, wenn sie mit Salpetersäure angesäuert sind, da ammoniakalische Silbersalzlösungen beim Stehenlassen explodieren können. Prüfung mit pH-Papier, ob die Lösung auch wirklich sauer ist.

Bromid

Auch Bromid-Ionen lassen sich als schwerlösliches Silbersalz mit Silbernitrat ($AgNO_3$; s. Tabelle 4, Seite 59) ausfällen. Das blassgelbe Silberbromid ist in Ammoniak-Lösung nur schwer löslich.

$$Br^- + Ag^+ \longrightarrow AgBr$$

VERSUCH

Wenige Kristalle Kaliumbromid R werden in etwas Wasser R aufgelöst, mit verdünnter Salpetersäure R angesäuert und mit einigen Tropfen Silbernitrat-Lösung R1 versetzt. Es fällt ein blassgelber Niederschlag aus. Danach wird zentrifugiert, dekantiert und das Silberbromid mit etwa 2 bis 3 ml Ammoniak-Lösung R übergossen. Der Niederschlag löst sich nur schwer.

Andere Nachweise beruhen auf der Oxidation des Bromid-Ions zu elementarem Brom. Als Oxidationsmittel kann Chlor dienen, das sich aus Chloramin T (= Tosyl-

---

[20] Auch bei den analytischen Untersuchungen ist vor dem Zusatz von Silbernitrat stets mit Salpetersäure anzusäuern, da Carbonate mit Ag^+ ebenfalls einen weißen Niederschlag geben, der jedoch in Salpetersäure löslich ist bzw. aus salpetersaurer Lösung gar nicht erst ausfällt.

chloramid-Natrium[21]) mit Salzsäure herstellen lässt, das entstandene Brom ist in Chloroform mit brauner Farbe löslich.

$$\text{Chloramin T} + HCl \longrightarrow Cl_2$$

$$2\,\overset{-1}{Br^-} + \overset{\pm 0}{Cl_2} \longrightarrow \overset{\pm 0}{Br_2} + 2\,\overset{-1}{Cl^-}$$

VERSUCH

Wenige Kristalle Kaliumbromid R werden in etwas Wasser R aufgelöst. Die Lösung wird mit Chloroform R versetzt. Danach wird mit verdünnter Salzsäure R angesäuert und eine zweiprozentige Chloramin T-Lösung R zugegeben. Bei vorsichtigem Schütteln färbt sich die Chloroformphase gelblichbraun.

Iodid

Iodide geben mit Silbernitrat ($AgNO_3$; s. Tabelle 4) ebenfalls einen Niederschlag aus gelbem Silberiodid, das in Ammoniak-Lösung praktisch unlöslich ist.

$$I^- + Ag^+ \longrightarrow AgI$$

VERSUCH

Wenige Kristalle Kaliumiodid R werden in etwas Wasser R aufgelöst, mit verdünnter Salpetersäure R angesäuert und mit einigen Tropfen Silbernitrat-Lösung R1 versetzt. Es fällt ein gelber Niederschlag aus. Danach wird zentrifugiert, dekantiert und das Silberiodid mit etwa 2 bis 3 ml Ammoniak-Lösung R übergossen. Der Niederschlag löst sich nicht auf.

Tabelle 4
Reaktionen zum Nachweis der Halogenid-Ionen

Halogen	Reaktion mit $AgNO_3$	Reaktionen, bei denen die Elemente durch Färbung in Chloroform erkannt werden
Chlorid Cl^-	AgCl weiß leicht löslich in NH_3-Lösung	
Bromid Br^-	AgBr blassgelb schwerlöslich in NH_3-Lösung	Oxidation von Br^- zu Br_2 mit Chloramin T. Br_2 löst sich mit braungelber Farbe in Chloroform.
Iodid I^-	AgI gelb nicht löslich in NH_3-Lösung	Oxidation von I^- zu I_2 mit Chloramin T oder $K_2Cr_2O_7$. I_2 löst sich mit violetter Farbe in Chloroform.

[21] Formel s. Seite 188.

Wie Bromide können auch Iodide durch Chlor oxidiert werden:

$$2\,\overset{-1}{I^-} + \overset{\pm 0}{Cl_2} \longrightarrow \overset{\pm 0}{I_2} + 2\,\overset{-1}{Cl^-}$$

Das entstandene Iod kann an der charakteristischen violetten Farbe erkannt werden, mit der es sich in Chloroform löst.

VERSUCH

Wenige Kristalle Kaliumiodid R werden in etwas Wasser R aufgelöst. Die Lösung wird mit Chloroform R versetzt. Danach wird mit verdünnter Salzsäure R angesäuert und zunächst wenig einer zweiprozentigen Chloramin T-Lösung R zugegeben. Bei vorsichtigem Schütteln färbt sich die Chloroformphase violett.

Die Oxidation von Iodid zu Iod lässt sich auch mit Kaliumdichromat ($K_2Cr_2O_7$) in schwefelsaurer Lösung durchführen. Bei diesem Redoxvorgang nimmt jedes Chrom-Atom 3 Elektronen auf, es entsteht ein Chrom(III)-Salz. Da Dichromat 2 Cr enthält, werden insgesamt 6 Elektronen benötigt, die von 6 Iodid-Ionen geliefert werden. Auch hier wird Iod durch seine Violettfärbung in Chloroform erkannt.

$$\overset{6(-1)}{6\,I^-} + \overset{2(+6)}{Cr_2O_7^{2-}} + 14\,H^+ \longrightarrow \overset{\pm 0}{3\,I_2} + 2\,Cr^{3+} + 7\,H_2O$$

VERSUCH

Wenige Kristalle Kaliumiodid R werden mit einigen Tropfen verdünnter Schwefelsäure R, 2 Tropfen Kaliumdichromat-Lösung R, etwas Wasser R und Chloroform R versetzt. Wird die Mischung kurz geschüttelt, so färbt sich die Chloroformschicht violett.

Bromat

Chlor, Brom und Iod können auch »Sauerstoffsäuren« bilden. Diese enthalten neben Halogen und Wasserstoff noch Sauerstoff. So bildet Brom z. B. Bromsäure ($HBrO_3$) bzw. Bromate (BrO_3^-). Bromate können zu Bromiden reduziert werden (1). Als Elektronenlieferant eignet sich Iodid, das dabei zu Iod oxidiert wird (2). Sechs Iodid-Ionen sind demnach einem Bromat-Ion gleichwertig (3). Das entstandene Iod gibt mit Stärke eine blaue Verbindung (4). Als Symbol für ein Elektron wird e^- in die Gleichung eingesetzt:

$$\overset{+5}{BrO_3^-} + 6\,H^+ + 6\,e^- \longrightarrow \overset{-1}{Br^-} + 3\,H_2O \quad (1)$$

$$\overset{-1}{I^-} \longrightarrow {}^1/_2\,\overset{\pm 0}{I_2} + e^- \quad (2)$$

$$6\,\overset{-1}{I^-} + \overset{+5}{BrO_3^-} + 6\,H^+ \longrightarrow 3\,\overset{\pm 0}{I_2} + \overset{-1}{Br^-} + 3\,H_2O \quad (3)$$

$$I_2 + \text{Stärke} \longrightarrow \text{Iod-Stärke (blau)} \quad (4)$$

VERSUCH

Ein Körnchen Kaliumbromat R wird in wenig Wasser R gelöst. Danach werden 1 Tropfen Stärke-Lösung R, einige Kristalle Kaliumiodid R und 1 bis 2 Tropfen verdünnte Schwefelsäure R zugegeben. Die Lösung färbt sich blau.

Iodat

Auch Iodat (IO_3^-), das Ion der Iodsäure (HIO_3), lässt sich mit Iodid zu Iod reduzieren. Das Iod wechselt aus einer höheren (+5) und einer niedrigeren (–1) Oxidationsstufe in eine mittlere (±0) Oxidationsstufe. Den Vorgang nennt man *Disproportionierung* (s. Seite 57). Das entstandene Iod wird mit Stärke-Lösung nachgewiesen.

$$\overset{+5}{IO_3^-} + 5\,\overset{-1}{I^-} + 6\,H^+ \longrightarrow 3\,\overset{\pm 0}{I_2} + 3\,H_2O$$

VERSUCH

Ein Körnchen Kaliumiodat R wird in wenig Wasser R gelöst. Danach werden 1 Tropfen Stärke-Lösung R, einige Kristalle Kaliumiodid R und 1 bis 2 Tropfen verdünnte Schwefelsäure R zugegeben. Die Lösung färbt sich blau.

Phosphat

Phosphor bildet mehrere Säuren, von denen hier nur die Orthophosphorsäure, kurz Phosphorsäure (H_3PO_4), erwähnt werden soll. In dieser Verbindung hat der Phosphor die Oxidationsstufe +5. Die Wasserstoffatome der Phosphorsäure können nacheinander, z. B. durch Natrium, ersetzt werden und man erhält so folgende Salze:

NaH_2PO_4 = Natriumdihydrogenphosphat = primäres Natriumphosphat

Na_2HPO_4 = Dinatriummonohydrogenphosphat[22] = sekundäres Natriumphosphat

Na_3PO_4 = Trinatriumphosphat = tertiäres Natriumphosphat

---

[22] Die multiplikative Vorsilbe Di wird häufig auch weggelassen.

Phosphate lassen sich in saurer Lösung mit Ammoniummolybdat als gelbes Ammoniumdodekamolybdatophosphat $(NH_4)_3[P(Mo_3O_{10})_4]$ ausfällen. Die Molybdatophosphorsäure kann man sich von der Orthophosphorsäure abgeleitet denken, bei der je ein O durch die (Mo_3O_{10})-Gruppe ersetzt ist.

Im Arzneibuch wird zum Phosphat-Nachweis ein Molybdat-Vanadat-Reagenz verwendet. Das mit Phosphaten entstehende, ebenfalls gelbe Reaktionsprodukt enthält im Anion sowohl Molybdän als auch Vanadium. Im nachfolgenden Versuch wird jedoch nur Ammoniummolybdat eingesetzt.

VERSUCH

Etwa 1 ml Natriummonohydrogenphosphat-Lösung R wird mit verdünnter Salpetersäure R angesäuert. Dazu wird die gleiche Menge Ammoniummolybdat-Lösung R gegeben. Die Lösung färbt sich gelb. Beim Erwärmen[23] fällt ein gelber, kristalliner Niederschlag aus. Liegt viel Phosphat vor, so fällt der Niederschlag auch ohne Erwärmen aus. Die Fällung ist in verdünnter Ammoniak-Lösung R1 löslich.

Ein anderer Nachweis der Phosphate beruht auf der Ausfällung von gelbem Silberphosphat, das allerdings nur in etwa neutraler Lösung entsteht. Für sekundäres Natriumphosphat ergibt sich folgende Gleichung:

$$HPO_4^{2-} + 3\,Ag^+ \longrightarrow \underset{\text{gelb}}{Ag_3PO_4} + H^+$$

VERSUCH

Etwa 1 ml Natriummonohydrogenphosphat-Lösung R wird mit Silbernitrat-Lösung R1 versetzt. Es entsteht ein gelber Niederschlag, dessen Farbe sich beim Kochen nicht verändert und der sich sowohl in verdünnter Ammoniak-Lösung R1 als auch in verdünnter Salpetersäure R auflöst[24].

---

[23] Nicht kochen, da sonst Molybdänsäure ausfallen kann.

[24] Vergleiche die Silberhalogenide, die in Salpetersäure unlöslich sind (s. Seite 58).

Borat

Analytisch von Bedeutung sind Orthoborsäure (H_3BO_3) und Natriumtetraborat (Borax, $Na_2B_4O_7 \cdot 10\,H_2O$). Die Tetraborsäure ist im freien Zustand nicht beständig. Ob Borsäure oder Natriumtetraborat vorliegt, lässt sich an der Reaktion mit Phenolphthalein erkennen. Nur Borax reagiert gegen diesen Indikator alkalisch, d. h. die Lösung färbt sich rot. Mit Glycerol kann man jedoch die Rotfärbung rückgängig machen, da Bor mit Glycerol einen sauren Komplex bildet. Die genaue Erklärung hierfür wird bei der quantitativen Bestimmung der Borsäure gegeben (s. Seite 106).

VERSUCH

Wässrige Lösungen von Borsäure R und Natriumtetraborat R werden jeweils mit 1 bis 2 Tropfen Phenolphthalein-Lösung R versetzt. Nur die Tetraborat-Lösung zeigt mit Phenolphthalein die typische Rotfärbung, die auf Zusatz von Glycerol 85 % R wieder verschwindet.

Die wichtigste Nachweisreaktion für Borsäure oder Borax ist die Bildung von Borsäuretrimethylester, der beim Anzünden mit grüner Flamme verbrennt. Bei der Bildung von Borsäuretrimethylester reagiert ein Molekül Borsäure mit drei Molekülen Methanol (CH_3OH). Das entstehende Wasser wird von konzentrierter Schwefelsäure gebunden (1). Geht man von Borax aus, so geht dieser zunächst in Borsäure über (2).

MERKE

Ester sind Verbindungen, die aus Säure und Alkohol unter Abspaltung von Wasser entstehen.

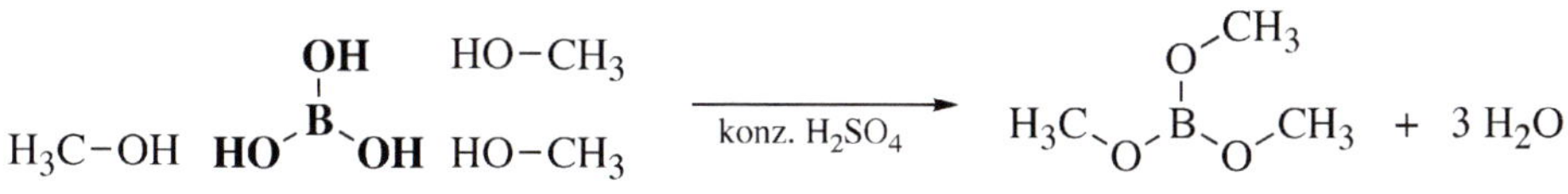

(1)

$$Na_2B_4O_7 + 2\,H^+ + 5\,H_2O \longrightarrow 4\,H_3BO_3 + 2\,Na^+ \qquad (2)$$

VERSUCH

Eine kleine Spatelspitze Borsäure R wird in etwa 5 ml Methanol R unter dem Abzug unter leichtem Erwärmen gelöst. Zu der Lösung werden 2 Tropfen Schwefelsäure R gegeben. Die durch stärkeres Erhitzen entweichenden Dämpfe brennen mit grün gesäumter Flamme. Die Lösung der Borsäure in Methanol kann auch in einer Porzellanschale entzündet werden.

Peroxid

Wasserstoff und Sauerstoff können außer Wasser noch eine andere Verbindung, das Wasserstoffperoxid (H_2O_2), bilden. Ordnet man dem Wasserstoff die Oxidationszahl +1 zu, ergibt sich für die Sauerstoffatome jeweils die Oxidationszahl –1:

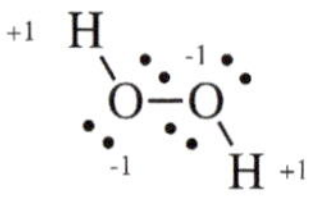

Die O_2-Gruppe ist das Charakteristikum der Peroxidverbindungen. Da diese Sauerstoffatome mit der Oxidationszahl – 1 zwischen ± 0 und – 2 stehen, sind Elektronenbewegungen nach beiden Richtungen hin möglich. Wasserstoffperoxid kann daher entweder ein Oxidationsmittel oder ein Reduktionsmittel sein.

Oxidoreduktion des Wasserstoffperoxids

Wasserstoffperoxid geht aus der mittleren Oxidationsstufe (– 1) gleichzeitig in eine höhere (+ 0) und eine niedrigere Oxidationsstufe (– 2) über. Diese Reaktion, bei der sich Sauerstoff entwickelt, kann durch verschiedene Stoffe, z. B. Basen, beschleunigt werden.

$$2\,\overset{2(-1)}{H_2O_2} + OH^- \longrightarrow 2\,H_2\overset{-2}{O} + \overset{\pm 0}{O_2}$$

VERSUCH

Etwa 2 ml Wasserstoffperoxid-Lösung 30 % R werden mit 4 bis 6 Tropfen verdünnter Natriumhydroxid-Lösung R versetzt. Die Lösung zersetzt sich unter Gasentwicklung.

Wasserstoffperoxid als Oxidationsmittel

Wasserstoffperoxid nimmt Elektronen auf und wird dabei zu Wasser, d. h. es ist Oxidationsmittel und wird bei einer Oxidation, z. B. durch Iod als Elektronendonator, reduziert.

$$\overset{2(-1)}{H_2O_2} + 2\,H^+ + 2\,e^- \longrightarrow 2\,H_2\overset{-2}{O}$$

$$H_2O_2 + 2\,H^+ + 2\,I^- \longrightarrow 2\,H_2O + I_2$$

VERSUCH

Einige Kristalle Kaliumiodid R werden in etwa 1 ml Wasser R gelöst und mit einigen Tropfen Stärke-Lösung R und verdünnter Schwefelsäure R versetzt. Wird dazu 1 Tropfen Wasserstoffperoxid-Lösung 3 % R gegeben, färbt sich die Lösung blau.

Wasserstoffperoxid als Reduktionsmittel

Wasserstoffperoxid gibt Elektronen ab und wird dabei zu Sauerstoff, d. h. es ist Reduktionsmittel und wird bei einer Reduktion, z. B. durch Permanganat-Ionen als

Elektronenakzeptor, oxidiert. In Permanganaten hat Mangan die Oxidationszahl +7, es wird in saurer Lösung bis zur Oxidationsstufe +2 reduziert:

$$\overset{2(-1)}{H_2O_2} \longrightarrow \overset{\pm 0}{O_2} + 2\,H^+ + 2\,e^-$$

$$\overset{+7}{Mn}O_4^- + 8\,H^+ + 5\,e^- \longrightarrow Mn^{2+} + 4\,H_2O$$

Dabei nimmt Mangan 5 Elektronen auf, Peroxid gibt zwei Elektronen ab. Es wären also je Mangan 2½ Moleküle H_2O_2 erforderlich. Da man Elektronen jedoch nicht teilen kann, muss man das kleinste gemeinsame Vielfache suchen. Im vorliegenden Fall ist dieses 10, d. h. 2 • 5 für MnO_4^- und 5 • 2 für H_2O_2. Die Teilgleichung des Permanganats muss daher mit 2, die des H_2O_2 mit 5 multipliziert werden:

$$2\,MnO_4^- + 16\,H^+ + 10\,e^- \longrightarrow 2\,Mn^{2+} + 8\,H_2O$$

$$5\,H_2O_2 \longrightarrow 5\,O_2 + 10\,H^+ + 10\,e^-$$

Zusammenfassung: $2\,\overset{+7}{Mn}O_4^- + 5\,\overset{2(-1)}{H_2O_2} + 6\,H^+ \longrightarrow 2\,Mn^{2+} + 5\,\overset{\pm 0}{O_2} + 8\,H_2O$

Aus der Ionengleichung lässt sich die Molekülgleichung ableiten:

$$2\,KMnO_4 + 5\,H_2O_2 + 3\,H_2SO_4 \longrightarrow 2\,MnSO_4 + K_2SO_4 + 5\,O_2 + 8\,H_2O$$

VERSUCH

Etwa 1 ml Wasserstoffperoxid-Lösung 30 % R wird mit wenigen Tropfen verdünnter Schwefelsäure R angesäuert und tropfenweise mit einer schwach violetten Lösung von Kaliumpermanganat R versetzt. Die Kaliumpermanganat-Lösung wird langsam entfärbt.

Diese Reaktionen des Wasserstoffperoxids eignen sich nur bedingt zum Nachweis dieser Verbindung. So werden Iodide auch durch andere Oxidanzien, z. B. Nitrite, zu Iod oxidiert, Permanganat wird ebenfalls durch andere reduzierende Substanzen, z. B. Nitrite oder Sulfite, entfärbt. Besser zum H_2O_2-Nachweis eignet sich daher Chromperoxid, das sich aus Kaliumchromat oder Kaliumdichromat in saurer Lösung bildet:

$$2\,CrO_4^{2-} + 2\,H^+ \longrightarrow Cr_2O_7^{2-} + H_2O$$

$$4\,H_2O_2 + Cr_2O_7^{2-} + 2\,H^+ \longrightarrow 2\,CrO_5 + 5\,H_2O$$

Das entstehende Chromperoxid CrO_5 löst sich in Ether mit blauer Farbe. CrO_5 enthält zwei doppelt negativ geladene O_2-Teilchen und wird deshalb auch so geschrieben: $OCr(O_2)_2$. Chrom ist wie im Dichromat sechswertig, bei der Reaktion findet keine Elektronenverschiebung statt.

VERSUCH

Werden 2 Tropfen Wasserstoffperoxid-Lösung 3 % R mit etwa 2 ml verdünnter Schwefelsäure R, 2 ml Ether R und 1 Tropfen einer 5-prozentigen Lösung (m/V) von Kaliumchromat R geschüttelt, so färbt sich die Etherschicht blau.

Silicat

Silicate sind Salze der Kieselsäure. Es gibt u. a. die Orthokieselsäure (H_4SiO_4), die nur in einem begrenzten pH-Bereich beständig ist, und Polykieselsäuren, die durch Wasseraustritt aus Orthokieselsäure entstehen. Polykieselsäuren sind in reinem Zustand bisher nicht bekannt. Es existieren jedoch viele Orthosilicate und Polysilicate, die meist größere Gebilde sind, für die man nicht immer eine exakte Formel angeben kann. Das Oxid des Siliciums kann durch die Formel SiO_2 beschrieben werden.

Zum Nachweis wird aus Siliciumdioxid, Orthosilicaten oder Polysilicaten mit Fluoriden und konzentrierter Schwefelsäure gasförmiges Siliciumtetrafluorid (SiF_4) erzeugt, das dann hydrolytisch zu Kieselsäure zersetzt wird.

MERKE

Als Hydrolyse wird eine chemische Reaktion bezeichnet, bei der eine Verbindung durch Wasser gespalten wird.

Im Versuch soll Talkum verwendet werden. Talkum ist ein hydratisiertes Magnesiumsilicat, das unterschiedliche Mengen Aluminium- und Eisensilicate enthält. Vereinfacht kann die Reaktionsgleichung mit SiO_2 formuliert werden.

$$2\,NaF + H_2SO_4 \longrightarrow \underset{\text{Flusssäure}}{2\,HF} + Na_2SO_4$$

$$4\,HF + SiO_2 \longrightarrow SiF_4 + 2\,H_2O$$

$$\text{Hydrolyse: } SiF_4 + (x+2)\,H_2O \longrightarrow \underset{\text{weiß}}{SiO_2 \cdot (x)\,H_2O} + 4\,HF$$

VERSUCH

Eine Spatelspitze Talkum R wird in einem Bleitiegel mit einer streichholzkopfgroßen Menge Natriumfluorid R und einigen Tropfen Schwefelsäure R mit einem Kupferdraht zu einem dünnen Brei verrieben. Der Tiegel wird mit einer durchsichtigen Kunststoffplatte, an deren Unterseite ein Wassertropfen hängt, bedeckt. Bei schwachem Erwärmen des Bleitiegels in einer Porzellanschale, die Wasser enthält, bildet sich innerhalb kurzer Zeit um den Wassertropfen ein weißer Ring.

Die Porzellanschale mit dem Wasser muss auf einem Wasserbad erwärmt werden. Da Blei schon bei 327 °C schmilzt, muss unbedingt darauf geachtet werden, dass stets Wasser in der Porzellanschale vorhanden ist.

3.3 Kationen

Natrium

Natrium hat eine außerordentlich kräftige Flammenfärbung, die von keinem Element übertroffen wird. Schon die in der Luft eines Laboratoriums vorhandenen Natriumspuren lassen je nach Konzentration die Flamme eines Brenners mehr oder minder gelb aufleuchten.

VERSUCH

Eine kleine Spatelspitze Natriumchlorid R wird in etwa 1 ml Wasser R gelöst und in einer Porzellanschale mit etwas Ethanol 96 % R versetzt. Zündet man die alkoholische Lösung unter dem Abzug an, färbt sich die Flamme anhaltend leuchtend gelb.

Bei analytischen Untersuchungen kann man sich nicht nur auf die Flammenfärbung verlassen. Man muss zusätzliche Nachweise durchführen. Dazu eignet sich die Ausfällung des Natriums als weißes Natriumhexahydroxoantimonat(V). Da das entsprechende Kaliumsalz leicht löslich ist, kann dieses als Reagenz verwendet werden:

$$Na^+ + K[Sb(OH)_6] \longrightarrow Na[Sb(OH)_6] + K^+$$

Das Reagenz Kaliumhexahydroxoantimonat(V)-Lösung R wird mit Kaliumhydroxid und Natriumhydroxid (!) bereitet, da die Reaktion in alkalischer Lösung ausgeführt werden muss. In saurer Lösung würde amorphe Antimonsäure ausfallen. Der Zusatz der Natrium-Ionen – die man ja eigentlich nachweisen möchte – dient zur Erhöhung der Empfindlichkeit der Reaktion, zu deren Ablauf eine genügende Menge Na^+ anwesend sein muss. Außerdem lässt sich die Ausfällung durch Erhitzen und durch Reiben der Innenwand des Reagenzglases mit einem Glasstab beschleunigen. Durch die Reibung bilden sich Kristallkeime und es wird damit die Kristallisation begünstigt. Es ist zu beachten, dass Ammonium-, Erdalkali- und Schwermetallionen ebenfalls Fällungen ergeben.

VERSUCH

Zunächst wird in einem 250-ml-Becherglas etwas Eiswasser bereitgestellt. Nun wird eine Spatelspitze Natriumchlorid R in etwa 2 ml Wasser R gelöst und mit der doppelten Menge Kaliumhexahydroxoantimonat(V)-Lösung R zum Sieden erhitzt. Wird in Eiswasser gekühlt und, falls erforderlich, die Innenwand des Reagenzglases mit einem Glasstab gerieben, entsteht ein weißer, körnig kristalliner Niederschlag.

Kalium

Kaliumsalze färben die Flamme längst nicht so intensiv wie Natriumsalze. Liegt eine Mischung aus Kalium- und Natriumverbindungen vor, so überdeckt die kräftige Farbe des Natriums die Kaliumfärbung. Erst mit einem Cobaltglas (s. Seite 18) kann man dann das Kalium erkennen.

VERSUCH

Etwas Kaliumchlorid R wird unter dem Abzug in der bei Natrium beschriebenen Weise (s. Seite 67) verdampft. Die Flamme färbt sich fahlviolett. Der gleiche Versuch wird mit einer Mischung aus Kaliumchlorid R und Natriumchlorid R durchgeführt. Die Flamme wird durch das Cobaltglas betrachtet.

Ebenso wie beim Natrium verlässt man sich bei einer Analyse nicht allein auf die Flammenfärbung. Man führt zusätzliche Fällungsreaktionen aus. So kann Kalium als Kaliumnatriumhexanitrocobaltat(III) = $K_2Na[Co(NO_2)_6]$ nachgewiesen werden. Da hier das entsprechende Natriumsalz leicht löslich ist, wird es als Reagenz verwendet. Der Niederschlag bildet sich nur in neutraler oder essigsaurer Lösung.

$$2\,K^+ + Na_3[Co(NO_2)_6] \longrightarrow K_2Na[Co(NO_2)_6] + 2\,Na^+$$

VERSUCH

Eine Spatelspitze Kaliumchlorid R wird in etwa 1 ml Wasser R gelöst und mit etwa 1 ml verdünnter Essigsäure R und etwa 1 ml einer frisch hergestellten 10-prozentigen Lösung (m/V) von Natriumhexanitrocobaltat (III) R versetzt. Es entsteht sofort ein goldgelber Niederschlag.

Ein anderes schwerlösliches Kaliumsalz leitet sich von der Weinsäure ab. Weinsäure ist eine zweiprotonige Dihydroxycarbonsäure. Wird ein Wasserstoffatom durch Kalium ersetzt, so erhält man Kaliumhydrogentartrat. Die Verbindung entsteht nur in neutraler oder schwach saurer Lösung, in starken Säuren oder Laugen löst sie sich auf.

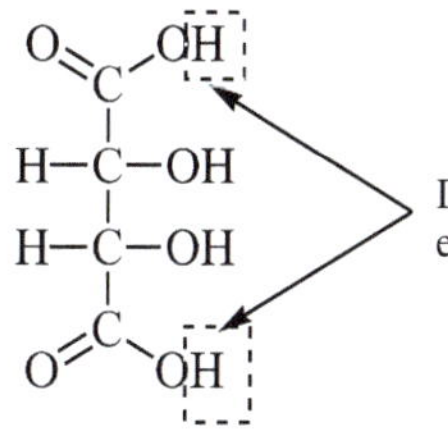

$$K^+ + H_2C_4H_4O_6 \longrightarrow KHC_4H_4O_6 + H^+$$

VERSUCH

Eine Spatelspitze Kaliumchlorid R wird in etwa 2 ml Wasser R gelöst und mit etwa 2 ml einer 15-prozentigen Lösung (m/V) von Weinsäure R versetzt. Die Lösung bleibt zunächst klar, da Kaliumhydrogentartrat zur Übersättigung neigt. Der Kristallisation wird auch hier durch Reiben der inneren Reagenzglaswandung mit einem Glasstab nachgeholfen (vgl. Seite 68). Es treten zunächst »Impfspuren« auf, danach bildet sich ein weißer, kristalliner Niederschlag.

Zum Nachweis kleiner Mengen Kalium-Ionen eignet sich auch die Ausfällung als Kaliumtetraphenylborat. Als Reagenz verwendet man das entsprechende, leicht lösliche Natriumsalz, das unter dem Warenzeichen Kalignost® im Handel ist.

VERSUCH

Ein bis zwei Kristalle Kaliumchlorid R werden auf einer schwarzen Tüpfelplatte in 2 Tropfen Wasser R gelöst. Werden dazu 2 Tropfen einer frisch hergestellten 1-prozentigen Lösung (m/V) von Kalignost® (Natriumtetraphenylborat R) gegeben, bildet sich ein weißer, grobkörniger Niederschlag, der auf dem schwarzen Untergrund gut zu erkennen ist.

Ammonium

Stickstoff steht in der fünften Hauptgruppe des Periodensystems der Elemente, er hat demnach fünf Außenelektronen. Durch Aufnahme von 3 Elektronen, die z. B. von 3 Wasserstoffatomen stammen können, entsteht die Elektronenformel des Ammoniaks. Ammoniak hat also ein freies Elektronenpaar, das für weitere Reaktionen zur Verfügung steht. Ammoniak ist bei Zimmertemperatur gasförmig. Leitet man ihn in Wasser ein, so reagiert ein kleiner Teil der Ammoniakmoleküle mit Wasser nach folgender Gleichung. Das Ammoniakmolekül lagert als Protonenakzeptor (Base) an das

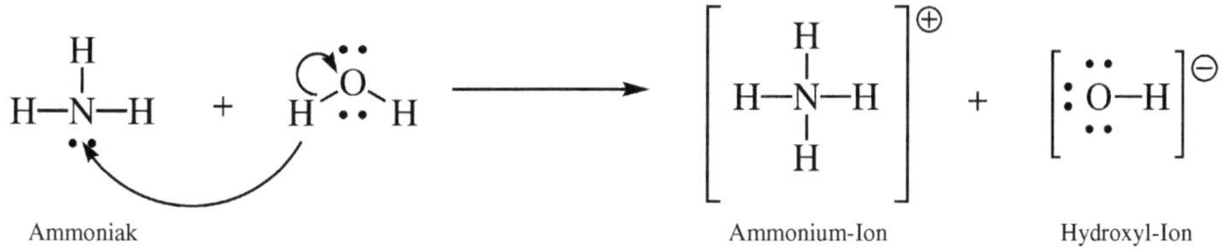

einsame Elektronenpaar ein Proton des Wassers (= Protonendonator) an. Es bilden sich Ammonium- und Hydroxid-Ionen, die Lösung reagiert deshalb alkalisch.

Ein spezifischer Nachweis für Ammoniumsalze beruht auf der Freisetzung von Ammoniakgas mit starken Basen, z. B. NaOH, oder schwachen Basen, z. B. MgO. NH_3 kann am Geruch erkannt oder mit einem pH-Indikator nachgewiesen werden:

$$NH_4Cl + NaOH \longrightarrow NH_3 + NaCl + H_2O$$

$$2\,NH_4Cl + MgO \longrightarrow 2\,NH_3 + MgCl_2 + H_2O$$

VERSUCH

Eine Spatelspitze Ammoniumchlorid R wird in etwa 1 ml Wasser R gelöst und mit etwa 1 ml verdünnter Natriumhydroxid-Lösung R versetzt. Beim Erhitzen tritt Geruch nach Ammoniak auf. Die entweichenden Dämpfe geben mit angefeuchtetem rotem Lackmuspapier oder Indikatorpapier eine alkalische Reaktion. Dabei ist darauf zu achten, dass diese Reaktion nicht durch Natriumhydroxid-Lösung verursacht wird, mit der der Rand des Reagenzglases versehentlich benetzt sein kann.

Magnesium

Magnesium gehört in die zweite Hauptgruppe des Periodensystems und hat in Verbindungen immer die Oxidationszahl + 2. Mit Natriumhydroxid lässt sich aus Magnesiumsalz-Lösungen Magnesiumhydroxid ausfällen:

$$Mg^{2+} + 2\,OH^- \longrightarrow Mg(OH)_2$$

VERSUCH

Eine kleine Spatelspitze Magnesiumchlorid R wird in etwa 1 ml Wasser R gelöst und mit einigen Tropfen verdünnter Natriumhydroxid-Lösung R versetzt. Es fällt ein weißer, flockiger Niederschlag aus.

Auch mit Ammoniak-Lösung lässt sich $Mg(OH)_2$ ausfällen. Die vorhandenen Hydroxid-Ionen reichen aus, um das Löslichkeitsprodukt des Magnesiumhydroxids zu überschreiten. Gibt man Ammoniumchlorid dazu, so löst sich der Niederschlag wieder auf, weil durch Bildung von NH_4OH die Konzentration der OH^--Ionen soweit verringert wird, dass das Löslichkeitsprodukt des $Mg(OH)_2$ nicht mehr erreicht wird (s. Seite 49). Aus der klaren Lösung kann durch Zugabe von Phosphaten Magnesiumammoniumphosphat (1) ausgefällt werden.

$$Mg^{2+} + NH_3 + HPO_4^{2-} \longrightarrow MgNH_4PO_4 \qquad (1)$$

Die Kristalle des Magnesiumammoniumphosphats enthalten für jede Formeleinheit $MgNH_4PO_4$ sechs Wassermoleküle in regelmäßiger Weise fest eingebaut. Solche Wassermoleküle werden als *Kristallwasser* bezeichnet. Sie sind bei Mengenberechnungen stets zu berücksichtigen. Soll das Kristallwasser in einer Gleichung ausgedrückt werden, ergibt sich in unserem Beispiel die Gleichung (2). Ähnlich wie bei der Verwendung des H_3O^+-Symbols (s. Seite 46) werden die Gleichungen übersichtlicher ohne Kristallwasser formuliert (1).

$$Mg^{2+} + NH_3 + HPO_4^{2-} + 6\,H_2O \longrightarrow MgNH_4PO_4 \cdot 6\,H_2O \qquad (2)$$

VERSUCH

Eine kleine Spatelspitze Magnesiumchlorid R wird in etwa 2 ml Wasser R gelöst. Wird diese Lösung mit etwa 1 ml verdünnter Ammoniak-Lösung R1 versetzt, entsteht ein weißer Niederschlag, der sich nach Zusatz von 1 ml Ammoniumchlorid-Lösung R löst. Nach Zusatz von 1 ml Natriummonohydrogenphosphat-Lösung R entsteht ein weißer, kristalliner Niederschlag. Bei der Betrachtung einer Probe unter dem Mikroskop sind Sargdeckelformen sehr charakteristisch, die sich insbesondere bei langsamer Kristallisation bilden.

Die erhaltenen Kristalle des $MgNH_4PO_4 \cdot 6\,H_2O$ müssen bei analytischen Untersuchungen unbedingt mikroskopisch betrachtet werden, da auch andere Kationen, z. B. Ca^{2+}, Sr^{2+}, Ba^{2+} oder Zn^{2+}, mit Phosphat weiße Niederschläge ergeben. $MgNH_4PO_4$ kristallisiert aus verdünnter Lösung in typischen sargdeckelähnlichen Kristallen und scherenartigen Kreuzen, aus konzentrierter Lösung in federartigen, oft sechsstrahligen Kristallskeletten. Ähnliche Formen bildet Zinkammoniumphosphat. Zum Unterschied von $MgNH_4PO_4$ ist $ZnNH_4PO_4$ jedoch in konzentrierter Ammoniak-Lösung löslich.

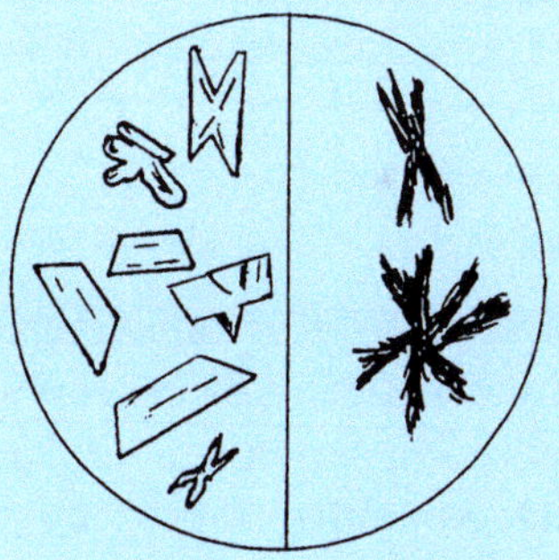

Ein für den Nachweis der Magnesium-Ionen geeignetes Reagenz ist Titangelb. Diese Verbindung bildet in alkalischer Lösung mit Mg^{2+}-Ionen einen roten Farblack. Bei analytischen Untersuchungen sollte hier stets eine Vergleichsprobe mit einer Substanz, von der man weiß, dass sie Magnesium-Ionen enthält, ausgeführt werden, da andere Kationen die Reaktion stören können. So bildet sich bei Hg(I)-Salzen mit Natriumhydroxid schwarzes Quecksilber, Hg(II)-Salze ergeben gelbes Quecksilberoxid, Cu-Salze bilden bläuliches Hydroxid, das durch die gelbe Lösung grün erscheint, Eisen(II)-Verbindungen werden als grünliches Hydroxid, Eisen(III)-Verbindungen als bräunliches Hydroxid ausgefällt.

VERSUCH

Einige Körnchen Magnesiumchlorid R werden auf einer Tüpfelplatte in 3 Tropfen Wasser R gelöst und mit 3 Tropfen einer 0,05-prozentigen Lösung (m/V) von Titangelb R versetzt. Werden in die Mitte der gelben Lösung vorsichtig einige Tropfen verdünnter Natriumhydroxid-Lösung R gegeben, so bildet sich ein roter Niederschlag, der sich von der umgebenden gelben Lösung farblich sehr gut abhebt.

Calcium

Wie die Alkalimetalle geben auch Erdalkalimetalle charakteristische Flammenfärbungen.

VERSUCH

Etwas Calciumchlorid R wird unter dem Abzug in der bei Natrium (s. Seite 67) beschriebenen Weise verdampft. Die Flamme färbt sich gelbrot.

Calcium kann auch als schwerlösliches Salz nachgewiesen werden, z. B. als Calciumcarbonat. Im Gegensatz zu $MgCO_3$ löst sich $CaCO_3$ durch Zugabe von Ammoniumchlorid nicht auf.

$$Ca^{2+} + CO_3^{2-} \longrightarrow CaCO_3$$

VERSUCH

Eine Spatelspitze Calciumchlorid R wird in etwa 1 ml Wasser R gelöst und mit einer 15-prozentigen Lösung (m/V) von Ammoniumcarbonat R versetzt. Es entsteht ein weißer Niederschlag, der durch Erwärmen in eine besser kristallisierte Form übergeht. Mit einer 10-prozentigen Lösung (m/V) von Ammoniumchlorid R löst sich der Niederschlag nicht auf.

Ein anderes schwerlösliches Calciumsalz ist Calciumoxalat. Oxalate sind Salze der Oxalsäure ($H_2C_2O_4$). Als Reagenz kann man Ammoniumoxalat verwenden:

$$Ca^{2+} + (NH_4)_2C_2O_4 \longrightarrow CaC_2O_4 + 2\,NH_4^+$$

VERSUCH

Eine Spatelspitze Calciumchlorid R wird in etwa 1 ml Wasser R gelöst und mit einer 4-prozentigen Lösung (m/V) von Ammoniumoxalat R versetzt. Der entstandene weiße Niederschlag ist in verdünnter Essigsäure R und in verdünnter Ammoniak-Lösung R1 unlöslich, in verdünnter Salzsäure R jedoch löslich.

Barium

Bariumsalze werden ebenfalls durch Flammenfärbung oder mit Fällungsreaktionen nachgewiesen. Für das schwerlösliche Bariumsulfat gilt dies unter den üblichen Bedingungen nicht. Zu seinem Nachweis muss es aufgeschlossen werden (s. Seite 47).

VERSUCH

Die Prüfung der Flammenfärbung wird unter dem Abzug mit Bariumchlorid R in der bei Natrium (s. Seite 67) beschriebenen Weise ausgeführt. Es brennt mit einer fahlgrünen Flamme.

Auf Seite 47 ist beschrieben, wie man Sulfat-Ionen mit Barium-Ionen nachweisen kann. Ebenso gut lassen sich Barium-Ionen mit Sulfat-Ionen identifizieren.

Außerdem erhält man ähnlich wie bei Calcium mit Ammoniumcarbonat weißes Bariumcarbonat ($BaCO_3$), das bereits von den beim Carbonat durchgeführten Versuchen bekannt ist (s. Seite 44).

Mit Kaliumchromat fällt gelbes Bariumchromat aus, das in verdünnter Essigsäure nicht löslich ist.

$$Ba^{2+} + CrO_4^{2-} \longrightarrow BaCrO_4$$

VERSUCH

Eine kleine Spatelspitze Bariumchlorid R wird in etwa 1 ml Wasser R gelöst und mit einer 5-prozentigen Lösung (m/V) von Kaliumchromat R versetzt. Es entsteht ein gelber Niederschlag, der in verdünnter Salzsäure R1 löslich, in verdünnter Essigsäure R jedoch unlöslich ist.

Zink

Zink gehört in die zweite Nebengruppe des Periodensystems. In seinen Verbindungen hat es die Oxidationszahl +2. Gibt man zu einer Zinksalz-Lösung ein Alkalimetallhydroxid, so fällt Zinkhydroxid aus, das sich sowohl im Überschuss des Fällungsmittels als auch in Salzsäure auflöst.

Ausfällen: $$Zn^{2+} + 2\,OH^- \longrightarrow Zn(OH)_2$$

Auflösen in HCl: $$Zn(OH)_2 + 2\,H_3O^+ \longrightarrow Zn^{2+} + 4\,H_2O$$

Auflösen in NaOH: $$Zn(OH)_2 + 2\,OH^- \longrightarrow [Zn(OH)_4]^{2-}$$

lösliches Hydroxozinkat

$Zn(OH)_2$ verhält sich Salzsäure gegenüber wie eine Base, Natronlauge gegenüber wie eine Säure. Solche Stoffe werden amphoter[25] genannt. Bei der Auflösung mit Natronlauge bildet sich unter Addition von OH^--Ionen ein löslicher Tetrahydroxozinkat-Komplex.

VERSUCH

Eine Spatelspitze Zinksulfat R wird in etwa 2 ml Wasser R gelöst und tropfenweise mit verdünnter Natriumhydroxid-Lösung R versetzt. Es fällt ein gallertartiger, weißer Niederschlag aus. Dieser wird auf zwei Reagenzgläser verteilt und einmal mit verdünnter Salzsäure R und zum anderen zusätzlich mit mehr Natriumhydroxid-Lösung R versetzt. In beiden Fällen löst sich der Niederschlag.

Auch mit Ammoniak-Lösung lässt sich aus Zinksalz-Lösungen Zinkhydroxid ausfällen und wieder auflösen. Beim Auflösen bilden sich hier jedoch – im Unterschied zum vorigen Versuch – verschiedene Amminzink-Komplexe, z. B. der Tetraammin-Komplex. In Gegenwart von Ammoniumsalzen erhält man mit Ammoniak-Lösung keine Ausfällung von $Zn(OH)_2$, da die OH^--Konzentration zu gering ist (s. Seite 49), um das Löslichkeitsprodukt von Zinkhydroxid zu überschreiten.

$$Zn(OH)_2 + 4\,NH_3 \longrightarrow [Zn(NH_3)_4]^{2+} + 2\,OH^-$$

VERSUCH

Eine Spatelspitze Zinksulfat R wird in etwa 2 ml Wasser R gelöst und tropfenweise mit verdünnter Ammoniak-Lösung R1 versetzt. Es bildet sich ein gallertartiger, weißer Niederschlag, der sich im Überschuss des Fällungsmittels löst. Der Versuch wird mit einer Mischung aus Zinksulfat R und Ammoniumchlorid R wiederholt. Mit verdünnter Ammoniak-Lösung R1 wird keine Fällung erhalten.

Zinksalze bilden mit Sulfid-Ionen in sehr schwach saurer, alkalischer oder ammoniakalischer Lösung weißes Zinksulfid. Aus stark saurer Lösung fällt ZnS nicht aus.

$$Zn^{2+} + S^{2-} \longrightarrow ZnS$$

$$[Zn(OH)_4]^{2-} + S^{2-} \longrightarrow ZnS + 4\,OH^-$$

$$[Zn(NH_3)_4]^{2+} + S^{2-} \longrightarrow ZnS + 4\,NH_3$$

VERSUCH

Eine Spatelspitze Zinksulfat R wird unter dem Abzug in etwa 2 ml Wasser R gelöst und mit etwas verdünnter Salzsäure R angesäuert. Gibt man einige Tropfen Natriumsulfid-Lösung R oder Schwefelwasserstoff-Lösung R dazu, bleibt die Lösung

[25] amphi – nach beiden Seiten (griech.): Amphoter bedeutet hier, dass ein Stoff gegenüber Säuren Baseneigenschaften, gegenüber Basen Säureeigenschaften hat.

klar. Erst nach Zugabe kleiner Portionen Natriumacetat R fällt aus der Lösung ein flockiger, weißer Niederschlag aus. Natriumacetat wirkt hier als Puffer[26] und setzt die H^+-Ionenkonzentration herab, so dass die Lösung schwach sauer wird.

Cobalt

Cobaltsalze werden heutzutage in der Apotheke nur noch als Indikatoren auf Feuchtigkeit verwendet. So ist Blaugel, das in Exsikkatoren als Trocknungsmittel verwendet wird, mit Cobaltsalzen versetzt. Wasserfreie Cobaltsalze sind blau gefärbt, wasserhaltige rosa: Es bildet sich ein wasserhaltiger Aquakomplex. Bei 100 °C im Trockenschrank geht das rosafarbene Blaugel wieder in die blaugefärbte Variante über und zeigt damit an, dass das Trocknungsmittel wieder verwendbar ist.

$$Co^{2+} + 6\,H_2O \rightleftharpoons [Co(H_2O)_6]^{2+}$$

Eisen

Eisen kommt fast nur als Fe^{2+}- und Fe^{3+}-Ionen vor. Eisen(II)-Verbindungen können durch den Sauerstoff der Luft zu Eisen(III)-Verbindungen oxidiert werden. Schon wenn ausgefälltes weißgrünliches Eisen(II)-hydroxid[27] an der Luft geschüttelt wird, bildet sich teilweise rotbraunes Eisen(III)-hydroxid, das etwa durch die Formel $Fe(OH)_3$ beschrieben werden kann.

Ausfällen: $$Fe^{2+} + 2\,OH^- \longrightarrow Fe(OH)_2$$

Oxidation: $$2\,Fe^{2+} + \tfrac{1}{2}\,\overset{\pm 0}{O_2} + H_2O \longrightarrow 2\,Fe^{3+} + 2\,OH^-$$ bzw.

$$4\,\overset{+2}{Fe}(OH)_2 + O_2 + 2\,H_2O \longrightarrow 4\,\overset{+3}{Fe}(OH)_3$$

VERSUCH

In zwei Reagenzgläsern werden jeweils kleine Mengen Eisen(II)-sulfat R in Wasser R gelöst. Die eine Probe wird mit verdünnter Natriumhydroxid-Lösung R, die andere mit verdünnter Ammoniak-Lösung R1 versetzt. In beiden Fällen fällt ein grünlicher Niederschlag aus, der beim Umschütteln zunächst dunkler wird und nach einiger Zeit eine rotbraune Färbung annimmt.

---

26 Bei einem Puffer handelt es sich meist um das Salz einer schwachen bis mittelstarken Säure, gelöst in dieser Säure, z. B. Natriumacetat in Essigsäure. Der Puffer wirkt der Verschiebung des pH-Wertes entgegen.

27) Reinstes $Fe(OH)_2$ ist weiß. Geringe Mengen Fe^{3+}, die sich schnell bilden, lassen jedoch die Fällung grünlich erscheinen.

Zum Nachweis der Eisen(II)- oder Eisen(III)-Salze eignen sich als Reagenzien die komplexen Salze Kaliumhexacyanoferrat(II) und Kaliumhexacyanoferrat(III). Dabei lassen sich vier Reaktionen unterscheiden, die man etwas vereinfacht wie folgt formulieren kann:

Nachweis der Fe^{2+}-Ionen mit Kaliumhexacyanoferrat(II)

$$2\,Fe^{2+} + [\overset{+2}{Fe}(CN)_6]^{4-} \longrightarrow Fe_2[\overset{+2}{Fe}(CN)_6]$$

weißlich-blau
Eisen(II)-hexacyanoferrat(II)

Nachweis der Fe^{2+}-Ionen mit Kaliumhexacyanoferrat(III)

$$3\,Fe^{2+} + 2\,[\overset{+3}{Fe}(CN)_6]^{3-} \longrightarrow Fe_3[\overset{+3}{Fe}(CN)_6]_2$$

blau
Eisen(II)-hexacyanoferrat(III)

Nachweis der Fe^{3+}-Ionen mit Kaliumhexacyanoferrat(II)

$$4\,Fe^{3+} + 3\,[\overset{+2}{Fe}(CN)_6]^{4-} \longrightarrow Fe_4[\overset{+2}{Fe}(CN)_6]_3$$

blau
Eisen(III)-hexacyanoferrat(II)
»Berliner Blau«

Nachweis der Fe^{3+}-Ionen mit Kaliumhexacyanoferrat(III)

$$Fe^{3+} + [\overset{+3}{Fe}(CN)_6]^{3-} \longrightarrow Fe[\overset{+3}{Fe}(CN)_6]$$

dunkelbraun
Eisen(III)-hexacyanoferrat(III)

Mit $K_4[Fe(CN)_6]$ oder $K_3(Fe[CN)_6]$ kann man also entscheiden, ob zwei- oder dreiwertiges Eisen vorliegt.

VERSUCH

In zwei Vertiefungen einer Tüpfelplatte werden wenige Kristalle Eisen(II)-sulfat R in einigen Tropfen Wasser R gelöst, in zwei andere Vertiefungen einige Tropfen Eisen(III)-chlorid-Lösung R1 gegeben. Mit einem Tropfen Kaliumhexacyanoferrat(II)-Lösung R entsteht mit Eisen(II)-sulfat ein weißlich-blauer Niederschlag, mit Eisen(III)-chlorid eine dunkelblaue Färbung oder Fällung. Kaliumhexacyanoferrat(III)-Lösung R ergibt mit Eisen(II)-sulfat eine dunkelblaue Färbung oder Fällung, mit Eisen(III)-chlorid eine dunkelbraune Färbung.

Eine spezielle Reaktion der Eisen(III)-Verbindungen ist die Rotfärbung mit Thiocyanaten. Thiocyanate sind Salze der Thiocyansäure oder Rhodanwasserstoffsäure (HSCN). Bei der Umsetzung bildet sich Eisen(III)-thiocyanat. Die rote Verbindung lässt sich mit Ether oder Isoamylalkohol ausschütteln.

$$Fe^{3+} + 3\,SCN^- \longrightarrow Fe(SCN)_3$$

VERSUCH

1 Tropfen Eisen(III)-chlorid-Lösung R1 wird in einem 100-ml-Becherglas mit nahezu 100 ml Wasser R verdünnt. Werden etwa 3 ml dieser Lösung mit 1 ml verdünnter Salzsäure R und 1 ml Kaliumthiocyanat-Lösung R versetzt, entsteht eine Rotfärbung. Etwa 1 ml der Lösung wird mit 5 ml Isoamylalkohol R oder Ether R versetzt, geschüttelt und stehengelassen; die organische Phase färbt sich rosa.

Aluminium

Aluminium ist eines der verbreitetsten Elemente überhaupt[28]. Es kann als Aluminiumhydroxid nachgewiesen werden. $Al(OH)_3$ ist wie Zinkhydroxid amphoter (s. Seite 73).

Ausfällen: $Al^{3+} + 3\,OH^- \longrightarrow Al(OH)_3$

Auflösen in HCl: $Al(OH)_3 + 3\,H_3O^+ \longrightarrow Al^{3+} + 6\,H_2O$

Auflösen in NaOH: $Al(OH)_3 + OH^- \longrightarrow [Al(OH)_4]^-$
lösliches Hydroxoaluminat

VERSUCH

Wenig Aluminiumsulfat wird in Wasser R gelöst und tropfenweise verdünnte Natriumhydroxid-Lösung R dazugegeben; es fällt ein weißer, gallertartiger Niederschlag aus. Der Inhalt des Reagenzglases wird geteilt. Ein Teil wird mit verdünnter Salzsäure R, ein Teil mit verdünnter Natriumhydroxid-Lösung R versetzt. In beiden Fällen löst sich die Fällung glatt auf.

Aluminium lässt sich auch mit einem organischen Reagenz gut nachweisen. Mit Morin bildet sich in neutraler oder essigsaurer Lösung ein fluoreszierender Komplex.

MERKE

Unter Fluoreszenz versteht man eine durch sichtbares Licht oder UV-Licht hervorgerufene Leuchterscheinung.

---

[28] Die drei häufigsten Elemente der Erdrinde (= 16 km äußere Schicht) sind Sauerstoff (49,4 Masse-%), Silicium (25,8 Masse-%) und Aluminium (7,5 Masse-%).

VERSUCH

Etwas Aluminiumsulfat wird in etwa 1 ml Wasser R gelöst, mit verdünnter Essigsäure R angesäuert und mit einigen Tropfen einer gesättigten Lösung aus Morin in Methanol R versetzt. Es entsteht eine grünliche Fluoreszenz. Wenn man das Reagenzglas schräg gegen das Licht hält, sieht man diese insbesondere an der Grenzfläche von Glas und Flüssigkeit. Sie kann durch eine Ultraviolett-Lampe (365 nm) noch verstärkt werden. Man betrachtet sie am besten gegen einen dunklen Hintergrund.

Arsen

Arsenverbindungen sind besonders giftig. Daher sind sie nach Gefahrstoffverordnung auch mit dem Gefahrensymbol T »giftig« oder T^+ »sehr giftig« zu kennzeichnen und es ist bei ihrer Verwendung besondere Vorsicht geboten. Es ist darauf zu achten, dass Versuche mit arsenhaltigen Verbindungen grundsätzlich unter dem Abzug durchgeführt und auch kleinste Reste in das entsprechende Sammelgefäß gegeben werden. Obwohl sie wegen ihrer karzinogenen Wirkungen nicht mehr therapeutisch verwendet werden, können sie aber als Verunreinigungen in Arzneistoffen vorkommen. Deshalb sind auch im Arzneibuch noch Vorschriften zur Prüfung auf Arsen und seine Verbindungen enthalten.

Sowohl Arsen(III)- als auch Arsen(V)-Verbindungen lassen sich aus salzsaurer Lösung als gelbe Sulfide fällen. Arsen(V)-sulfid (As_2S_5) fällt in kalter, stark salzsaurer Lösung, zur Erzeugung von As_2S_3 genügt verdünnte Salzsäure. Der Versuch wird mit Arsen(III)-oxid (Arsenik: As_2O_3) ausgeführt:

$$2\,As^{3+} + 3\,S^{2-} \longrightarrow \underset{\text{Arsen(III)-sulfid}}{As_2S_3}$$

VERSUCH

Ein Körnchen Arsen(III)-oxid R wird unter dem Abzug in 1 ml verdünnter Salzsäure R heiß gelöst. Werden nach dem Erkalten einige Tropfen Natriumsulfid-Lösung R oder Schwefelwasserstoff-Lösung R zugegeben, entsteht ein gelber Niederschlag.

Arsenverbindungen können auf allen Oxidationsstufen nachgewiesen werden. So reduziert eine salzsaure Lösung von Natriumhypophosphit (*Hypophosphit-Reagenz* oder *Thieles Reagenz*) Arsen(III)- und Arsen(V)-Verbindungen bis zum schwarzen Arsen. In dem salzsauren Reagenz entsteht aus Natriumhypophosphit Unterphosphorige Säure (H_3PO_2) mit Phosphor der Oxidationsstufe +1. Bei der Reaktion mit Arsenverbindungen bildet sich daraus Phosphorige Säure (H_3PO_3) mit Phosphor der Oxidationsstufe +3.

Liegen Arsen(V)-Verbindungen vor, so können geringe Mengen Kaliumiodid die Reaktion beschleunigen, da KI besonders den Schritt von As^{5+} zu As^{3+} begünstigt. Im Versuch wird jedoch von Arsen(III)-oxid ausgegangen. Das elementare Arsen ist an seiner schwarzbraunen Farbe als kolloidale[29] Lösung oder als Niederschlag zu erkennen.

$$2\,As^{3+} + 3\,H_3\overset{+1}{P}O_2 + 3\,H_2O \longrightarrow 2\,\overset{\pm 0}{As} + 3\,H_3\overset{+3}{P}O_3 + 6\,H^+$$

VERSUCH

Eine kleine Spatelspitze Arsen(III)-oxid R wird in 1 bis 2 ml verdünnter Salzsäure R heiß gelöst. Wird diese Lösung mit dem gleichen Volumen Hypophosphit-Reagenz R mindestens 15 Minuten im Wasserbad erhitzt, entsteht eine dunkelbraune Färbung oder Fällung.

Mit Zinn(II)-chlorid, Kaliumiodid, Salzsäure und aktiviertem Zink gelingt es, Arsenverbindungen bis zum Arsenwasserstoff zu reduzieren. Unter »aktiviertem« Zink versteht man Zink, das mit sehr wenig Platin überzogen ist, welches die Entstehung von nascierendem[30] Wasserstoff beschleunigt. Führt man den Versuch mit Arsen(III)-oxid aus, lassen sich die ablaufenden Vorgänge etwas vereinfacht formulieren (1). Der entstandene gasförmige Arsenwasserstoff wird zu Quecksilber(II)-bromid-Papier geleitet, sodass bräunliches Quecksilber(II)-arsenid entsteht (2).

$$Zn + 2\,H^+ \longrightarrow Zn^{2+} + H_2 \qquad (1)$$

$$\overset{2(+3)}{As_2}O_3 + 6\,H_2 \longrightarrow 2\,\overset{-3}{As}H_3 + 3\,H_2O$$

$$\overset{2(+3)}{As_2}O_3 + 6\,\overset{\pm 0}{Zn} + 12\,H^+ \longrightarrow 2\,\overset{-3}{As}H_3 + 6\,Zn^{2+} + 3\,H_2O$$

$$2\,AsH_3 + 3\,HgBr_2 \longrightarrow Hg_3As_2 + 6\,HBr \qquad (2)$$

MERKE

Versuche, bei denen sich giftige Gase entwickeln oder entwickeln könnten, müssen unbedingt immer unter dem Abzug ausgeführt werden. Einige Atemzüge von arsenwasserstoffhaltiger Luft können zum Tode führen!

---

29) Der Begriff »kolloid« besagt, dass die Teilchen eines Stoffes etwa eine Größe von 10 bis 100 nm haben, (< 1 nm = Teilchengröße einer echten Lösung, > 1000 nm = Teilchengröße einer Suspension).

30) Nascierend bedeutet »frisch erzeugt«; in statu nascendi = im Zustand des Entstehens (lat.). Im nascierenden Zustand liegt Wasserstoff atomar vor und ist besonders reaktionsfähig.

Der Versuch wird mit der in der Abbildung dargestellten Apparatur des Arzneibuches ausgeführt. Da auch Schwefelwasserstoff mit $HgBr_2$ eine dunkle Färbung gibt, wird bei Untersuchungen nach dem Arzneibuch das untere Glasrohr mit Blei(II)-acetat-Watte beschickt. Hierdurch wird H_2S als PbS gebunden.

VERSUCH

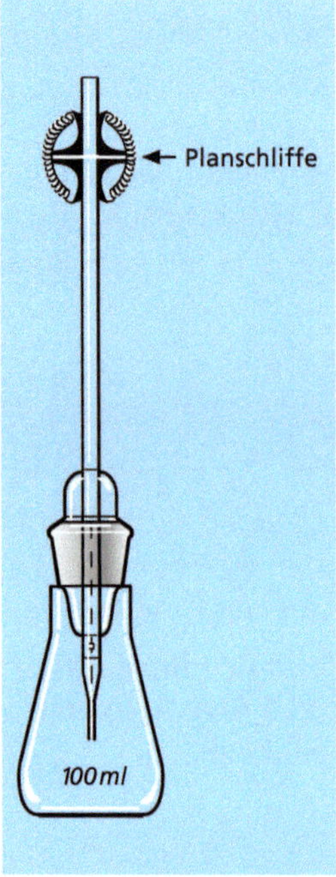

Zunächst wird zwischen die Planschliffe der beiden Glasrohre ein Stück Quecksilber(II)-bromid-Papier R so eingelegt, dass die Öffnung des Glasrohres völlig bedeckt ist. Das obere Glasrohr wird mit 2 Zugfedern am unteren Glasrohr befestigt. Das untere Ende des Glasrohres wird mit 50 bis 60 mg Blei(II)-acetatwatte R oder mit einem kleinen Wattebausch und einem zusammengerollten Stück Blei(II)-acetatpapier R bestückt.

Eine streichholzkopfgroße Menge Arsen(III)-oxid R wird in dem 100-ml-Erlenmeyerkolben mit etwa 25 ml Wasser R, etwa 15 ml Salzsäure R, 2 Tropfen Zinn(II)-chlorid-Lösung R und etwa 5 ml Kaliumiodid-Lösung R versetzt. Nach 15 Minuten langem Stehenlassen werden etwa 5 g aktiviertes Zink R hinzugefügt. Danach werden die beiden Apparateteile sofort zusammengefügt. Der Erlenmeyerkolben wird unter dem Abzug in ein warmes Wasserbad gestellt, dessen Temperatur so zu regeln ist, dass eine gleichmäßige Gasentwicklung gewährleistet ist. Nach einiger Zeit erscheint auf dem Quecksilber(II)-bromid-Papier ein bräunlicher Fleck.

Bismut

Bismut – früher Wismut – gehört wie Arsen in die 5. Hauptgruppe des Periodensystems. Es ist ein seltenes Element. Sein Anteil an der Erdrinde (16 km dicke Kruste) ist mit dem des Silbers etwa vergleichbar. Zur Untersuchung der Bismut-Verbindungen wird die Schwerlöslichkeit von Bismutchloridoxid (BiClO, früher Bismutylchlorid) ausgenutzt. Dieses bildet sich, wenn salzsaure Bismutsalz-Lösungen mit Wasser verdünnt werden. Vereinfacht kann der Vorgang wie folgt formuliert werden. $Bi(OH)_2Cl$ ist ein basisches Salz. In basischen Salzen ist nur ein Teil der OH-Gruppen durch einen Säurerest ersetzt.

$$Bi^{3+} + Cl^- + 2\,H_2O \longrightarrow 2\,H^+ + Bi(OH)_2Cl$$

$$Bi(OH)_2Cl \longrightarrow BiClO + H_2O$$

VERSUCH

Eine Spatelspitze Bismut(III)-nitrat wird in 1 bis 2 ml verdünnter Salzsäure R gelöst. Die Lösung wird geteilt und die eine Hälfte für den nächsten Versuch aufgehoben. Die andere Hälfte der Lösung wird nach und nach mit Wasser R verdünnt, bis ein weißer Niederschlag entsteht.

Sulfid-Ionen fällen aus einer Bismutsalz-Lösung schwarzbraunes Bismutsulfid.

$$2\,Bi^{3+} + 3\,S^{2-} \longrightarrow Bi_2S_3$$

Mit Thioharnstoff ($H_2N-CS-NH_2$) ergeben Bismutsalze gelbe Komplexverbindungen, die einen selektiven Nachweis ermöglichen.

VERSUCH

Die salzsaure Bismut(III)-nitrat-Lösung vom letzten Versuch wird unter dem Abzug mit einigen Tropfen Schwefelwasserstoff-Lösung R oder Natriumsulfid-Lösung R versetzt. Es entsteht ein schwarz-brauner Niederschlag.

Auf einem Rundfilter, das auf einem Uhrglas liegt, werden im Abstand von etwa 2 cm einige Kristalle Bismut(III)-nitrat und Thioharnstoff R gestreut. Nun wird auf das Bismutsalz so lange tropfenweise verdünnte Salzsäure R gegeben, bis die sich ausbreitende Flüssigkeit die Thioharnstoffkristalle erreicht. Diese färben sich deutlich gelb.

Kupfer

Bestimmte Kupferverbindungen, z. B. Kupfernitrat oder Kupferhalogenide, färben die Flamme grün. Bei analytischen Untersuchungen muss man sich vor einer Verwechslung mit Borsäure oder Bariumsalzen hüten.

VERSUCH

Kupfer(II)-nitrat R wird unter dem Abzug in der bei Natrium beschriebenen Weise (s. Seite 67) auf seine Flammenfärbung geprüft. Die Flamme färbt sich grün.

Eine empfindliche Nachweisreaktion auf Kupferverbindungen ist mit Ammoniak-Lösung möglich. Dabei fällt zunächst ein bläulicher Niederschlag von Kupfer(II)-hydroxid aus, der sich im NH_3-Überschuss zu einem tiefblauen Tetrammin-kupfer(II)-Komplex auflöst (1). Mit Sulfid-Ionen wird schwarzbraunes Kupfersulfid ausgefällt (2).

$$Cu^{2+} + 2\,OH^- \longrightarrow Cu(OH)_2 \qquad (1)$$

$$Cu(OH)_2 + 4\,NH_3 \longrightarrow [Cu(NH_3)_4]^{2+} + 2\,OH^-$$

$$Cu^{2+} + S^{2-} \longrightarrow CuS \qquad (2)$$

VERSUCH

Wenige Kristalle Kupfer(II)-sulfat R werden in etwa 1 ml Wasser R gelöst und tropfenweise mit Ammoniak-Lösung R1 versetzt. Der anfangs auftretende bläuliche Niederschlag löst sich im Ammoniak-Überschuss mit tiefblauer Farbe.

Wenige Kristalle Kupfer(II)-sulfat R werden unter dem Abzug auf einer weißen Tüpfelplatte in etwas verdünnter Salzsäure R gelöst. Werden 1 bis 2 Tropfen Natriumsulfid-Lösung R oder Schwefelwasserstoff-Lösung R dazugegeben, fällt ein schwarz-brauner Niederschlag aus.

Quecksilber

Quecksilber ist neben Brom das einzige bei Raumtemperatur flüssige Element. Sein Erstarrungspunkt liegt bei –38,8 °C , der Siedepunkt bei 357 °C. In seinen Verbindungen tritt es in den Oxidationsstufen +1 und +2 auf. Die Ionen des einwertigen Quecksilbers sind allerdings dimer; sie enthalten keine Hg^{+}-, sondern Hg_2^{2+}-Ionen.

Der Dampf verstreuten Metalls, z. B. aus zerbrochenen Thermometern, führt auf Dauer zu schweren gesundheitlichen Schäden. Verschüttetes Quecksilber muss deshalb sofort sorgfältig eingesammelt werden. Ist dies nicht vollständig möglich, nutzt man die Eigenschaft des Quecksilbers, sich mit vielen Metallen zu *Amalgamen* (Legierungen des Quecksilbers) zu verbinden. Durch Bestreuen mit Zinkpulver oder einem geeigneten Handelspräparat können Quecksilberreste, z. B. in Spalten, gebunden werden.

MERKE

Alle löslichen Quecksilberverbindungen und der Quecksilberdampf sind stark giftig.

Quecksilber(I)-Verbindungen

Sie disproportionieren[31] mit Natronlauge zu elementarem Quecksilber und gelbem Quecksilber(II)-oxid. Das fein verteilte schwarze Hg überdeckt das gelbe HgO (1). Gibt man zu einer Lösung von Quecksilber(I)-nitrat Chlorid-Ionen, so fällt weißes Quecksilber(I)-chlorid aus (2). Beim Übergießen mit Ammoniak-Lösung färbt sich diese Substanz schwarz[32], da auch hier eine Disproportionierung stattfindet. Das weiße Quecksilber(II)-amidochlorid wird überdeckt (3).

---

[31] S. Seite 57.

[32] Nach dieser Reaktion hat das Quecksilber(I)-chlorid seinen Namen Kalomel = schön schwarz (griech.).

$$\overset{2(+1)}{Hg_2Cl_2} + 2\,NaOH \longrightarrow \overset{\pm 0}{Hg} + \overset{+2}{HgO} + H_2O + 2\,NaCl \quad (1)$$

$$Hg_2^{2+} + 2\,Cl^- \longrightarrow Hg_2Cl_2 \quad (2)$$

$$\overset{2(+1)}{Hg_2Cl_2} + 2\,NH_3 \longrightarrow \overset{\pm 0}{Hg} + \overset{+2}{Hg(NH_2)Cl} + NH_4Cl \quad (3)$$

VERSUCH

Auf einer weißen Tüpfelplatte wird wenig Quecksilber(I)-chlorid mit einigen Tropfen verdünnter Natriumhydroxid-Lösung R versetzt. Es färbt sich sofort schwarz.

Der aus einer Lösung von Quecksilber(I)-nitrat mit einigen Tropfen verdünnter Salzsäure R erhaltene weiße Niederschlag wird abfiltriert und auf dem Filter mit verdünnter Ammoniak-Lösung R1 übergossen. Der Niederschlag färbt sich schwarz.

Quecksilber(II)-Verbindungen

Werden Lösungen von Quecksilber(II)-Salzen mit Natronlauge versetzt, so fällt gelbes Quecksilber(II)-oxid aus (1). Außer diesem gelben HgO gibt es noch eine rote Form, die z. B. durch Erhitzen von Quecksilber(II)-nitrat [$Hg(NO_3)_2$] erhalten werden kann. Der Farbunterschied beruht auf der unterschiedlichen Teilchengröße. Gelbes HgO ist feiner verteilt und deshalb heller. Gibt man zu einer Lösung von Quecksilber(II)-chlorid Ammoniak-Lösung, so fällt weißes Quecksilber(II)-amidochlorid aus (2).

$$Hg^{2+} + 2\,OH^- \longrightarrow HgO + H_2O \quad (1)$$

$$HgCl_2 + 2\,NH_3 \longrightarrow Hg(NH_2)Cl + NH_4Cl \quad (2)$$

VERSUCH

Zu einer Lösung von Quecksilber(II)-chlorid R wird etwas verdünnte Natriumhydroxid-Lösung R gegeben. Es fällt ein gelber Niederschlag aus.

Eine kleine Spatelspitze Quecksilber(II)-chlorid R wird in etwa 2 ml Wasser R aufgelöst und mit etwas verdünnter Ammoniak-Lösung R1 versetzt. Es entsteht ein weißer Niederschlag.

Mit sulfidhaltigen Reagenzien reagieren Quecksilbersalze unterschiedlich. Quecksilber(I)-Verbindungen disproportionieren unter Einwirkung von Schwefelwasserstoff in Quecksilber(II)-sulfid und Quecksilber (1). Aus Lösungen von Quecksilber(II)-Verbindungen fällt mit wenig Schwefelwasserstoff-Lösung zunächst ein gelbliches Mischsalz aus, das man vereinfacht als Quecksilber(II)-chlorid-sulfid bezeichnen kann. Mit mehr H_2S bildet sich schwerlösliches schwarzes Quecksilber(II)-sulfid (2). Fällt man mit Natriumsulfid, löst sich der schwarze HgS-Niederschlag in einem Reagenzüberschuss als Disulfidomercurat-Komplex (3).

$$\overset{2(+1)}{Hg_2^{2+}} + S^{2-} \longrightarrow \overset{\pm 0}{Hg} + \overset{+2}{HgS} \quad (1)$$

Ausfällen: $$Hg^{2+} + S^{2-} \longrightarrow HgS \quad (2)$$

Auflösen: $$HgS + S^{2-} \longrightarrow [HgS_2]^{2-} \quad (3)$$

VERSUCH

Zu etwa 1 ml einer verdünnten Lösung von Quecksilber(II)-chlorid R wird unter dem Abzug tropfenweise Schwefelwasserstoff-Lösung R gegeben. Der zuerst entstehende gelbliche Niederschlag färbt sich bei weiterem Zusatz des Reagenzes schwarz.

Wenig Quecksilber(II)-chlorid R wird in etwa 1 ml Wasser R gelöst und unter dem Abzug mit einigen Tropfen Natriumsulfid-Lösung R versetzt. Der entstandene schwarze Niederschlag löst sich durch weitere Zugabe des Reagenzes wieder auf.

Blei

Für Bleiverbindungen gibt es zahlreiche Nachweisreaktionen. So lässt sich aus einer Blei(II)-salz-Lösung mit Natronlauge das Hydroxid ($Pb(OH)_2$) ausfällen, das sich im NaOH-Überschuss zu Hydroxoplumbat(II)-Komplexen auflöst. Auch mit Ammoniak-Lösung erhält man $Pb(OH)_2$, das sich im Reagenzüberschuss jedoch nicht auflöst.

Ausfällen: $$Pb^{2+} + 2\,OH^- \longrightarrow Pb(OH)_2$$

Auflösen: $$Pb(OH)_2 + OH^- \longrightarrow [Pb(OH)_3]^-$$

Trihydroxoplumbat(II)-Komplex

$$Pb(OH)_2 + 2\,OH^- \longrightarrow [Pb(OH)_4]^{2-}$$

Tetrahydroxoplumbat(II)-Komplex

VERSUCH

Eine kleine Spatelspitze Blei(II)-nitrat R wird in 1 bis 2 ml Wasser R gelöst und tropfenweise mit verdünnter Natriumhydroxid-Lösung R versetzt. Der entstandene weiße Niederschlag löst sich im Überschuss des Fällungsmittels.

Eine kleine Spatelspitze Blei(II)-nitrat R wird in 1 bis 2 ml Wasser R gelöst und tropfenweise mit verdünnter Ammoniak-Lösung R1 versetzt. Auch durch Zugabe von viel Reagenz wird sich der Niederschlag nicht wieder auflösen.

Mit Chlorid-Ionen lässt sich aus Bleisalz-Lösungen Blei(II)-chlorid ausfällen. Die anderen vier Reaktionen werden am besten auf einer Tüpfelplatte ausgeführt:

$$Pb^{2+} + 2\,Cl^- \longrightarrow \underset{\text{weiß}}{PbCl_2} \qquad (1)$$

$$Pb^{2+} + S^{2-} \longrightarrow \underset{\text{Bleisulfid, schwarz}}{PbS} \qquad (2)$$

$$Pb^{2+} + SO_4^{2-} \longrightarrow \underset{\text{Bleisulfat, weiß}}{PbSO_4} \qquad (3)$$

$$Pb^{2+} + 2\,I^- \longrightarrow \underset{\text{Bleiiodid, gelb}}{PbI_2} \qquad (4)$$

$$Pb^{2+} + CrO_4^{2-} \longrightarrow \underset{\text{Bleichromat, gelb}}{PbCrO_4} \qquad (5)$$

VERSUCH

Etwas Blei(II)-nitrat R wird in 1 bis 2 ml Wasser R gelöst und mit verdünnter Salzsäure R versetzt (1). Der auftretende weiße Niederschlag löst sich beim Aufkochen. Nach dem Erkalten kristallisiert er in langen Nadeln wieder aus.

In 4 Vertiefungen einer Tüpfelplatte wird etwas Blei(II)-nitrat R in einigen Tropfen Wasser R gelöst und nacheinander jeweils tropfenweise mit Natriumsulfid-Lösung R (2), verdünnter Schwefelsäure R (3), Kaliumiodid-Lösung R (4) und Kaliumchromat-Lösung R (5) versetzt. Es entstehen ein schwarzer und ein weißer Niederschlag sowie zwei gelbe Niederschläge.

Silber

Der auf Seite 57 beschriebene Chlorid-Nachweis mit Silbernitrat kann umgekehrt auch zum Nachweis der Silber-Ionen dienen. Eine andere Reaktion ist das aus dem täglichen Leben bekannte »Anlaufen« der Silbergegenstände. Dabei bildet sich schon mit Spuren von Schwefelwasserstoff an der Oberfläche dunkles Silbersulfid (Ag_2S).

VERSUCH

Einige Kristalle Silbernitrat R werden in etwa 1 ml Wasser R gelöst und unter dem Abzug mit Natriumsulfid-Lösung R versetzt. Es bildet sich ein schwarzer Niederschlag.

Spannungsreihe der Elemente

Metalle können durch Abgabe von Elektronen positiv geladene Ionen bilden. Die Bereitschaft, Elektronen abzugeben, ist bei den einzelnen Metallen unterschiedlich stark ausgeprägt. Metalle, bei denen die Neigung der Atome, durch Abgabe von Elektronen positive Ionen zu bilden, überwiegt, nennt man unedle Metalle. Metalle, bei denen das Streben, durch Aufnahme von Elektronen in den elementaren Zustand überzugehen, stärker ist, werden als edle Metalle bezeichnet. Ordnet man die Metalle nach ihrer Fähigkeit, Elektronen abzugeben, so kommt man zu der so genannten Spannungsreihe, in der auch der Wasserstoff seinen Platz hat:

$$\text{Na} \quad \text{Mg} \quad \text{Al} \quad \text{Zn} \quad \text{Cr} \quad \text{Fe} \quad \text{Sn} \quad \text{Pb} \quad \text{H}_2 \quad \text{Cu} \quad \text{Ag} \quad \text{Hg} \quad \text{Au} \longrightarrow$$

Die Bereitschaft, Elektronen abzugeben, nimmt ab

So wird ein Metall, das in der Spannungsreihe rechts von einem anderen steht, diesem Elektronen entziehen. Dabei wird das unedlere Metall oxidiert und das edlere Metall reduziert. Dieser Sachverhalt lässt sich mit einem einfachen Versuch demonstrieren.

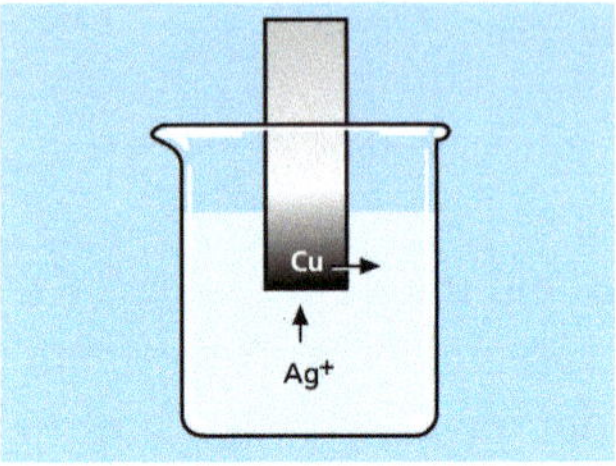

Taucht man eine Kupferfolie in eine Silbernitrat-Lösung, so scheidet sich Silber auf dem Kupfer ab und eine entsprechende Menge Kupfer-Ionen geht dafür in Lösung. Kupfer hält demnach Elektronen weniger fest als das edlere Silber.

$$2\,Ag^+ + \overset{\pm 0}{Cu} \longrightarrow Cu^{2+} + 2\,\overset{\pm 0}{Ag}$$

VERSUCH

Ein kleines Stück Folie aus Kupfer R wird unter dem Abzug mit Salpetersäure R kurz gereinigt, mit Wasser R abgespült und in Silbernitrat-Lösung R2 gebracht. Schon nach kurzer Zeit wird die Folie schwarz überzogen.

4 Quantitative Bestimmungen anorganischer Substanzen

4.1 Laborgeräte zur quantitativen Analyse

Von den verschiedenen Verfahren der quantitativen Analyse sollen zwei geübt werden: die Gewichtsanalyse und die Maßanalyse. Dazu sind außer den früher vorgestellten Geräten (s. Seite 16 ff.) noch andere notwendig.

Filtertiegel

Filtertiegel sind Tiegel aus Porzellan oder Glas mit einer porösen Bodenplatte zum Sammeln der Niederschläge. Bei der Bezeichnung der *Porzellanfiltertiegel* entspricht die letzte Zahl etwa folgender Porengröße: 1 ~ 6 µm[33], 2 ~ 7 µm, 3 ~ 8 µm, 4 > 8 µm. Porzellantiegel können geglüht werden. Sie werden dazu in einen Tiegelschuh (kleines Porzellanschälchen) gesetzt.

Zur Kennzeichnung der Porosität der *Glassintertiegel* hat das Arzneibuch das von der Internationalen Normenorganisation (ISO[34]) vorgeschlagene System übernommen. Danach werden jeweils die größten Porendurchmesser als Zahlen in Klammern angegeben. Entsprechend gilt:

Glassintertiegel (40)	Glassintertiegel (100)	Glassintertiegel (160)
Porendurchmesser 16 – 40	Porendurchmesser 40 – 100	Porendurchmesser 100 – 160
alte Endziffer 3	alte Endziffer 2	alte Endziffer 1

Weitere Angaben finden sich in einer Vergleichstabelle im allgemeinen Teil des Arzneibuches. Glassintertiegel haben den Vorteil, durchsichtig zu sein. Sie sollen im Trockenschrank nicht über 250 °C erhitzt werden, keinesfalls darf man sie in Glühöfen stellen oder über der offenen Flamme erhitzen. Neue Geräte werden vor dem Gebrauch mit verdünnter Salzsäure ausgekocht und danach mit destilliertem Wasser sorgfältig ausgewaschen.

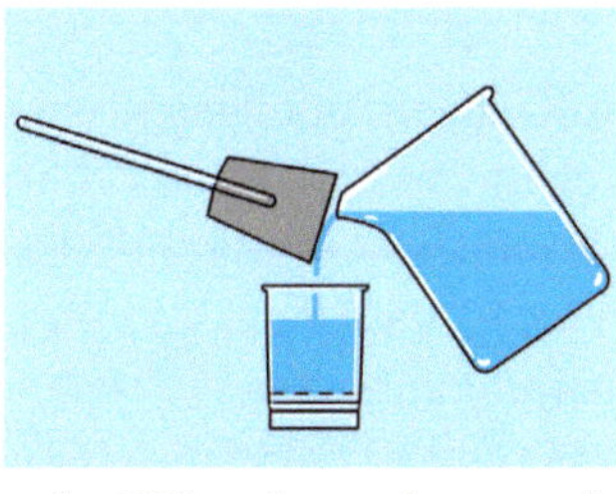

Zum Gießen der zu filtrierenden Suspension gebraucht man bei Tiegeln am besten einen Glasstab mit Gummiwischer (s. Abbildung). Mit dem Gummiwischer können letzte Reste etwa anhaftender Niederschläge leicht aus dem Fällungsgefäß entfernt

[33] 1 µm = 1 Mikrometer = 0,001 mm.

[34] ISO ist die Abkürzung für International Organization for Standardization.

werden. Bei der Reinigung nach einer Filtration durchspült man den Tiegel mit Wasser aus einer Spritzflasche in entgegengesetzter Filtrationsrichtung und löst die Reste des Niederschlages mit einem geeigneten Lösemittel.

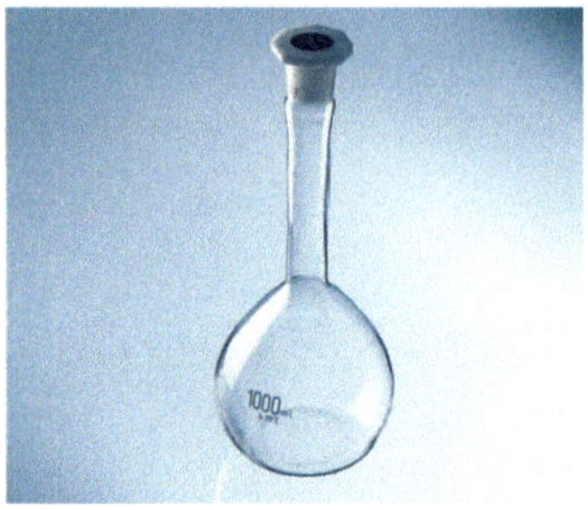

Messkolben

Der Messkolben ist ein Standkolben zur Abmessung einer genau festgelegten Flüssigkeitsmenge bei einer bestimmten Temperatur (meist 20 °C). Das Gefäß wird zunächst bis knapp unter die Marke aufgefüllt. Weicht die Raumtemperatur wesentlich von 20 °C ab, muss der Messkolben solange in ein Temperierbad mit 20 °C gestellt werden, bis auch die Flüssigkeit im Kolben diese Temperatur angenommen hat. Dann wird der Messkolben innen bis hinunter zur Markierung mit einem Filtrierpapierstreifen getrocknet und mit einer kleinen Pipette so weit aufgefüllt, dass der untere Rand des Meniskus (s. Seite 91) in der Ebene des Markierungsringes liegt. Die Glaswand oberhalb der Marke darf dabei nicht benetzt werden.

Messkolben dürfen nicht im Trockenschrank getrocknet werden, da bei höheren Temperaturen (> 100 °C) Deformationen des Glases und damit Veränderungen des Volumens entstehen können. Will man etwa zur Auflösung von Substanzen erwärmen, so darf nur das Wasserbad benutzt werden.

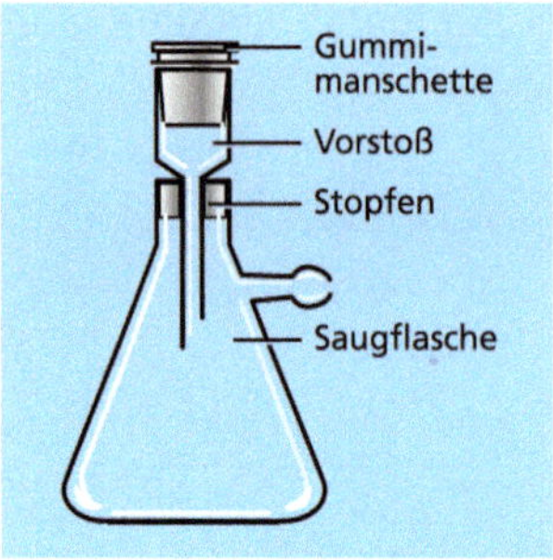

Filtriergerät

Zum Filtrieren mit Filtertiegeln braucht man ein Filtriergerät. Dieses besteht aus Gummimanschette, Vorstoß mit Stopfen und Saugflasche. Die Saugwirkung wird mit einer Wasserstrahlpumpe (s. unten) erzielt. Zwischen Filtriergerät und Wasserstrahlpumpe befindet sich eine Woulfesche Flasche (s. Seite 89).

Der Tiegel soll etwa mit seiner halben Länge im Vorstoß sitzen, der Tiegelboden soll sich mindestens 0,5 cm unterhalb der Gummimanschette befinden. Als Saugflasche kann man dickwandige Erlenmeyerkolben mit seitlichem Ansatzrohr oder Saugtöpfe in Weckglasform verwenden. Diese haben den Vorteil, dass man das Filtrat in einem Becherglas auffangen kann (wichtig bei Weiterverarbeitung des Filtrats).

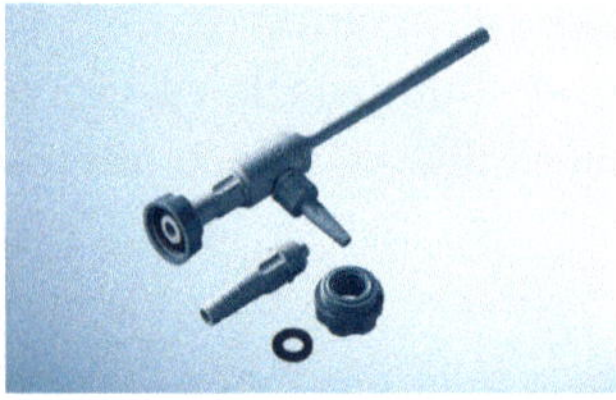

Wasserstrahlpumpe

Die Wasserstrahlpumpe ist aus zwei ineinander führenden Röhren so aufgebaut, dass das Wasser aus einem sich zu einer Düse verengendem Rohr in einen erweiterten Raum strömt und dabei Luft mitreißt. Schließt man die Pumpe an ein Gefäß an (Druckschlauch!), so entsteht eine Saugwirkung, die zu Unterdruck führt. Bei dem im Allgemeinen üblichen Wasserdruck kann man ein Vakuum von ungefähr 12 Torr[35] erreichen (normaler Luftdruck 760 Torr). Die Wasserstrahlpumpe wird zum Absaugen von Niederschlägen, zum Durchsaugen von Gasen durch Flüssigkeiten und zur Vakuumdestillation verwendet. Sie muss fest an die Wasserleitung angeschlossen werden.

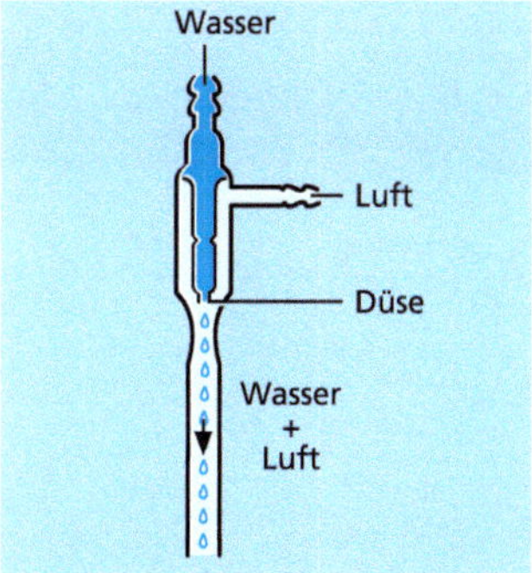

Woulfesche Flasche

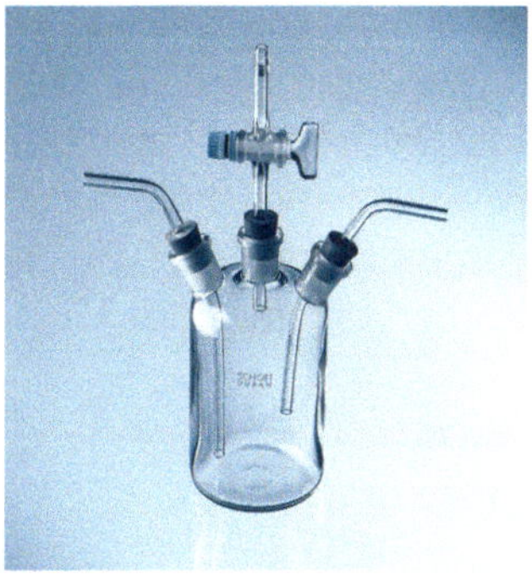

Schwankt der Wasserdruck oder lässt die Wasserstrahlpumpe durch Verunreinigungen aus der Wasserleitung in der Wirkung plötzlich nach, dringt Wasser in den luftverdünnten Raum. Daher sollte zwischen Wasserstrahlpumpe und Gefäß stets eine Woulfesche Flasche[36] eingebaut werden. Diese ist eine dickwandige Flasche mit drei Hälsen. Das Verbindungsrohr zur Wasserstrahlpumpe soll bis dicht über den Boden reichen, damit eingetretenes Wasser wieder abgesaugt werden kann. Im mittleren Tubus befindet sich ein Hahn zur Regulierung des Luftdruckes in der Apparatur. Bevor die Wasserstrahlpumpe abgestellt wird, muss die Apparatur mit diesem Hahn stets erst belüftet werden, um das Vakuum aufzuheben. Es empfiehlt sich, die Woulfesche Flasche mit Muffe und Klammer an einem Stativ zu befestigen, da sie durch die Verbindung mit den starren Druckschläuchen leicht umgeworfen wird.

Vollpipette

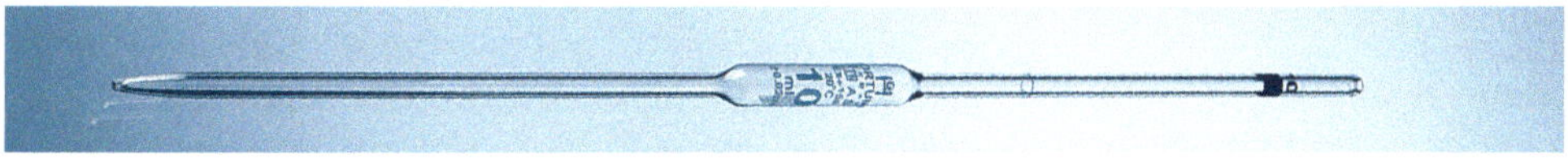

Von der auf Seite 17 vorgestellten Messpipette ist die Vollpipette zu unterscheiden. Während man mit Messpipetten beliebige Volumina abmessen kann, dienen Vollpipetten zur Abmessung eines bestimmten, auf der Pipette angegebenen Volumens. Die Eichtemperatur beträgt meistens 20 °C. Die Vollpipette ist eine in der Mitte erweiterte Röhre, deren oberer Teil als Ansaugrohr und deren unterer Teil als Auslaufrohr bezeichnet wird. Beim Pipettieren ist Folgendes zu beachten:

---

35) Da die in Laboratorien zur Messung des verminderten Druckes häufig verwendeten Quecksilbergeräte den Druck unmittelbar in Torr (= mm Hg) anzeigen, wird diese Einheit hier noch verwendet. 1 Torr = 133,3 Pascal.

36) Benannt nach Peter Woulfe (1727 bis 1803), der als Erster das Prinzip solcher Flaschen beschrieb.

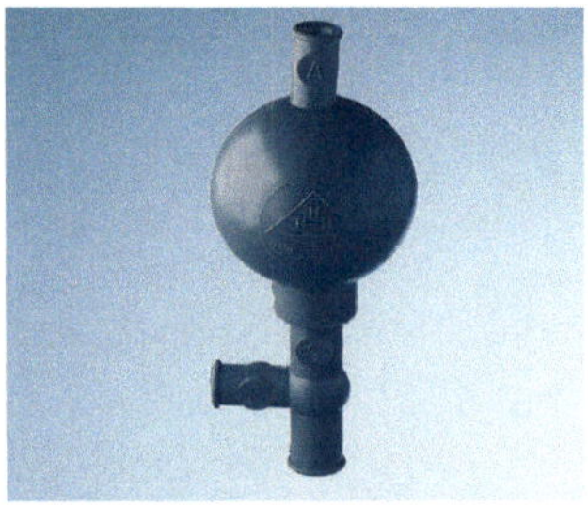

Peleusball

Füllen: Die Pipette wird in die abzumessende Flüssigkeit eingetaucht und diese mit einer geeigneten Pipettierhilfe, z. B. Peleusball[37], aufgezogen. Dann wird die Pipette von außen abgetrocknet. Danach wird die Pipette zur Vermeidung eines Parallaxefehlers[38] senkrecht in Augenhöhe gehalten und die Auslaufspitze an die Wand eines schräg gehaltenen Auffanggefäßes angelegt. Nun wird der Meniskus auf die Ringmarke eingestellt und die Pipettenspitze am Gefäßrand abgestreift.

Entleeren: Die senkrecht gehaltene Pipette wird an die Wand des schräg gehaltenen Analysengefäßes angelegt und die Flüssigkeit herausgelassen. Ist der Meniskus im Auslaufrohr zum Stillstand gekommen, wartet man etwa 20 Sekunden und streicht dann die Pipettenspitze am Kolbenrand ab. Stets wird ein geringer Flüssigkeitsrest in der Pipette verbleiben, der nicht ausgeblasen oder gar mit Wasser nachgespült werden darf. Pipetten sind auf »Auslauf« geeicht. Der verbleibende Rest ist bei der Eichung berücksichtigt worden.

Bürette

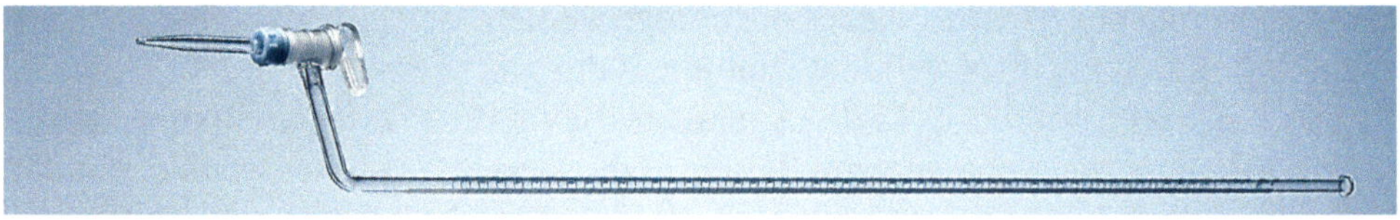

Die Bürette ist eine unten abgewinkelte, graduierte Glasröhre, die am unteren Ende mit einem Hahn versehen ist. Übliche Büretten fassen 50, 25 oder 10 ml mit den Graduierungen 0,1 ml, 0,05 ml oder 0,02 ml. Letztere bezeichnet man als Feinbüretten. Welche Bürette eingesetzt wird, hängt von der Menge der Lösung ab, die zur quantitativen Bestimmung der vorgelegten Substanz etwa verbraucht wird.

Ist bei einer 50-ml-Bürette die Graduierung 0,1 ml, so darf die mögliche Abweichung nicht mehr als 0,5 % der insgesamt benötigten Flüssigkeit betragen. 0,1 ml entsprechen 0,5 % von 20 ml, also müssen mindestens 20 ml entnommen werden. Entsprechend müssen bei einer 25-ml-Bürette mit einer Ablesegenauigkeit von 0,05 ml mindestens 10 ml, bei einer 10-ml-Bürette mit einer Graduierung von 0,02 ml mindestens 4 ml entnommen werden.

MERKE

Die zu entnehmende Flüssigkeitsmenge muss immer so groß sein, dass der Messfehler 0,5 % nicht übersteigt.

---

37) Erfunden von Friedrich Pels Leusden (1899 bis 1976), Professor für Hygiene an der Universität Kiel.

38) Unter Parallaxe versteht man den Winkel, der von zwei Linien gebildet wird, die von verschiedenen Orten auf einen Punkt, also hier das Auge des Betrachters, gerichtet sind.

Beim Ablesen muss sich das Auge zur Vermeidung eines Parallaxefehlers in Höhe des Flüssigkeitsspiegels befinden. Die Ablesung kann erleichtert werden, wenn man Büretten mit einem Schellbach-Streifen verwendet. Das abgelesene Volumen wird so angegeben, dass die Ungenauigkeit der Messung in der letzten angegebenen Dezimale enthalten ist. So lassen sich bei einer 50-ml-Bürette die Zehntelmilliliter genau ablesen, die Hundertstelmilliliter können nur geschätzt werden. Beispiel: 25,35 ml. Die zweite Dezimale ist daher mit einem Ablesefehler behaftet. Liegt der Meniskus genau auf dem Zehntelteilstrich, so wird das durch eine hinzugefügte Null angezeigt. Beispiel: 31,30 ml.

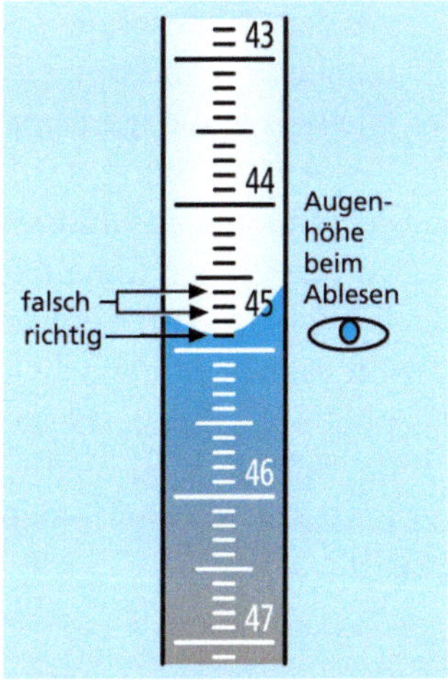

Bevor eine Bürette gefüllt wird, muss sie sauber sein. Besonders hydrophobe Substanzen, z. B. Fette, bewirken, dass bei Entnahme der Maßlösung Flüssigkeitstropfen an der Innenwand der Bürette hängen bleiben. Außerdem muss die Funktionsfähigkeit des Hahns überprüft werden. Das Hahnküken muss dicht sein und sich leicht drehen lassen. Gegebenenfalls wird ***sehr*** sparsam mit Vaselin eingefettet, ohne die seitliche Öffnung zu verstopfen. Ein Tropfen am Hahn muss vor einer Messung entfernt werden. Die Auffüllung der Bürette geschieht mit einem Trichter. Es muss langsam aufgefüllt werden, da sich sonst Luftblasen bilden und diese an der Glaswand haften bleiben und so die Volumenmessung beeinträchtigen. Nach Füllung der Bürette mit Maßlösung muss der Trichter entfernt werden. Richtige Volumenmessung mit Messkolben, Vollpipette und Bürette gehören zum Grundhandwerk einer pharmazeutisch-technischen Tätigkeit. Es sei noch darauf hingewiesen, dass volumetrische Skalen an Bechergläsern oder Erlenmeyerkolben nur als Orientierungshilfe dienen und nicht für exakte Abmessungen gebraucht werden können.

Analytische Waage

Für quantitative Analysen müssen Waagen benutzt werden, mit denen bis 0,0001 g (= 0,1 mg) genau abgewogen werden kann. Die verschiedenen Waagen können hier nicht beschrieben werden. Die älteren gleicharmigen Analysenwaagen sind heute in den Laboratorien der Lehranstalten und Apotheken weitgehend durch moderne Substitutionswaagen ersetzt. Obwohl diese einfach zu bedienen sind, muss zur Technik des Wägens auf Folgendes hingewiesen werden:

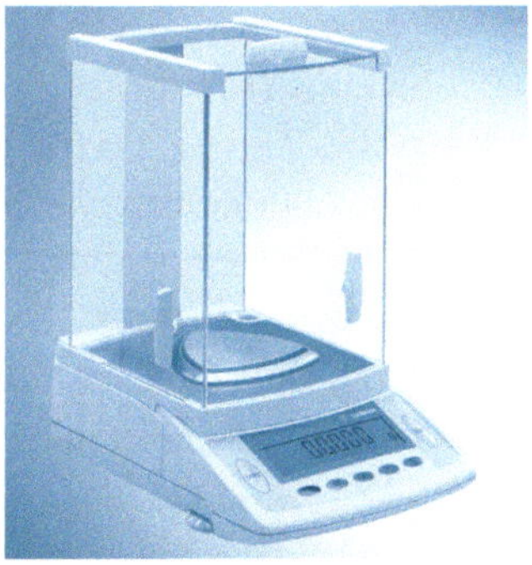

1. Die zulässige maximale Belastung der Waage ist zu beachten.
2. Vor der Wägung ist eine Nullpunktkontrolle vorzunehmen.
3. Die Wägung soll nach Möglichkeit in dem Umsetzungsgefäß vorgenommen

werden. Andernfalls sind Wägegläschen oder Pulverschiffchen, nicht aber Kartenblätter oder Papier zu benutzen.
4. Niemals heiße Geräte wiegen.
5. Zur Ausschaltung des Luftzugs sind die Schieber des Waagegehäuses während der Wägung geschlossen zu halten.
6. Arretieren und Schalten sind stets behutsam auszuführen.
7. Die Menge der Einwaage einer zu untersuchenden Substanz soll innerhalb der Grenzen liegen, die die Arzneibücher durch ihre Formulierungen vorgeben (s. Kapitel 4.2). Durch diesen Spielraum wird allzu häufiges Zufügen und Abnehmen der Substanz vermieden und damit die Wägezeit erheblich verkürzt. Bei der Auswaage, z. B. eines erhaltenen Reaktionsproduktes, stellt sich dieses Problem nicht.

4.2 Allgemeines zur quantitativen Analyse

Bei der quantitativen Analyse wird untersucht, welche Menge eines Stoffes in einer Probe vorhanden ist. Es kommt darauf an, die angegebenen Vorschriften sorgfältig einzuhalten. Die Arzneibücher machen deshalb genaue Angaben über Mengen, Konzentrationen und Massekonstanz beim Trocknen oder Glühen.

Mengenangaben
Bei den Arbeitsvorschriften ist zu beachten, ob es die Substanz ist, die quantitativ bestimmt werden soll, oder ob es Reagenzien sind, die zur Ausführung der Bestimmung notwendig sind. Die für eine Wägung erforderliche Genauigkeit wird durch die Dezimalstellen bei den Zahlenangaben festgelegt. Danach ist die Waage auszuwählen. Eine Abweichung von höchstens ± 5 Einheiten nach der letzten angegebenen Ziffer ist zulässig.

Beispiele:
- Von einer quantitativ zu bestimmenden Substanz sollen 0,100 g eingewogen werden. Bei einer Zahl mit drei Dezimalstellen muss unbedingt auf einer Analysenwaage abgewogen werden, mit der sich Massen bis 0,0001 g (= 0,1 mg) abwiegen lassen. Es ist festgelegt, dass für Gehaltsbestimmungen die abgewogene Menge Substanz höchstens 10 % von der vorgeschriebenen Masse abweichen darf. Bei 0,100 g Substanz ist also eine Menge zwischen 0,090 und 0,110 g zulässig. Da auch hier ± 5 Einheiten nach der letzten angegebenen Ziffer erlaubt sind, können die Wägegrenzwerte zwischen 0,0895 und 0,1105 g liegen. Das Analyseergebnis wird auf die genau abgewogene Menge der Substanz berechnet.

- Von einem Reagenz werden 0,25 g benötigt. Es können zwischen 0,245 und 0,255 g eingewogen werden.

Bei *Volumenmessungen* bedeutet eine Null hinter dem Komma (10,0 ml) oder eine Null als letzte Ziffer (0,50 ml), dass das Volumen mit einer Vollpipette, einer Bürette oder einem Messkolben *genau* gemessen werden muss. Andernfalls genügt eine Messpipette oder ein Messzylinder. Werden Volumina in Mikrolitern angegeben, ist eine Mikropipette oder Mikrospritze zu verwenden.

Konzentrationsangaben
Als Konzentrationsangabe wird der Ausdruck »Prozent« (%) entsprechend einer der beiden Bezeichnungen verwendet:

- Prozent (*m/m*) (Prozentgehalt Masse in Masse) bedeutet die Anzahl Gramm einer Substanz in 100 Gramm Endprodukt.
- Prozent (*V/V*) (Prozentgehalt Volumen in Volumen) bedeutet die Anzahl Milliliter einer Substanz in 100 Milliliter Endprodukt.

Unter dem Ausdruck »Teile je Million« (ppm: parts per million) sind, wenn nichts anderes angegeben ist, Masseverhältnisse (*m/m*) zu verstehen.

AUFGABE

Beschreiben Sie, welche Bedeutung die Angaben *m/V* und *V/m* haben.

Trocknen und Glühen bis zur Massekonstanz
Die Begriffe »Trocknen bis zur konstanten Masse« oder »Glühen bis zur konstanten Masse« (Massekonstanz) bedeuten, dass zwei aufeinanderfolgende Wägungen um höchstens 0,5 mg voneinander abweichen dürfen. Die zweite Wägung wird nach erneutem Trocknen oder Glühen durchgeführt. Dabei ist deren Dauer von Art und Menge des Rückstandes abhängig.

4.3 Gewichtsanalyse

Wird eine Substanz aus ihrer Lösung ausgefällt, gesammelt und zur Wägung gebracht, nennt man das Verfahren »Gewichtsanalyse« oder »Gravimetrie«.

Fällt eine Substanz in einer für die Wägung geeigneten Form aus, genügt im Allgemeinen die Trocknung bis zur Massekonstanz. Eignet sich das Fällungsprodukt nicht zur Wägung, da es keine exakte Zusammensetzung hat, z. B. wechselnder Wassergehalt, oder sich beim Absaugen verändert, muss es z. B. durch Glühen in eine für die Wägung geeignete Form umgewandelt werden. Als allgemeine Regel gilt, dass man den Tiegel, der für die Gravimetrie verwendet wird, zunächst ohne die Substanz den gleichen Bedingungen aussetzt, wie sie für die Bestimmung gefordert sind. Bei allen gravimetrischen Bestimmungen wird das Reagenz in geringem Überschuss angewendet, um so die zu bestimmende Substanz sicher zu erfassen. Obwohl heute in der quantitativen pharmazeutischen Analytik überwiegend die schneller durchzuführende Maßanalyse geübt wird, bleibt die Gravimetrie Grundlage aller quantitativen Analysen überhaupt, da auch die Maßanalyse letzten Endes von einer Wägung ihren Ausgang nimmt (s. Seite 97).

4.4 Beispiele zur Übung der Gewichtsanalyse

Chlorid

Aus der qualitativen Analyse ist die Reaktion zwischen Silber-Ionen und Chlorid-Ionen zu Silberchlorid bekannt:

$$Ag^+ + Cl^- \longrightarrow AgCl$$

In der Gravimetrie wird das ausgefällte AgCl abfiltriert, getrocknet und gewogen.

Geräte:

400-ml-Becherglas
100-ml-Messzylinder
25-ml-Vollpipette
Tropfpipette
Gasbrenner
Vierfuß
Ceran®-Platte
Glassintertiegel (16)
Gummiwischer
Filtriergerät

Reagenzien:

Wasser R
Verdünnte Salpetersäure R
Silbernitrat-Lösung (0,1 mol · l^{-1}) = 0,1 N-Silbernitrat-Lösung

ARBEITSVORSCHRIFT

0,200 g Natriumchlorid werden in einem 400-ml-Becherglas in 200 ml Wasser R und 10 ml verdünnter Salpetersäure R gelöst. Wird im Praktikum von einer bereits gelösten Substanz ausgegangen, so wird die Lösung in einem 100-ml-Messkolben mit Wasser R bis zur Marke aufgefüllt. 25,0 ml dieser Flüssigkeit werden dann mit einer Vollpipette in einem 400-ml-Becherglas mit 175 ml Wasser R und 10 ml verdünnter Salpetersäure R versetzt. Nun wird tropfenweise Silbernitrat-Lösung (0,1 mol · l^{-1}) hinzugefügt, bis der Niederschlag ausflockt. Die Lösung wird kurz bis fast zum Sieden erhitzt und dann unter Lichtausschluss zum Erkalten beiseite gestellt. Zur Filtration durch einen Glassintertiegel (16) wird die überstehende Flüssigkeit abgegossen, ohne den Niederschlag aufzuwirbeln. Erst zum Schluss wird das ausgefallene Silberchlorid mit einem Gummiwischer vollständig auf den Tiegel gebracht und dreimal mit je 20 ml Wasser R, das mit einigen Tropfen verdünnter Salpetersäure R angesäuert ist, gewaschen. Der Niederschlag wird etwa eine Stunde lang bei 130 °C im Trockenschrank getrocknet, nach dem Erkalten im Exsikkator gewogen, dann weitere 30 Minuten lang getrocknet. Nur bei konstanter Masse darf der Wert für die Berechnung verwendet werden. Andernfalls muss nochmals getrocknet werden.

Berechnung: AgCl M_r[39] 143,4
1 g AgCl entspricht 0,2476 g Cl^-

Sulfat

Sulfat-Ionen werden durch Fällen und Wägen als Bariumsulfat bestimmt:

$$Ba^{2+} + SO_4^{2-} \longrightarrow BaSO_4$$

Geräte:

400-ml-Becherglas
100-ml-Messzylinder
25-ml-Vollpipette
Glasstab
Gasbrenner
Vierfuß
Ceran®-Platte
Wasserbad
Porzellanfiltertiegel A1
Gummiwischer
Filtriergerät

Reagenzien:

Wasser R
Verdünnte Salzsäure R
Bariumchlorid-Lösung R1
Silbernitrat-Lösung R1

ARBEITSVORSCHRIFT

0,100 g Natriumsulfat werden in einem 400 ml-Becherglas in etwa 250 ml Wasser R und 10 ml verdünnter Salzsäure R gelöst. Wird im Praktikum von einer bereits gelösten Substanz ausgegangen, so wird die Lösung in einem 100 ml-Messkolben mit Wasser R bis zur Marke aufgefüllt. 25,0 ml dieser Lösung werden mit einer Vollpipette in einem 400 ml-Becherglas mit 225 ml Wasser R und 10 ml verdünnter Salzsäure R versetzt. Danach wird bis zum Sieden erhitzt und mit Bariumchlorid-Lösung R1 tropfenweise unter ständigem Rühren ausgefällt. In kurzen Abständen wird das Rühren unterbrochen und nach dem Absetzen des Niederschlags geprüft, ob überhaupt noch Bariumsulfat ausfällt. Ist das nicht der Fall, wird noch eine halbe Stunde lang auf dem Wasserbad erwärmt. Nach dem Erkalten wird der Niederschlag in einem Porzellanfiltertiegel A1 gesammelt und mit kleinen Mengen Wasser R so lange ausgewaschen, bis im Waschwasser mit Silbernitratlösung keine Chlorid-Ionen mehr nachgewiesen werden können. Dann wird der Tiegel im Trockenschrank getrocknet und im Glühofen bei etwa 600 °C geglüht. Nach dem Erkalten im Exsikkator wird ausgewogen.

Berechnung: $BaSO_4$ M_r 233,4
1 g $BaSO_4$ entspricht 0,4117 g SO_4^{2-}

---

[39] M_r = Relative Molekülmasse.

Blei

Blei reagiert mit Chromat-Ionen zu gelbem Bleichromat. Dies fällt quantitativ aus und kann nach dem Trocknen einfach ausgewogen werden.

$$Pb^{2+} + CrO_4^{2-} \longrightarrow PbCrO_4$$

Geräte:

400-ml-Becherglas
100-ml-Messzylinder
25-ml-Vollpipette
Gasbrenner
Vierfuß
Ceran®-Platte
50-ml-Bürette
Glasstab
Porzellanfiltertiegel A1
Gummiwischer
Filtriergerät

Reagenzien:

Wasser R
Verdünnte Salpetersäure R
Ammoniumchromat (76,0 g · l^{-1})

ARBEITSVORSCHRIFT

0,400 g Blei(II)-nitrat werden in einem 400-ml-Becherglas in etwa 120 ml Wasser R und 10 ml verdünnter Salpetersäure R gelöst. Liegt bereits gelöstes Bleisalz vor, so wird die Lösung in einem 100-ml-Messkolben mit Wasser R bis zur Marke aufgefüllt. 25,0 ml davon werden dann in einem 400-ml-Becherglas mit 10 ml verdünnter Salpetersäure R angesäuert und auf etwa 130 ml verdünnt. Nun wird zum Sieden erhitzt und sehr langsam aus einer Bürette[40)] unter vorsichtigem Umrühren mit einem Glasstab eine 7,6-prozentige Lösung (m/V) von Ammoniumchromat in einer Zeit von etwa 10 Minuten zugetropft, bis kein Bleichromat mehr ausfällt und das Fällungsreagenz im Überschuss vorhanden ist. Nach etwa drei Stunden wird der Niederschlag auf einem Porzellanfiltertiegel A1 gesammelt, mehrmals mit kleinen Mengen heißem Wasser R gewaschen, bei 130 bis 140 °C im Trockenschrank bis zur Massekonstanz getrocknet und nach dem Erkalten im Exsikkator gewogen.

Berechnung: Durch Ansatz einer einfachen Proportion lässt sich die Bleimenge errechnen. Um sicher zu gehen, werden über die Zahlen die dazugehörigen Begriffe geschrieben.

Ausgewogen z. B.:	a mg $PbCrO_4$	M_r 323,2
	Pb	M_r 207,2

Da 25,0 ml (= 1/4 der ausgegebenen Menge) verwendet wurden, muss a mit 4 multipliziert werden. Aus Erfahrung weiß man in diesem Fall, dass der Bleichromat-Niederschlag stets noch CrO_4^{2-}-Ionen adsorbiert. Daher rechnet man nicht mit 0,6411, sondern mit der empirisch gefundenen Zahl 0,6401, wodurch der zusätzlich am Niederschlag haftende Chromatgehalt ausgeglichen wird.

---

40) Die Bürette dient hier nur als Tropfapparat.

Ergebnis: Die untersuchte Lösung enthält x mg Pb.

$$PbCrO_4 : Pb = PbCrO_4 : Pb$$

$$323{,}2 : 207{,}2 = 4a : x$$

$$\frac{207{,}2}{323{,}2} = 0{,}6411$$

$$x = 0{,}6401 \cdot 4a$$

4.5 Maßanalyse

Die Maßanalyse oder Volumetrie ist im Apothekenlaboratorium die wichtigste Methode zur quantitativen Bestimmung der Stoffe. Dabei wird das Volumen einer Lösung bekannten Gehaltes bestimmt (Maßlösung oder volumetrische Lösung), das zur vollständigen Umsetzung des zu bestimmenden Stoffes gerade eben ausreicht. Der Vorgang heißt *Titration*. Um aus der verbrauchten volumetrischen Lösung die Menge der untersuchten Substanz berechnen zu können, muss der ablaufende chemische Vorgang genau bekannt sein und augenblicklich verlaufen. Ist das Ende der Reaktion nicht ohne Weiteres erkennbar, verwendet man *Indikatoren*, die durch plötzlichen Farbwechsel anzeigen, wann gerade die zur quantitativen Umsetzung erforderliche Menge der Maßlösung zugegeben worden ist.

MERKE

Titrationen werden meistens in Weithals-Erlenmeyerkolben ausgeführt. Mit einer Hand soll dabei der Kolben stets vorsichtig kreisend bewegt werden, die andere Hand bleibt am Bürettenhahn und reguliert den Zufluss der Maßlösung, die Ellenbogen sind aufgestützt.

Der besondere Vorteil der Volumetrie gegenüber der Gravimetrie ist die große Zeitersparnis. Mehrere Wägungen werden durch Volumenmessung ersetzt, zeitraubendes Filtrieren und Glühen ist nicht notwendig.

Zur Herstellung und Einstellung volumetrischer Lösungen gehören bestimmte Grundkenntnisse. Die für die Volumetrie wichtigsten Begriffe sind die Konzentrationsangaben *Molarität* und *Normalität*.

Molarität

Die Molarität ist der Quotient aus der gelösten Stoffmenge (in mol) und dem Volumen der Lösung. Die Molarität ist also eine Stoffmengenkonzentration. Sie ist eine typisch chemische Gehaltsangabe, da bei chemischen Umsetzungen die Wechselwirkungen zwischen den Einzelteilchen (Atom, Molekül, Ion) die entscheidende Rolle spielen. Eine Lösung, die die Stoffmenge 1 mol des gelösten Stoffes pro Liter enthält, wird als 1-molare Lösung bezeichnet. Die Lösung hat die Molarität 1.

MERKE

Eine 1-molare Lösung enthält die Molekülmasse des Stoffes in g zum Liter gelöst.

Beispiel: H_2SO_4 hat eine relative Molekülmasse von 98,1. Die Masse der Schwefelsäure, deren Molekülmenge 1 mol ist, macht daher 98,1 g aus. Eine 1-molare Schwefelsäure enthält demnach 98,1 g H_2SO_4 in einem Liter Lösung.

Beschriftung:
1 M-Schwefelsäure oder nach Arzneibuch »Schwefelsäure (1 mol · l^{-1})«.

Normalität

Obwohl der Molaritätsbegriff heute bevorzugt verwendet wird, wird auch der Normalitätsbegriff hier noch aufgeführt, da dieser Terminus in der pharmazeutischen Praxis immer noch vorkommt. Die Normalität ist das Produkt aus der Molarität einer Lösung und der wirksamen Wertigkeit. Als wirksame Wertigkeit gilt bei Säuren die Anzahl der abdissoziierbaren Protonen, bei Basen die Anzahl der dissoziationsfähigen Hydroxidgruppen, bei Ionen die Ionenwertigkeit und bei Redoxpartnern die Zahl der bewegten Elektronen. Beträgt die wirksame Wertigkeit 1, ist Molarität = Normalität. Die in einem Liter einer 1 N-Lösung enthaltene Stoffmenge wird auch als 1 Val oder 1 Äquivalent bezeichnet.

MERKE

Eine 1-normale Lösung enthält die Molekülmasse des Stoffes dividiert durch seine Wertigkeit in g zum Liter gelöst.

Beispiel: H_2SO_4 hat zwei dissoziationsfähige Protonen. Eine 1 M-Schwefelsäure ist daher 2 normal (= 2 N). Eine Schwefelsäure, die 98,1 : 2 = 49,05 g H_2SO_4 in einem Liter enthält, hat dann die Normalität 1, eine 0,1 N-Schwefelsäure enthält demnach 4,905 g H_2SO_4 im Liter.

Beschriftung:
1 N-Schwefelsäure oder nach Arzneibuch »Schwefelsäure (0,5 m · l^{-1})«
0,1 N-Schwefelsäure oder nach Arzneibuch »Schwefelsäure (0,05 m · l^{-1})«.

Manchmal werden auch die Begriffe Millimol und Milliäquivalent (= Millival) verwendet. »Milli« ist der tausendste Teil einer Einheit. 1 Äquivalent Schwefelsäure hat eine Masse von 49,05 g H_2SO_4, 1 Milliäquivalent entspricht 49,05 mg H_2SO_4.

MERKE

Gleiche Volumina von Lösungen gleicher Normalität sind einander äquivalent[41].

So neutralisieren 10 ml einer 1 N-Salzsäure genau 10 ml einer 1 N-Natronlauge und ebenso 10 ml 1 N-Kalilauge. Auf der Basis dieser Volumenäquivalenz sind Berechnungen erheblich einfacher.

Beispiel: Es soll der Gehalt einer Natriumhydroxid-Lösung (Natronlauge) bestimmt werden. Bei der Titration werden 21,5 ml 1 N-Salzsäure verbraucht. Die zu titrierende Natronlauge enthält dann die in 21,5 ml 1 N-Natronlauge enthaltene Menge NaOH.

Berechnung:	1 l	1 N-Natronlauge enthält	40,00 g	NaOH
	1 ml	1 N-Natronlauge enthält	40,0 mg	NaOH
	21,5 ml	1 N-Natronlauge enthalten	860,0 mg	NaOH

Ergebnis: In der zu bestimmenden Natronlauge sind 860 mg NaOH enthalten.

Die Herstellung volumetrischer Lösungen

Zur Bereitung einer volumetrischen Lösung wird die erforderliche Menge eines Stoffes in einem Messkolben zu einem Liter aufgelöst.

Messkolben sind in der Regel auf ein Volumen bei 20 °C geeicht. Diese Temperatur muss eingehalten werden, indem der etwa dreiviertel gefüllte Messkolben, der die gelöste Substanz enthält, und der Rest des Wassers, in dem die Temperatur kontrolliert werden muss, einige Zeit bei 20 °C stehen gelassen werden. Eleganter sind *Temperaturmessstreifen*, wie sie z. B. von der Firma Merck (Darmstadt) bei bestimmten Maßlösungen mitgeliefert werden. Diese werden direkt an die Gefäße geklebt und haben zwischen 14 bis 28 °C acht Temperaturpunkte, die je nach Temperatur auf dem Streifen nebeneinander erscheinen. Die Temperatur von 20 °C ist durch eine Umrandung hervorgehoben.

Volumetrische Lösungen können nur mit Substanzen bereitet werden, die sich absolut rein herstellen lassen, also eine definierte Zusammensetzung haben. Außerdem

[41] aequus = gleich; valere = vermögen, imstande sein (lat.).

müssen sie unempfindlich gegenüber der Atmosphäre (O_2, CO_2, H_2O!) sein, sodass sie beim Abwägen an der Luft nicht verändert werden. Man bezeichnet solche Substanzen als *Urtitersubstanzen.* Sie sind im Arzneibuch mit den Buchstaben RV gekennzeichnet. Ein Beispiel aus dem Arzneibuch ist das Kaliumbromat ($KBrO_3$).

*0,02 **M**-Kaliumbromat-Lösung = Kaliumbromat-Lösung (0,02 mol · l^{-1})*
Die Molarität gibt die Menge einer Substanz, ausgedrückt in Mol, je Liter Lösung an. Die relative Molekülmasse (M_r) des $KBrO_3$ beträgt 167,0. Diese Masse, in einem Liter aufgelöst, ergibt eine 1 M-Lösung. Eine 0,02 M-Lösung enthält nur 1/50 davon, es müssen daher 3,340 g Kaliumbromat zu 1000,0 ml gelöst werden.

*0,2 **N**-Kaliumbromat-Lösung = Kaliumbromat-Lösung (0,0333 mol · l^{-1})*
Die Normalität gibt die Menge einer Substanz, ausgedrückt in Äquivalenten, je Liter Lösung an. Zur Berechnung muss daher die wirksame Wertigkeit berücksichtigt werden. Bei chemischen Umsetzungen ist Kaliumbromat an Elektronenverschiebungen als Elektronenakzeptor beteiligt:

$$\overset{+5}{Br}O_3^- + 6\,H^+ + 6\,e^- \longrightarrow Br^- + 3\,H_2O$$

$$1\ \text{Äquivalent} = \frac{1\ \text{Mol}}{x \cdot e^-}$$ x = Zahl der bewegten Elektronen

$$1\ \text{Äquivalent}\ KBrO_3 = \frac{167{,}0}{6} = 27{,}833\ \text{g}$$

Eine 0,2 N-Kaliumbromat-Lösung enthält nur 2/10 davon, es müssen daher 5,5666 g $KBrO_3$ zu 1000,0 ml gelöst werden. Da 0,2 Äquivalente 1/30 bzw. 0,0333 mol entsprechen, lautet die Bezeichnung für 0,2 N-Kaliumbromat-Lösung im Arzneibuch 0,0333 mol · l^{-1}.

Einstellung des Faktors
Substanzen auf vier Stellen nach dem Komma einzuwiegen, ist jedoch umständlich und zeitraubend. Man wiegt daher in der Regel eine Menge ab, die in der Nähe des gewünschten Wertes liegt, und berechnet aus der tatsächlichen Einwaage und dem Sollwert einen Faktor. Für 0,2 N-Kaliumbromat-Lösung wird hier der Faktor berechnet und soll zur Erklärung des Begriffes dienen.

$$F = \frac{e}{5{,}5666}$$

F = Faktor
e = Einwaage in Gramm

Ist $e > 5{,}5666$, dann ist auch $F > 1$. Es liegt eine Lösung vor, die stärker als 0,2 normal ist. Ist $e < 5{,}5666$, dann ist auch $F < 1$. Es liegt eine Lösung vor, die schwächer als 0,2 normal ist.

Beispiele: Einwaage 5,6260 g $KBrO_3$

$$F = \frac{5,6260}{5,5666} = 1,0107$$

Einwaage 5,4924 g $KBrO_3$

$$F = \frac{5,4924}{5,5666} = 0,9867$$

Eine genau normale Lösung hat den Faktor 1. Es ist leicht einzusehen, dass von einer stärkeren Lösung weniger verbraucht wird und die verbrauchten Milliliter mit einer Zahl multipliziert werden müssen, die größer als 1 ist. Bei einer schwächeren Lösung ist es umgekehrt. Ist bei einer Untersuchung die Verwendung einer bestimmten Anzahl Milliliter einer volumetrischen Lösung vorgeschrieben, so muss bei Lösungen, deren Faktor von 1 wesentlich abweicht, eine entsprechend größere oder kleinere Menge verwendet werden. Maßlösungen dürfen jedoch nicht mehr als ± 10 % von der vorgeschriebenen Stärke abweichen.

MERKE

Mit dem Faktor muss bei Titrationen die verbrauchte Menge volumetrischer Lösungen stets multipliziert werden, um die Milliliterzahl zu erhalten, die einer genau eingestellten Lösung entspricht.

Wie schon erwähnt, eignen sich nur bestimmte Substanzen zur direkten Bereitung der Maßlösungen. Von Stoffen, die mit schwankendem Gehalt im Handel sind, z. B.

Tabelle 5
Einstellung volumetrischer Lösungen

Volumetrische Lösung	Urtiter	Volumetrische Lösung bekannten Gehalts
Salzsäure (1 mol l^{-1}) Schwefelsäure (0,5 mol l^{-1}) Salpetersäure (1 mol l^{-1})	Natriumcarbonat RV	
Iod-Lösung (0,05 mol l^{-1}) Ammoniumcer(IV)-sulfat-Lösung (0,1 mol l^{-1})	Arsen(III)-oxid RV	
Natriumedetat-Lösung (0,1 mol l^{-1})	Zink RV	
Natriumhydroxid-Lösung (0,1 mol l^{-1})		Salzsäure (1 mol l^{-1})
Ammoniumthiocyanat-Lösung (0,1 mol l^{-1})		Silbernitratlösung (0,1 mol l^{-1})

Säuren oder Basen, die sich an der Luft, z. B. Ätzalkalien, oder im gelösten Zustand leicht verändern, z. B. Kaliumpermanganat, können nur ungefähr normale Lösungen hergestellt werden. Diese Lösungen müssen dann noch auf den genauen Gehalt eingestellt werden. Je nach Reaktionsmöglichkeit geschieht das entweder mit einer *Urtitersubstanz* oder gegen eine volumetrische Lösung, deren Gehalt genau bekannt ist (Tab. 5).

Da gleiche Volumina verschiedener Normal-Lösungen einander stets äquivalent sind, wird der Faktor bei Einstellung einer Normal-Lösung gegen eine bereits bekannte Lösung wie folgt berechnet:

$$F = \frac{x}{a}$$

x = Milliliter der bekannten volumetrischen Lösung
a = Verbrauch Milliliter der einzustellenden Lösung
F = Faktor der einzustellenden Lösung

Ist die bekannte volumetrische Lösung mit einem Faktor F‘ versehen, muss selbstverständlich x noch mit F‘ multipliziert werden. Die Gleichung wird dann zu:

$$F = \frac{F' \cdot x}{a}$$

4.6 Neutralisationstitrationen

Unter *Neutralisation* versteht man die chemische Reaktion eines Protonendonators (Säure) mit einem Protonenakzeptor (Base), bei der Protonen ausgetauscht werden (protolytische Reaktion). Das bekannteste Beispiel ist die Bildung von Wasser aus Oxonium- bzw. Hydroxonium- und Hydroxid-Ionen:

$$H_3O^+ + OH^- \rightleftharpoons 2\,H_2O$$

Neutralisationsvorgänge können für maßanalytische Bestimmungen genutzt werden. Bestimmt man Säuren mit Basen, heißt das Verfahren *Acidimetrie*, werden Basen mit Säuren titriert, *Alkalimetrie*. Um den Endpunkt der Titration erkennen zu können, muss man einen Indikator zusetzen, d. h. bei Neutralisationsanalysen muss ein Farbstoff als Indikator verwendet werden, der je nach pH-Bereich seine Farbe ändern kann. Der Indikator selbst muss eine schwache Säure oder eine schwache Base sein und am Protonenaustausch teilnehmen können. Ist die zu bestimmende Lösung bis zum Äquivalenzpunkt neutralisiert, so reagiert der erste Tropfen überschüssiger Maßlösung mit dem Indikator und dieser schlägt um. Die Titration ist beendet.

Dabei hat die protonenfreie Form des Indikators eine andere Lichtabsorption – und damit eine andere Farbe – als die protonenbeladene Form, z. B.:

$$[\text{Indikator}]^- + H_3O^+ \rightleftharpoons [\text{Indikator-H}] + H_2O$$

deprotonierte Form des Indikators, z. B. gelb — protonierte Form des Indikators, z. B. rot

Einstellung einer Salzsäure (1 mol · l⁻¹) = 1 N-Salzsäure

Salzsäure wird gegen Natriumcarbonat als Urtitersubstanz mit Methylorange als Indikator eingestellt (1). Es entsteht Kohlensäure, die augenblicklich in H_2O und CO_2 zerfällt. Kohlendioxid reagiert jedoch mit Wasser wieder nach folgender Gleichung (2).

$$2\,HCl + Na_2CO_3 \longrightarrow 2\,NaCl + H_2O + CO_2 \qquad (1)$$

$$CO_2 + H_2O \rightleftharpoons HCO_3^- + H_3O^+ \qquad (2)$$

Es bildet sich also eine geringe Menge Oxonium-Ionen zurück, weshalb der Indikator vorzeitig umschlägt. Darum wird zunächst bis zum Umschlagspunkt titriert, dann das CO_2 durch Kochen vertrieben und danach erneut bis zum Äquivalenzpunkt Salzsäure zugetropft. Die Berechnung erfolgt nach der Formel:

$$F = 18{,}87 \cdot \frac{e}{a}$$

F = Faktor
e = Einwaage Gramm Natriumcarbonat RV
a = Verbrauch Milliliter einzustellende Salzsäure

Erläuterung:

1 mol Na_2CO_3 = 2 mol HCl (s. Umsetzungsgleichung)

106,0 g Na_2CO_3 ≙ 2 · 36,46 g HCl = 72,92 g HCl

72,92 g HCl ≙ 2000 ml 1 N-Salzsäure

1 g Na_2CO_3 ≙ $\frac{2000}{106{,}0}$ = 18,87 ml 1 N-Salzsäure

Wäre exakt 1,0000 g Na_2CO_3 eingewogen und läge eine genau 1 N-Salzsäure vor, dann würden bei der Titration 18,87 ml Salzsäure verbraucht. Werden weniger als 18,87 ml verbraucht, ist die Säure etwas stärker als 1 normal, da man ja weniger benötigt, um das gleiche Ziel zu erreichen. Um auf den »Sollwert« 18,87 zu kommen, muss mit einer Zahl multipliziert werden, die größer als 1 ist. Entsprechendes gilt umgekehrt: Von einer schwächeren Säure würde mehr verbraucht, und es müsste durch Multiplikation mit einer unter 1 liegenden Zahl der richtige Wert errechnet werden. Setzt man für den Verbrauch die allgemeine Zahl a, so ergibt sich a · F = 18,87.

e g Na_2CO_3 entsprechen e · 18,87 ml 1 N-Salzsäure

a · F = 18,87 wird zu a · F = e · 18,87 bzw.

$$F = 18{,}87 \cdot \frac{e}{a}$$

Geräte:

25-ml-Bürette
200-ml-Weithals-Erlenmeyerkolben
50-ml-Messzylinder
Gasbrenner
Vierfuß
Ceran®-Platte

Reagenzien:

Natriumcarbonat RV
Wasser R
Methylorange-Lösung R;
Bereitung: 0,1 g Methylorange R werden in 80 ml Wasser R gelöst. Die Lösung wird mit Ethanol 96 % R zu 100 ml verdünnt.

ARBEITSVORSCHRIFT

Die in einem 100-ml-Messkolben erhaltene Salzsäure wird mit Wasser R bis zur Marke aufgefüllt. 25 ml davon werden in eine Bürette gegeben. 1,000 g Natriumcarbonat RV wird in einem 200-ml-Weithals-Erlenmeyerkolben in 50 ml Wasser R gelöst. Nach Zusatz von 0,1 ml Methylorange-Lösung R wird mit der einzustellenden Salzsäure bis zur beginnenden Farbänderung nach Rötlichgelb titriert, 2 Minuten lang vorsichtig zum Sieden erhitzt und nach dem Abkühlen die wieder gelb gefärbte Lösung erneut bis zum Umschlag nach Rötlichgelb titriert. Es müssen stets zwei Bestimmungen durchgeführt werden. Angegeben wird der Mittelwert.

Berechnung: $F = 18{,}87 \cdot \frac{e}{a}$

Beispiel: e = 1,0693 g Na_2CO_3 $\quad F = 18{,}87 \cdot \frac{1{,}0693}{19{,}25}$

a = 19,25 ml HCl $\quad F = 1{,}0482$

Natriumhydrogencarbonat

Alkalihydrogencarbonate lassen sich problemlos mit Salzsäure gegen Methylorange titrieren, da die schwache Kohlensäure durch die stärkere Salzsäure aus ihrem Salz verdrängt wird:

$$NaHCO_3 + HCl \longrightarrow NaCl + H_2O + CO_2$$

Geräte:

200-ml-Weithals-Erlenmeyerkolben
50-ml-Messzylinder
25-ml-Bürette
Gasbrenner
Vierfuß
Ceran®-Platte

Reagenzien:

Kohlendioxidfreies Wasser R
Bereitung: Wasser R wird einige Minuten lang gekocht und vor Luft geschützt abgekühlt.
Methylorange-Lösung R
Bereitung: s. unter Einstellung einer 1 N-Salzsäure, s. oben.
Salzsäure ($1\ mol \cdot l^{-1}$) = 1 N-Salzäure

ARBEITSVORSCHRIFT

1,500 g Natriumhydrogencarbonat werden in 50 ml kohlendioxidfreiem Wasser R gelöst. Nach Zusatz von 0,2 ml Methylorange-Lösung R wird mit Salzsäure ($1\ mol \cdot l^{-1}$) titriert.

Berechnung: $NaHCO_3$ M_r 84,0
1 ml Salzsäure ($1\ mol \cdot l^{-1}$) entspricht 84,0 mg $NaHCO_3$.

Phosphorsäure

Ortho-Phosphorsäure (H_3PO_4) enthält drei Wasserstoffatome und ist daher dreibasig. Im Gegensatz zu einer einbasigen Säure, die nur ein ersetzbares Proton hat, wie z. B. Salzsäure, muss man beachten, welche Stufen bei einer maßanalytischen Bestimmung titriert werden. Je nach Reaktionsbedingungen lassen sich bei der Phosphorsäure 1 oder 2 Protonen leicht erfassen:

$$H_3PO_4 + OH^- \longrightarrow H_2PO_4^- + H_2O$$

$$H_3PO_4 + 2\ OH^- \longrightarrow HPO_4^{2-} + 2\ H_2O$$

Die Bestimmung als dreiprotonige Säure ist durch direkte Titration nicht mehr möglich. Da es sich hier um reine Phosphorsäure handelt, genügt eine der ersten beiden Möglichkeiten. Das Arzneibuch lässt bis zur zweiten Stufe titrieren. Dabei müssen zwei Äquivalente Natronlauge verbraucht werden (1). Das entstehende Dinatriummonohydrogenphosphat dissoziiert teilweise zu Dihydrogenphosphat-Ionen (2).

In der Lösung entstehen zusätzlich Hydroxid-Ionen, die den Indikator vorzeitig umschlagen lassen. Um diese Hydrolyse möglichst klein zu halten, wird Kochsalz zugegeben. Mit Phenolphthalein kann dann die zweite Stufe einigermaßen genau erfasst werden, da dieser Indikator im pH-Bereich um 9,6 des entstehenden Na_2HPO_4 umschlägt. Würde man z. B. Methylrot (Umschlagspunkt pH 4,4) als Indikator verwenden, so schlägt dieses schon nach der Titration der ersten Stufe um, da das entstehende NaH_2PO_4 schwach sauer reagiert. Man kann selbstverständlich die beiden Stufen auch nacheinander titrieren. Dabei wird für beide Stufen die gleiche Menge NaOH verbraucht.

$$H_3PO_4 + 2\ NaOH \longrightarrow Na_2HPO_4 + 2\ H_2O \qquad (1)$$

$$HPO_4^{2-} + H_2O \rightleftharpoons H_2PO_4^- + OH^- \qquad (2)$$

Geräte:
25-ml-Vollpipette
200-ml-Weithals-Erlenmeyerkolben
25-ml-Messzylinder
25-ml-Bürette

Reagenzien:
Natriumchlorid R
Phenolphthalein-Lösung R
Bereitung: 0,1 g Phenolphthalein R werden in 80 ml Ethanol 96 % R gelöst. Die Lösung wird mit Wasser R zu 100 ml verdünnt.
Natriumhydroxid-Lösung ($1\ mol \cdot l^{-1}$) = 1 N-Natriumhydroxid-Lösung

ARBEITSVORSCHRIFT

Eine beliebige Menge Phosphorsäure-Lösung wird in einem 100-ml-Messkolben bis zur Marke aufgefüllt. 25,0 ml davon werden mit einer Vollpipette entnommen und in einem 200-ml-Weithals-Erlenmeyerkolben mit der gleichen Menge Wasser R und 10 g Natriumchlorid R versetzt. Nach Zusatz einiger Tropfen Phenolphthalein-Lösung R wird mit Natriumhydroxid-Lösung ($1\ mol \cdot l^{-1}$) bis zur Rotfärbung titriert.

Berechnung: H_3PO_4 M_r 98,0

1 ml Natriumhydroxid-Lösung ($1\ mol \cdot l^{-1}$)
entspricht 49,0 mg H_3PO_4

Borsäure

Borsäure reagiert mit Wasser in erster Stufe nach folgender Gleichung:

$$H_3BO_3 + H_2O \rightleftharpoons H_2BO_3^- + H_3O^+$$

Dabei entstehen jedoch so wenig Oxonium-Ionen, dass nicht einmal mit Methylorange eine deutlich saure Reaktion festgestellt werden kann. Es ist daher nicht möglich, Borsäure auch nur in der ersten Stufe direkt zu titrieren. Erst durch Anwendung eines chemischen Kunstgriffes kann die Bestimmung durchgeführt werden. Dieser beruht darauf, dass Borsäure mit organischen Verbindungen, die an benachbarten Kohlenstoffatomen Hydroxy-Gruppen (–OH) enthalten (= Polyalkohole), einen sauer reagierenden Komplex bildet. Bei der Bestimmung soll Mannitol verwendet werden, eine Verbindung mit 6 OH-Gruppen. 2 Moleküle Mannitol setzen sich mit Borsäure nach der Gleichung auf Seite 107 um (es werden nur Teilformeln des Mannitols verwendet).

Eine Reaktion zwischen Säure und Alkohol unter Wasseraustritt wird Veresterung (s. Seite 63) genannt. Da Borsäure drei OH-Gruppen hat, kann diese Veresterung dreimal stattfinden, ohne dass dabei die am Bor vorhandene Elektronenlücke zum Oktett aufgefüllt wird. Dazu bietet sich vielmehr ein freies Elektronenpaar einer weiteren Hydroxygruppe des Polyalkohols an; es wird zum Bindungselektronenpaar zwischen Bor und Sauerstoff. Die beiden Elektronen standen dem Sauerstoff ursprünglich allein zur Verfügung, werden jetzt aber sowohl vom Sauerstoff- als auch vom Bor-Atom benutzt, daher muss am Bor zwangsläufig eine negative und am Sauerstoff eine positive Ladung induziert werden. Diese positive Ladung erleichtert den Abgang des an dem vierten Sauerstoff befindlichen Wasserstoffatoms als Proton (im Formelbild hervorgehoben), das im wässrigen System als Oxonium-Ion titriert wird. Durch das zurückbleibende Elektron liegt der Sauerstoff wieder im ursprünglichen Ladungszustand vor, d.h. letztendlich entsteht nur eine einbasige Säure.

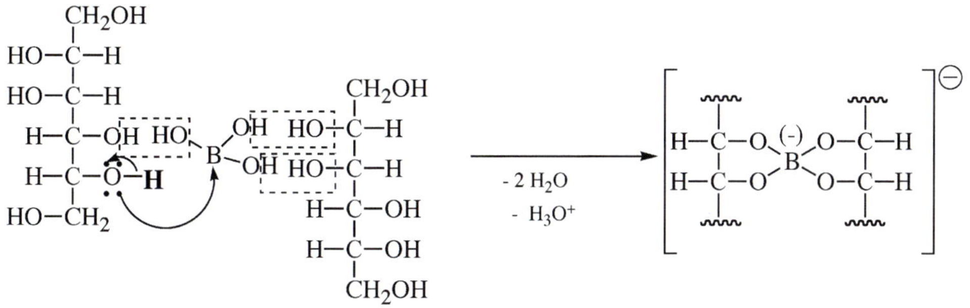

Geräte:
25-ml-Vollpipette
25-ml-Bürette
200-ml-Weithals-Erlenmeyerkolben

Reagenzien:
Wasser R
Mannitol R
Phenolphthalein-Lösung R
Bereitung: s. unter Phosphorsäure S. 106.
Natriumhydroxid-Lösung (0,1 mol · l^{-1}) = 0,1 N-Natriumhydroxid-Lösung

ARBEITSVORSCHRIFT

Die in einem 100-ml-Messkolben enthaltene Borsäure-Lösung wird bis zur Marke aufgefüllt. 25,0 ml davon werden mit einer Vollpipette entnommen und in einem 200-ml-Weithals-Erlenmeyerkolben mit 3 g Mannitol R versetzt. Nach vollständiger Lösung des Mannitols und Zusatz von 0,5 ml Phenolphthalein-Lösung R wird mit Natriumhydroxid-Lösung (1 mol · l^{-1}) bis zur Rosafärbung titriert.

Berechnung: H_3BO_3 M_r 61,8

1 ml Natriumhydroxid-Lösung (1 mol · l^{-1}) entspricht 6,18 mg H_3BO_3.

Ammoniumchlorid

Eine wässrige Lösung von Ammoniumchlorid enthält Hydroxonium-Ionen:

$$NH_4^+ + H_2O \rightleftharpoons H_3O^+ + NH_3$$

Die Acidität reicht jedoch nicht aus, um eine Titration durchzuführen. Auch hier muss wieder eine chemische Reaktion dazwischengeschaltet werden. Man verwendet dazu Formaldehyd-Lösung. Formaldehyd – im reinen Zustand ein stechend riechendes Gas – ist in etwa 36-prozentiger wässriger Lösung im Arzneibuch beschrieben. Diese Verbindung setzt sich in wässriger NH_4Cl-Lösung zu Methenamin (Hexamethylentetramin), Wasser und Oxonium-Ionen um, die mit Natriumhydroxid-Lösung titriert werden können. Da Formaldehyd-Lösung meist etwas säurehaltig ist, muss sie vorher neutralisiert werden.

$$4\,NH_4^+ + 6\,HCHO \longrightarrow (CH_2)_6N_4 + 2\,H_2O + 4\,H_3O^+$$

Geräte:
- 25-ml-Erlenmeyerkolben
- 25-ml-Messzylinder
- 20-ml-Vollpipette
- 25-ml-Bürette
- 200-ml-Weithals-Erlenmeyerkolben
- Tropfpipette

Reagenzien:
- Formaldehyd-Lösung R
- Wasser R
- Phenolphthalein-Lösung R
- Bereitung: s. unter Phosphorsäure Seite 106
- Natriumhydroxid-Lösung ($0{,}1\ mol \cdot l^{-1}$) = 0,1 N-Natriumhydroxid-Lösung
- Natriumhydroxid-Lösung($1\ mol \cdot l^{-1}$) = 1 N-Natriumhydroxid-Lösung

ARBEITSVORSCHRIFT

In einem 25-ml-Erlenmeyerkolben werden 5 ml Formaldehyd-Lösung R mit 2 Tropfen Phenolphthalein-Lösung R versetzt. Aus einer Tropfpipette wird soviel Natriumhydroxid-Lösung ($0{,}1\ mol \cdot l^{-1}$) zugegeben, bis eben die Andeutung einer Rosafärbung sichtbar wird. Die Formaldehyd-Lösung ist nun gegen Phenolphthalein neutralisiert. Die Ammoniumchlorid-Lösung wird in einem 100-ml-Messkolben bis zur Marke aufgefüllt. 20,0 ml davon werden mit einer Vollpipette entnommen und in einem 200-ml-Weithals-Erlenmeyerkolben mit der neutralisierten Formaldehyd-Lösung versetzt. Nach 2 Minuten wird langsam mit Natriumhydroxid-Lösung ($1\ mol \cdot l^{-1}$) unter Zusatz von 0,2 ml Phenolphthalein-Lösung R titriert.

Berechnung: NH_4Cl M_r 53,49

1 ml Natriumhydroxid-Lösung ($1\ mol \cdot l^{-1}$) entspricht 53,49 mg NH_4Cl.

4.7 Redoxtitrationen

Redoxvorgänge beruhen auf Elektronenverschiebungen. Bei quantitativem Verlauf können damit Stoffe bestimmt werden. Von den verschiedenen Teilgebieten der Redoxometrie sind für die pharmazeutische Analytik Iodometrie, Bromometrie, Cerimetrie und Permanganometrie besonders wichtig.

Iodometrie

Maßanalytische Bestimmungen der Iodometrie beruhen auf einer Redoxreaktion nach der Grundgleichung (1). Bei Redoxtitrationen muss man beachten, wie viele Elektronen bei der betreffenden Reaktion verschoben werden und diese Zahl als Wertigkeit in die Berechnung einsetzen. Reduktionsmittel können mit Iod-Lösung direkt bestimmt werden, mit Oxidationsmitteln kann man aus Iodid Iod freisetzen und dieses mit Natriumthiosulfat wieder reduzieren (2). Bei der Reaktion zwischen Iod und Thiosulfat wird in jedem Thiosulfat ein Schwefel um 1 Oxidationsstufe verändert, der Übergang von Iod zu Iodid erfordert gleichfalls 1 Elektron (s. Seite 55). Daher ist 1 Val $Na_2S_2O_3$ = 1 mol $Na_2S_2O_3$.

$$I_2 + 2\,e^- \rightleftharpoons 2\,I^- \quad (1)$$

$$2\,Na_2S_2O_3 + I_2 \rightleftharpoons \underset{\text{Natriumtetrathionat}}{Na_2S_4O_6} + NaI \quad (2)$$

Der Äquivalenzpunkt wird in der Iodometrie durch Stärke-Lösung angezeigt. Stärke, ein Polysaccharid, baut sich aus zwei Komponenten auf: Amylose und Amylopektin. Die Moleküle der Amylose sind schraubenförmig aufgewickelte Ketten, die einen Hohlraum einschließen. Amylopektin gleicht in seinem Aufbau einem verzweigten Strauch. Durch ein bestimmtes Verfahren lassen sich die beiden Stärkebestandteile trennen. Die abgetrennte Amylose wird als lösliche Stärke bezeichnet. Durch Einlagerung von Iod in den durch die Stärkemoleküle der Amylose gebildeten Kanal entsteht eine blaue »Einschlussverbindung«, die bei der Reduktion von Iod zu Iodid zerstört wird.

Einstellung einer 0,1 M-Natriumthiosulfat-Lösung (0,1 mol · l⁻¹) = 0,1 N-Natriumthiosulfat-Lösung

Im Arzneibuch wird 0,1 N-Natriumthiosulfat-Lösung gegen 0,2 N-Kaliumbromat-Lösung eingestellt (s. Seite 100). Im chemischen Praktikum soll jedoch gegen die Urtitersubstanz Kaliumiodat (KIO_3) eingestellt werden. Hierbei wird zunächst aus Iodat und Iodid Iod erzeugt, das anschließend mit Natriumthiosulfat umgesetzt wird:

$$IO_3^- + 6\,H^+ + 6\,e^- \longrightarrow I^- + 3\,H_2O \quad (3)$$

$$6\,I^- - 6\,e^- \longrightarrow 3\,I_2$$

$$IO_3^- + 5\,I^- + 6\,H^+ \longrightarrow 3\,I_2 + 3\,H_2O \quad (4)$$

(Synproportionierung[42])

$$I_2 + 2\,Na_2S_2O_3 \longrightarrow Na_2S_4O_6 + 2\,NaI$$

[42] S. Seite 57.

Bei der Reaktion zwischen Iodat und Iodid werden pro Iodat 6 Elektronen bewegt (3), bei der Reaktion von Iod mit Natriumthiosulfat wird pro Iod 1 Elektron verschoben (4). Zur Berechnung muss daher die relative Molekülmasse des KIO_3 durch 6 dividiert werden:

$$214{,}0 : 6 = 35{,}667$$

35,667 g KIO_3 ≙ 248,2 g $Na_2S_2O_3 \cdot 5\ H_2O$ (Kristallwasser wird mitgewogen!)

3,5667 g KIO_3 ≙ 24,82 g $Na_2S_2O_3 \cdot 5\ H_2O$ bzw. 1000 ml 0,1 N-$Na_2S_2O_3$-Lösung

$$1\ g\ KIO_3 \mathrel{\hat{=}} \frac{1000}{3{,}5667} = 280{,}4\ ml\ 0{,}1\ N\text{-}Na_2S_2O_3\text{-Lösung}$$

Geräte:

50-ml-Bürette
50-ml-Messzylinder
10-ml-Messzylinder
200-ml-Weithals-Erlenmeyerkolben

Reagenzien:

Wasser R
Kaliumiodat als Urtitersubstanz
Bereitung: Kaliumiodat R wird aus siedendem Wasser umkristallisiert[43]. Die Kristalle werden gesammelt und bei 130 °C bis zur Massekonstanz getrocknet.
Kaliumiodid-Lösung R = 16,6-prozentige Lösung (m/V)
Verdünnte Salzsäure R
Stärke-Lösung R
Bereitung: 1,0 g lösliche Stärke R wird mit 5 ml Wasser R angerieben und die Mischung unter Umrühren in 100 ml siedendes Wasser R gegeben, das 10 mg Quecksilber(II)-iodid R enthält.

ARBEITSVORSCHRIFT

Die Natriumthiosulfat-Lösung wird in einem 100-ml-Messkolben mit Wasser R bis zur Marke aufgefüllt. 50 ml davon werden in eine Bürette gegeben. 0,100 g Kaliumiodat (Urtitersubstanz) werden in einem 200-ml-Weithals-Erlenmeyerkolben in 50 ml Wasser R gelöst. Die Lösung wird mit 10 ml Kaliumiodid-Lösung R sowie 3 ml verdünnter Salzsäure R versetzt und mit der einzustellenden Natriumthiosulfat-Lösung titriert. Gegen Ende der Titration wird etwas Stärke-Lösung R zugesetzt. Es wird bis zur Entfärbung titriert.

Der Faktor wird berechnet nach der Formel:

Berechnung: $F = 280{,}4 \cdot \frac{e}{a}$

F = Faktor
e = Einwaage Kaliumiodat in Gramm
a = Verbrauch einzustellende Natriumthiosulfat-Lösung in Milliliter

43) S. Seite 155.

Kupfer(II)-sulfat-Pentahydrat

Iodid-Ionen werden in saurer Lösung durch Cu^{2+}-Ionen zu Iod oxidiert, das dann mit Thiosulfat erfasst werden kann:

$$4\,\overset{-1}{I^-} + 2\,\overset{+2}{Cu^{2+}} \longrightarrow 2\,\overset{+1}{Cu}\overset{-1}{I} + \overset{\pm 0}{I_2}$$

Geräte:

- 20-ml-Vollpipette
- 200-ml-Weithals-Erlenmeyerkolben
- 25-ml-Messzylinder
- 25-ml-Bürette

Reagenzien:

Verdünnte Essigsäure R
Kaliumiodid R
Natriumthiosulfat-Lösung (0,1 mol · l^{-1}) = 0,1 N-Natriumthiosulfat-Lösung
Stärke-Lösung R
Bereitung: Siehe unter Einstellung einer Natriumthiosulfat-Lösung (0,1 mol · l^{-1}) Seite 110.

ARBEITSVORSCHRIFT

Die Kupfer(II)-sulfat-Lösung wird in einen 100-ml-Messkolben gegeben und mit Wasser R bis zur Marke aufgefüllt. Mit einer Vollpipette werden 20,0 ml Lösung entnommen. Diese werden in einem 200-ml-Weithals-Erlenmeyerkolben mit 15 ml verdünnter Essigsäure R und 3 g Kaliumiodid R versetzt. Das ausgeschiedene Iod wird mit Natriumthiosulfat-Lösung (0,1 mol · l^{-1}) bis zur schwachen Braunfärbung titriert. Gegen Ende der Titration werden 10 Tropfen Stärke-Lösung R zugesetzt. Es wird bis zum ersten völligen Verschwinden der Blaufärbung titriert.

Berechnung: $CuSO_4 \cdot 5\,H_2O$ M_r 249,7

1 ml Natriumthiosulfat-Lösung (0,1 mol · l^{-1}) entspricht 24,97 mg $CuSO_4 \cdot 5\,H_2O$.

Cerimetrie

Von den Elementen der dritten Nebengruppe des Periodensystems werden Scandium, Yttrium, Lanthan und die auf das Lanthan folgenden 14 Elemente Cer bis Lutetium als *Seltenerdmetalle* bezeichnet. Cer tritt in den Oxidationsstufen +4 und +3 auf. Maßanalytische Bestimmungen beruhen auf folgender Grundgleichung (1). Je Cer-Ion wird 1 Elektron verschoben. Obwohl Cer(IV)-Ionen gelb und Cer(III)-Ionen farblos sind, kann man an dieser Farbänderung nicht exakt den Titrationsendpunkt erkennen und ist auch hier auf Indikatoren angewiesen. Das können nur solche Stoffe sein, die sich an der Elektronenbewegung beteiligen – also Redoxsysteme. In der Cerimetrie wird eine komplexe organische Eisenverbindung als Indikator verwendet, die im reduzierten Zustand (Fe^{2+}) rot und in oxidierter Form (Fe^{3+}) blau gefärbt ist (2).

$$Ce^{4+} + e^- \longrightarrow Ce^{3+} \qquad (1)$$

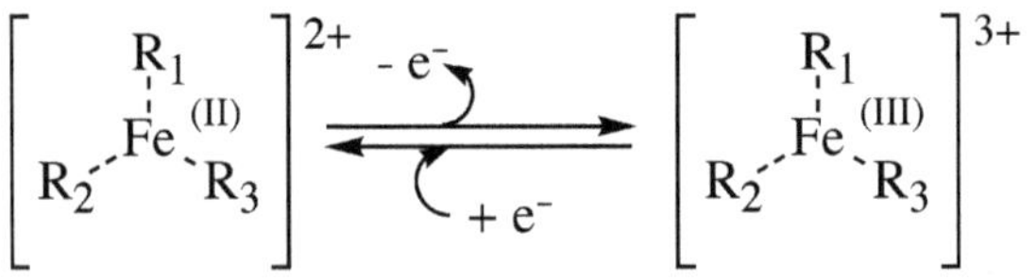

(2)

Ferroin rot   Ferriin blassblau

R = Phenanthrolin als Hydrochlorid
Komplex Phenanthrolin + Fe^{2+} = Ferroin
Komplex Phenanthrolin + Fe^{3+} = Ferriin

Bei der Bereitung der cerimetrischen Maßlösungen geht man von Cer(IV)-sulfat [$Ce(SO_4)_2 \cdot 4\ H_2O$] oder von den Doppelsalzen[44] Ammoniumcer(IV)-sulfat [$(NH_4)_4Ce(SO_4)_4 \cdot 2\ H_2O$] bzw. Ammoniumcer(IV)-nitrat [$(NH_4)_2Ce(NO_3)_6$] aus. Da jeweils ein Cer enthalten ist, sind die Maßlösungen gegenseitig austauschbar. Volumetrische Cersalz-Lösungen sind außerordentlich titerbeständig. Eingestellte Lösungen haben nach einem Jahr oft noch unveränderten Wirkungswert.

Eisen(II)-sulfat

Zweiwertiges Eisen wird durch Cer(IV)-Salz quantitativ zu dreiwertigem Eisen oxidiert:

$$Fe^{2+} + Ce^{4+} \longrightarrow Fe^{3+} + Ce^{3+}$$

Die Bestimmung muss in saurer Lösung ausgeführt werden, da sonst die Reaktion durch die Bildung schwerlöslicher, basischer Cer(IV)-Salze gestört wird. Ein anderer Störungsfaktor ist Luftsauerstoff, der Eisen(II)-Verbindungen leicht zu Eisen(III)-Verbindungen oxidiert (s. Seite 75). Setzt man $NaHCO_3$ zu, wird der Sauerstoff durch entstehendes CO_2 weitgehend aus der Lösung verdrängt. Der Indikator Ferroin färbt die Lösung zunächst rot. Sind alle freien Eisen(II)-Ionen oxidiert, werden auch dem Eisen(II) des Indikatorkomplexes die Elektronen entzogen, die Rotfärbung verschwindet.

Geräte:	*Reagenzien:*
300-ml-Weithals-Erlenmeyerkolben	Natriumhydrogencarbonat R
100-ml-Messzylinder	Wasser R
10-ml-Messzylinder	Schwefelsäure R
25-ml-Bürette	Ferroin-Lösung R

(Fortsetzung nächste Seite)

[44] S. Seite 118.

Bereitung: 0,7 g Eisen(II)-sulfat R und 1,76 g Phenanthrolinhydrochlorid R werden in 70 ml Wasser R gelöst. Die Lösung wird mit Wasser R zu 100 ml verdünnt.
Cer(IV)-sulfat-Lösung (0,1 mol · l^{-1}) = 0,1 N-Cer(IV)-sulfat-Lösung

ARBEITSVORSCHRIFT

In einem 300-ml-Erlenmeyerkolben werden 2,5 g Natriumhydrogencarbonat R in einer Mischung aus 150 ml Wasser R und 10 ml Schwefelsäure R gelöst. Nach Beendigung der Gasentwicklung werden 0,500 g Eisen(II)-sulfat der Lösung hinzugefügt und unter vorsichtigem Umschwenken des Kolbens gelöst. Nach Zusatz von 2 Tropfen Ferroin-Lösung R wird mit Cer(IV)-sulfat-Lösung (0,1 mol · l^{-1}) bis zum Verschwinden der Rotfärbung titriert.

Berechnung: $FeSO_4 \cdot 7\,H_2O$ M_r 278,0

1 ml Cer(IV)-sulfat-Lösung (0,1 mol · l^{-1})
entspricht 27,80 mg $FeSO_4 \cdot 7\,H_2O$.

4.8 Komplexbildungstitrationen

Chemische Komplexe sind Verbindungen, die sich additiv aus kleineren Bestandteilen aufbauen. Ein Komplex besteht aus einem Zentralatom (= Koordinationszentrum) und aus den Liganden. Die Liganden umgeben das Zentralatom. Die Anzahl der Bindungen zwischen Liganden und Koordinationszentrum wird als Koordinationszahl bezeichnet. Meist kommen als Zentralatome Metalle vor, z. B. Silber im Silberdiamminkomplex $[Ag(NH_3)_2]^+$. Sieht man die Protonenübertragung (Protolyse) als Elementarvorgang der Neutralisationsanalyse an, Elektronenverschiebungen als Prinzip der Redoxanalyse, so lassen sich Komplexreaktionen als Vorgänge auffassen, bei denen Ligandenverschiebungen stattfinden. Dabei kann die Koordinationszahl gleich bleiben oder verändert werden.

MERKE

Ein Komplex besteht aus einem Zentralatom und Liganden. Die Anzahl der Liganden wird durch die Koordinationszahl des Zentralatoms, die Ladung des Komplexes durch Addition der Ladungen von Zentralatom und Liganden bestimmt.

Quantitativer Reaktionsverlauf und zuverlässige Endpunkterkennung sind besonders bei den *Chelatkomplexen* möglich. Chelatkomplexe haben als Koordinationszentrum ein Metall-Ion und als Liganden organische Moleküle (oder Ionen), in denen mindestens zwei freie Elektronenpaare weit auseinander liegen müssen. Als Beispiel wird der Komplex eines zweiwertigen Metall-Ions (Me^{2+}) mit Ethylendiamin angeführt:

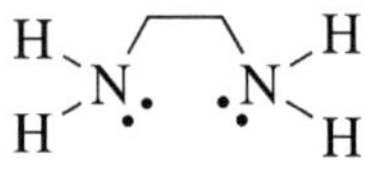

Ethylendiamin[45)]

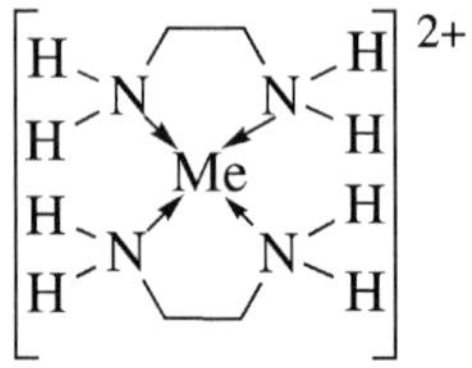

Komplex

Das Metall-Ion wird von jedem Ethylendiamin-Molekül gleichsam wie mit der Schere eines Krebses erfasst, daher die Bezeichnung Chelatkomplex (chele = Krebsschere, griech.). Jedes Ethylendiamin-Molekül ist doppelt mit dem Zentral-Ion verbunden. Deren Elektronenpaare gehen mit dem Metall koordinative Bindungen ein. Der Komplex ist daher stabil. In wässriger Lösung liegen Metall-Ionen stets als Komplex mit H_2O vor, z. B. $[Me(H_2O)_4]^{2+}$. Bei Zugabe eines Chelatkomplexbildners werden die Wassermoleküle gegen diesen eingetauscht, es findet also eine Ligandenverschiebung statt.

In der Praxis haben sich als komplexbildende Liganden besonders die Ethylendiamintetraessigsäure (EDTA, Int. Bezeichnung: Edetinsäure) und ihr Dinatriumsalz (Natriumedetat = Na-EDTA) bewährt. Natriumedetat hat im Vergleich zum Ethylendiamin außer den beiden Stickstoffatomen noch Sauerstoffatome als koordinationsfähige Stellen im Molekül. So wird verständlich, warum Chelate mit Na-EDTA sehr stabil sind.

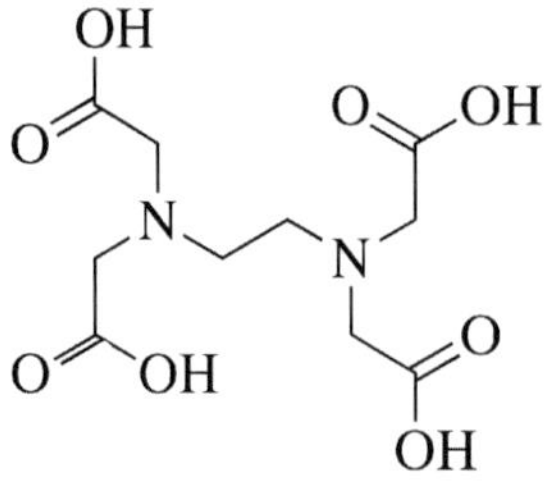

EDTA[46)]

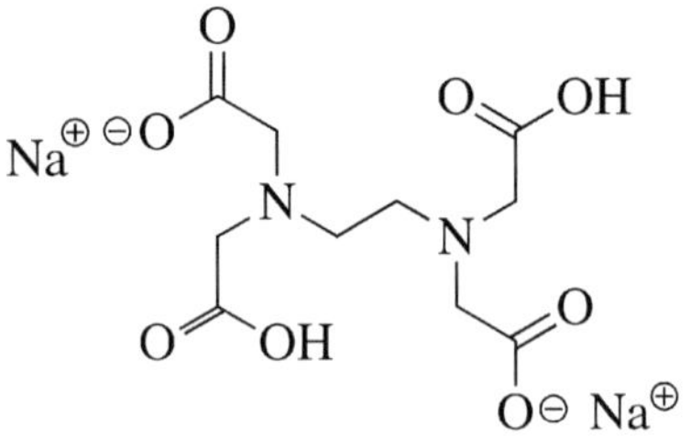

Na-EDTA[47)]

45) H_3C-CH_3 Ethan
H_3C-CH_2- Ethyl-Gruppe
$-H_2C-CH_2-$ Ethylen-Gruppe
Amine sind Derivate des Ammoniaks, die entstehen, wenn 1, 2 oder 3 H des NH_3 durch organische Reste ersetzt werden.

46) Im Handel als Komplexon II oder Titriplex II.

47) Im Handel als Komplexon III oder Titriplex III.

Obwohl der Aufbau eines solchen Komplexes nur durch ein räumliches Modell genau gezeigt werden kann, veranschaulicht das folgende Formelbild den Chelatkomplex aus EDTA und einem zweiwertigen Metall-Ion. Man erkennt, dass das Metall unter Bildung fünfgliedriger Ringe gebunden ist.

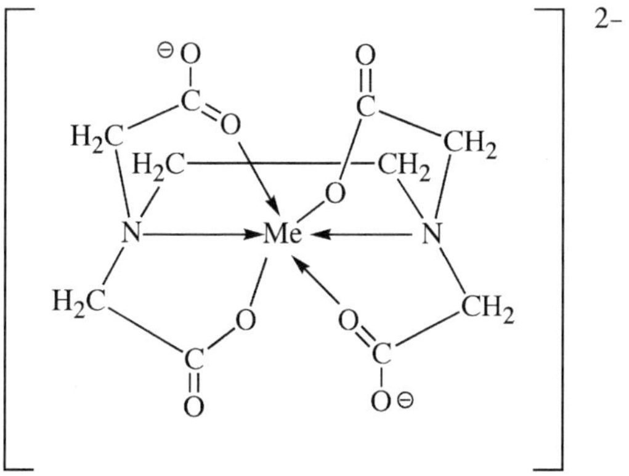

Im Folgenden wird die organische Struktur einfach mit R bezeichnet. Für Na-EDTA ergibt sich dann $Na_2[H_2R]$. Unabhängig davon, ob Metalle zwei- oder dreiwertig sind (mit einwertigen Metallen gibt es hier keine Komplexbildung), werden diese vom Na-EDTA im stöchiometrischen Verhältnis 1 : 1 gebunden. Die Komplexe sind meist farblos, man ist also auch hier auf Indikatoren angewiesen. Diese müssen ebenfalls Komplexbildner sein. Da die visuelle Erkennung des Äquivalenzpunktes Farbänderungen voraussetzt, muss der freie Farbstoff eine andere Farbe haben als der Metall-Indikator-Komplex. Außerdem muss dieser weniger stabil sein als der Metall-Maßlösung-Komplex, sonst wäre die Abtrennung des Metalls vom Indikator nicht möglich.

Im Praktikum sollen zwei *direkte Titrationen*, einmal in essigsaurem Milieu (Zink) und einmal in ammoniakalischem Milieu (Magnesium), und eine *Rücktitration* (Aluminium) ausgeführt werden. Bei einer Rücktitration wird die zu analysierende Lösung mit einem Überschuss an Maßlösung versetzt und der nicht umgesetzte Teil dieser Lösung mit einer anderen geeigneten Maßlösung zurücktitriert. Es handelt sich also um eine indirekte Titration.

Zinkoxid

Zink-Ionen werden mit Na-EDTA nach folgendem Prinzip bestimmt (1): Die Titration wird in essigsaurem Milieu nach Pufferung mit Methenamin ausgeführt. Als Indikator schreibt das Arzneibuch Xylenolorange vor, das mit Metallen einen roten Komplex bildet. Da Zn^{2+}-Ionen zunächst im Überschuss vorhanden sind, ist die zu titrierende Lösung violettrot gefärbt. Sind alle freien Zn-Ionen an Na-EDTA gebunden, verliert auch Xylenolorange das Zinkatom. Der entstehende freie gelbe Indikator zeigt das Ende der Tritration an (2).

$$Zn^{2+} + [H_2R]^{2-} + 2\,H_2O \longrightarrow [ZnR]^{2-} + 2\,H_3O^+ \quad (1)$$

$$\underset{\text{violettrot}}{[\text{Zn-Xylenolorange}]^{2+}} + [H_2R]^{2-} + 2\,H_2O \longrightarrow [ZnR]^{2-} + \underset{\text{gelb}}{\text{Xylenolorange}} + 2\,H_3O^+ \quad (2)$$

Geräte:

500-ml-Weithals-Erlenmeyerkolben
100-ml-Messzylinder
25-ml-Bürette

Reagenzien:

Verdünnte Essigsäure R
Wasser R
Xylenolorange-Verreibung R
Bereitung: 1 Teil Xylenolorange R wird mit 99 Teilen Kaliumnitrat R verrieben.
Methenamin R
Natriumedetat-Lösung (0,1 mol · l^{-1}) = 0,1 M-Natriumedetat-Lösung

Magnesiumsulfat

ARBEITSVORSCHRIFT

0,150 g Zinkoxid werden in einem 500-ml-Weithals-Erlenmeyerkolben in 10 ml verdünnter Essigsäure R gelöst und danach mit Wasser R zu 200 ml verdünnt. Nach Zugabe von etwa 50 mg Xylenolorange-Verreibung R und etwa 2,5 g Methenamin R wird mit Natriumedetat-Lösung (0,1 mol · l^{-1}) bis zum Farbumschlag von Violettrosa nach Gelb titriert.

Berechnung: ZnO M_r 81,4
1 ml Natriumedetat-Lösung (0,1 mol · l^{-1}) entspricht 8,14 mg ZnO.

Magnesium-Ionen werden ebenso wie Zink durch *direkte Titration* mit Na-EDTA-Lösung bestimmt. Als Indikator wird Eriochromschwarz T verwendet, das vereinfacht als $Na^+[H_2\text{-Erio}]^-$ formuliert werden soll. Die Farbe des Indikators ist zusätzlich noch pH-abhängig. In Lösungen mit einem pH-Wert unter 6,3 liegt das weinrote Anion $[H_2\text{-Erio}]^-$ vor. Zwischen pH 6,3 und pH 11,5 wird ein H^+ abgegeben und es entsteht ein blaues zweiwertiges Anion $[H\text{-Erio}]^{2-}$. Bei Werten über pH 11,5 bildet sich dreiwertiges orangefarbenes Anion $[\text{Erio}]^{3-}$.

$$\underset{\text{weinrot}}{[H_2\text{-Erio}]^-} \rightleftharpoons \underset{\text{pH 6,3 blau}}{[H\text{-Erio}]^{2-}} \rightleftharpoons \underset{\text{pH 11,5 orange}}{[\text{Erio}]^{3-}}$$

Diese Farben spielen jedoch bei der komplexometrischen Bestimmung keine Rolle. Hierzu wird nur das blaue Dianion verwendet. Da bei der Titration Oxonium-Ionen entstehen, muss durch ein Puffersystem der pH-Wert in den für das Dianion notwendigen Grenzen gehalten werden. Bei der Magnesiumbestimmung wird Ammoniumchlorid-Pufferlösung verwendet. Diese besteht aus Ammoniak-Lösung und

Ammoniumchlorid und hat einen stabilen pH-Wert von etwa 10, der sich auch durch während der Titration entstehende Oxonium-Ionen nicht wesentlich verändert.

Das blaue Dianion bildet mit Magnesium einen rotvioletten Komplex. Das Ende der Bestimmung wird durch einen Farbwechsel von Rotviolett nach Blau angezeigt. Die Vorgänge bei der komplexometrischen Magnesiumbestimmung lassen sich wie folgt zusammenfassen:

1. Zugabe des Indikators zur gepufferten Mg-Salz-Lösung

$$Mg^{2+} + [H\text{-}Erio]^{2-} + H_2O \longrightarrow \underset{\text{rotviolett}}{[Mg\text{-}Erio]^{-}} + H_3O^{+}$$

2. Vorgang während der Titration

$$Mg^{2+} + [H_2R]^{-} + 2\,H_2O \longrightarrow [MgR]^{2-} + 2\,H_3O^{+}$$

3. Ende der Titration

$$[Mg\text{-}Erio]^{-} + [H_2R]^{2-} + H_2O \longrightarrow [MgR]^{2-} + [H\text{-}Erio]^{2-} + H_3O^{+}$$

rotviolett blau

Geräte:

500-ml-Weithals-Erlenmeyerkolben
100-ml-Messzylinder
25-ml-Vollpipette
10-ml-Messzylinder
50-ml-Bürette
Wasserbad
Thermometer

Reagenzien:

Wasser R
Ammoniumchlorid-Pufferlösung pH 10,0 R
Bereitung: 5,4 g Ammoniumchlorid R werden in 20 ml Wasser R gelöst. Nach Zusatz von 35,0 ml Ammoniak-Lösung R wird mit Wasser R zu 100,0 ml verdünnt.
Eriochromschwarz-T-Verreibung R
Bereitung: 1 g Eriochromschwarz T R wird mit 99 g Natriumchlorid R verrieben.
Natriumedetat-Lösung ($0{,}1\ mol \cdot l^{-1}$) = 0,1 M-Natriumedetat-Lösung

ARBEITSVORSCHRIFT

Die Magnesiumsulfat-Lösung wird in einem 100-ml-Messkolben mit Wasser R bis zur Marke aufgefüllt. 25,0 ml davon werden mit einer Vollpipette entnommen und in einem 500-ml-Weithals-Erlenmeyerkolben mit Wasser R zu 300 ml verdünnt. Die Lösung wird mit 10 ml Ammoniumchlorid-Pufferlösung pH 10,0 R und etwa 50 mg Eriochromschwarz-T-Verreibung R versetzt, auf etwa 40 °C erwärmt und bei dieser Temperatur mit Natriumedetat-Lösung ($0{,}1\ mol \cdot l^{-1}$) von Rotviolett über Violett bis zum Farbumschlag von Blauviolett nach Tiefblau titriert.

Berechnung: $MgSO_4 \cdot 7\,H_2O$ M_r 246,5

1 ml Natriumedetat-Lösung ($0{,}1\ mol \cdot l^{-1}$) entspricht 24,65 mg $MgSO_4 \cdot 7\,H_2O$.

Aluminiumkaliumsulfat

Aluminiumkaliumsulfat (Alumen) ist ein Doppelsalz: $AlK(SO_4)_2 \cdot 12\ H_2O$. Doppelsalze der allgemeinen Formel $Me^{I}Me^{III}(SO_4)_2 \cdot 12\ H_2O$ bezeichnet man als *Alaune.*

MERKE

Doppelsalze sind in kristallisiertem Zustand aus mindestens zwei einfachen Salzen zusammengesetzt und zerfallen beim Auflösen in Wasser in die Einzelionen, aus denen sie bestehen.

Zur quantitativen Untersuchung genügt die Bestimmung eines der drei Ionen. Bei Aluminiumkaliumsulfat wird das Aluminium komplexometrisch erfasst. Dies ist jedoch nicht direkt wie bei Zink und Magnesium möglich, da Aluminium besonders leicht Hydroxo-Komplexe[48)] bildet, die mit Natriumedetat nur schwerfällig reagieren. In essigsaurem Milieu ist die Hydroxokomplexbildung gering, daher werden Essigsäure und Ammoniumacetat zugesetzt. Durch Aufkochen mit einem Überschuss an Natriumedetat wird Aluminium auch aus Hydroxokomplexen quantitativ an Na-EDTA gebunden. Der Überschuss an Natriumedetat wird mit Zinksulfat zurücktitriert. Die Rücktitration ist auch für den verwendeten Indikator Dithizon vorteilhaft, da der Endpunkt durch einen scharfen Farbwechsel gekennzeichnet ist. Dithizon ist im Acetatpuffer grünlichblau gefärbt und bildet mit Zink-Ionen einen rötlichvioletten Chelatkomplex. Dithizon ist in Wasser unlöslich, daher wird dem Titrationssystem Ethanol zugesetzt.

Zusammenfassung der Vorgänge:

1. Binden des Aluminiums an Na-EDTA

$$Al^{3+} + [H_2R]^{2-} + 2\ H_2O \longrightarrow [AlR]^- + 2\ H_3O^+$$

2. Titration des Na-EDTA-Überschusses mit Zinksulfat

$$[H_2R]^{2-} + Zn^{2+} + 2\ H_2O \longrightarrow [ZnR]^{2-} + 2\ H_3O^+$$

3. Reaktion des Zinks mit dem Indikator Dithizon

$$\underset{\text{grünlichblau}}{\text{Dithizon}} + Zn^{2+} \longrightarrow \underset{\text{rötlichviolett}}{[\text{Zn-Dithizon}]^{2+}}$$

48) S. Seite 77.

Geräte:

500-ml-Weithals-Erlenmeyerkolben
25-ml-Messzylinder
25-ml-Vollpipette
10-ml-Messzylinder (2 Stück)
Gasbrenner
Vierfuß
Ceran®-Platte
50-ml-Messzylinder
25-ml-Bürette

Reagenzien:

Wasser R
Natriumedetat-Lösung ($0{,}1\ mol \cdot l^{-1}$) = 0,1 M-Natriumedetat-Lösung
Ammoniumacetat R
Verdünnte Essigsäure R
Wasserfreies Ethanol R
Dithizon R
Zinksulfat-Lösung ($0{,}1\ mol \cdot l^{-1}$) = 0,1 M-Zinksulfat-Lösung

ARBEITSVORSCHRIFT

0,900 g Aluminiumkaliumsulfat (Alumen) werden in einem 500-ml-Weithals-Erlenmeyerkolben in 20 ml Wasser R gelöst. Wird als Analyse eine Lösung von Alumen in einem 100-ml-Messkolben ausgegeben, so wird mit Wasser R bis zur Marke aufgefüllt. Dann werden 20,0 ml davon in einen 500-ml-Weithals-Erlenmeyerkolben gegeben. Zu dieser Lösung werden 25,0 ml Natriumedetat-Lösung ($0{,}1\ mol \cdot l^{-1}$) (Vollpipette) und 10 ml einer Mischung von gleichen Volumenteilen einer Lösung von Ammoniumacetat R ($155\ g \cdot l^{-1}$) und verdünnter Essigsäure R (Messzylinder) gegeben. Die Mischung wird 2 Minuten lang gekocht. Nach dem Abkühlen werden 50 ml wasserfreies Ethanol R und 3 ml einer frisch hergestellten Lösung von Dithizon R ($0{,}25\ g \cdot l^{-1}$) in wasserfreiem Ethanol R zugefügt. Der Überschuss an Natriumedetat-Lösung ($0{,}1\ mol \cdot l^{-1}$) wird mit Zinksulfat-Lösung ($0{,}1\ mol \cdot l^{-1}$) bis zum Farbumschlag von Bläulichgrau[49] nach Rötlichviolett titriert.

Berechnung: $AlK(SO_4)_2 \cdot 12\ H_2O$ M_r 474,4

1 ml Natriumedetat-Lösung ($0{,}1\ mol \cdot l^{-1}$)
entspricht 47,44 mg $AlK(SO_4)_2 \cdot 12\ H_2O$.

4.9 Fällungstitrationen

Die Fällungstitration beruht wie die gravimetrische Bestimmung auf einem Fällungsvorgang. Während man bei der Gravimetrie das Fällungsmittel im Überschuss zusetzt, um auch wirklich eine quantitative Fällung zu erreichen, kommt es bei einem maßanalytischen Fällungsverfahren darauf an, den Endpunkt der Fällung zu erkennen. Deshalb verwendet man Indikatoren, die das Ende der Reaktion durch Farbänderung anzeigen. Von den verschiedenen Fällungstitrationen wird in der Arzneibuchanalytik häufig die Methode nach *Volhard*[50] angewendet. Diese beruht

[49] Dieser Farbton ist schwer zu beschreiben, da er bei bestimmten Lichtverhältnissen auch etwas dunkelrötlich erscheinen kann.

[50] *Jacob Volhard* (1834 bis 1910), Professor für Chemie in München, Erlangen und Halle a. d. S.

auf der Schwerlöslichkeit der Silberhalogenide und des Silberthiocyanats sowie auf der Indikatorfunktion des roten Eisen(III)-thiocyanats (s. Seite 76).

Es können sowohl Silber-Ionen als auch Halogenid- oder Thiocyanat-Ionen bestimmt werden, direkte Titrationen oder indirekte Titrationen sind möglich. Beispiele für direkte Titrationen aus dem Arzneibuch sind die Gehaltsbestimmung von Silbernitrat mit Ammoniumthiocyanat-Lösung (0,1 mol · l^{-1}) und die Einstellung von Ammoniumthiocyanat-Lösung gegen eine Silbernitrat-Lösung (0,1 mol · l^{-1}).

Natriumchlorid

Bei der Titration werden die Chlorid-Ionen durch einen Überschuss von Silbernitrat in salpetersaurer Lösung ausgefällt (1). Die nicht an Halogenid gebundenen Silber-Ionen werden mit Ammoniumthiocyanat zurücktitriert (2). Silberthiocyanat ist schwerer löslich als Silberchlorid, daher können die zugegebenen SCN^--Ionen teilweise auch mit dem bereits ausgefällten Silberchlorid reagieren (3).

$$Cl^- + Ag^+ \longrightarrow \underset{\text{weiß}}{AgCl} \qquad (1)$$

$$Ag^+ + SCN^- \longrightarrow \underset{\text{weiß}}{AgSCN} \qquad (2)$$

$$AgCl + SCN^- \longrightarrow AgSCN + Cl^- \qquad (3)$$

Die exakte Erkennung des Umschlagpunktes ist dadurch kaum möglich und ein Mehrverbrauch an Thiocyanat die Folge. Um diesen Vorgang weitgehend zu unterbinden, wird Dibutylphthalat zugesetzt. Dieses bewirkt als eine mit Wasser kaum mischbare Flüssigkeit eine bessere Zusammenballung, Oberflächenverkleinerung und Einhüllung des Silberchloridniederschlags. Die Reaktion (3) zwischen AgCl und SCN^- läuft dann nur noch in so geringem Maße ab, dass die Titration nicht beeinträchtigt wird. Zur Endpunkterkennung wird Ammoniumeisen(III)-sulfat zugegeben. Eisen(III)-Ionen ergeben mit Thiocyanat tief rot gefärbtes $Fe(SCN)_3$, das sich durch den ersten überschüssigen Tropfen der Thiocyanat-Maßlösung bildet.

Geräte:

200-ml-Iodzahlkolben
100-ml-Messzylinder
10-ml-Vollpipette
10-ml-Messzylinder (2 Stück)
25-ml-Vollpipette
10-ml-Feinbürette

Reagenzien:

Wasser R
Verdünnte Salpetersäure R
Silbernitrat-Lösung (0,1 mol · l^{-1}) = 0,1 N-Silbernitrat-Lösung
Dibutylphthalat R
Ammoniumthiocyanat-Lösung (0,1 mol · l^{-1}) = 0,1 N-Ammoniumthiocyanat-Lösung
Ammoniumeisen(III)-sulfat-Lösung R2
Bereitung: 10-prozentige Lösung (m/V). Falls erforderlich, vor Gebrauch filtrieren.

ARBEITSVORSCHRIFT

0,100 g Natriumchlorid werden in einem 200-ml-Iodzahlkolben in 60 ml Wasser R gelöst. Wird im Praktikum von einer bereits gelösten Substanz ausgegangen, so wird die in einem 100-ml-Messkolben erhaltene Lösung mit Wasser bis zur Marke aufgefüllt. 10,0 ml dieser Flüssigkeit werden dann mit einer Vollpipette entnommen und in einem 200-ml-Iodzahlkolben mit 50 ml Wasser R verdünnt. Diese Lösung wird mit 5 ml verdünnter Salpetersäure R, 25,0 ml Silbernitrat-Lösung (0,1 mol · l^{-1}) und 2 ml Dibutylphthalat R versetzt. Nach Verschließen des Kolbens wird kräftig umgeschüttelt, Reste an Schliff und Stopfen werden mit Wasser R vorsichtig in die Lösung zurückgespült. Nach Zusatz von 2 ml Ammoniumeisen(III)-sulfat-Lösung R2 wird mit Ammoniumthiocyanat-Lösung (0,1 mol · l^{-1}) bis zur rötlichgelben Färbung titriert. Vor dem Umschlagpunkt muss wieder kräftig geschüttelt werden.

Berechnung: NaCl M_r 58,44

1 ml Silbernitrat-Lösung (0,1 mol · l^{-1}) entspricht 5,844 mg NaCl.

5 Nachweise organischer Substanzen

Die organische Chemie ist die Chemie der Verbindungen des Kohlenstoffs. Dieser ist fast immer vierwertig. Kohlenstoffatome können sich untereinander über Atombindungen zu Ketten und Ringen verbinden, so dass eine große Anzahl Verbindungen unterschiedlicher Konstitution möglich ist.

Durch andere Atome oder Atomgruppen können Kohlenstoffverbindungen ganz charakteristische Eigenschaften erhalten. Man bezeichnet sie als funktionelle Atome oder funktionelle Atomgruppen:

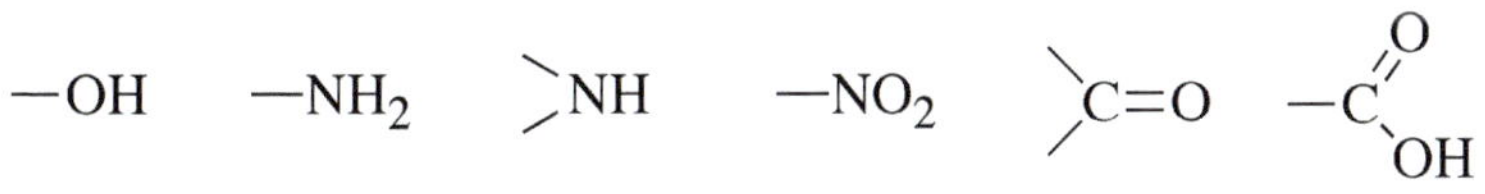

Hydroxy-gruppe	Amino-gruppe	Imino-gruppe	Nitro-gruppe	Carbonyl-gruppe	Carboxy-gruppe

Die meisten organischen Stoffe haben nichtionogenen Charakter, ihre Reaktionen verlaufen langsamer und müssen oft durch Wärmeeinwirkung oder Katalysatoren beschleunigt werden. Zu ihrer Charakterisierung werden im Prinzip zwei Wege eingeschlagen:

1. Feststellung bestimmter physikalischer Eigenschaften
2. Charakteristische chemische Reaktionen, die Substanzen mit sinnfälligen Eigenschaften (Fällung, Farbe, Geruch) oder leicht feststellbaren, physikalischen Daten ergeben

5.1 Bestimmung physikalischer Eigenschaften

Die wichtigsten physikalischen Bestimmungsmethoden sind:

- Messung der Temperaturen, bei denen Übergänge der Zustandsformen stattfinden
- Bestimmung der in einem Volumen vorhandenen Masse
- Beobachtung der Wechselwirkung des Lichtes mit der Materie
- Adsorption und Verteilung zur Trennung von Substanzen

Schmelztemperatur

Die Temperatur, bei der ein Stoff vom festen in den flüssigen Aggregatzustand übergeht, bezeichnet man als Schmelztemperatur. Diese ist für jede Verbindung charakteristisch und kann daher zu ihrer Identifizierung beitragen. Reine Substanzen haben meist ein scharfes Schmelzverhalten. Deshalb ist auch die Bezeichnung »Schmelzpunkt« gebräuchlich. Nicht alle organischen Substanzen lassen sich gut durch die Bestimmung der Schmelztemperatur identifizieren. Manche verändern sich beim Übergang von der festen in die flüssige Phase unter Verfärbung und Gasentwicklung. Man spricht dann von *Zersetzungstemperatur.* Da die Veränderung der Substanz langsam einsetzt und sich in vielen Fällen über größere Temperaturbereiche hinzieht, kann die Zersetzungstemperatur nicht als exakter physikalischer Wert angesehen werden.

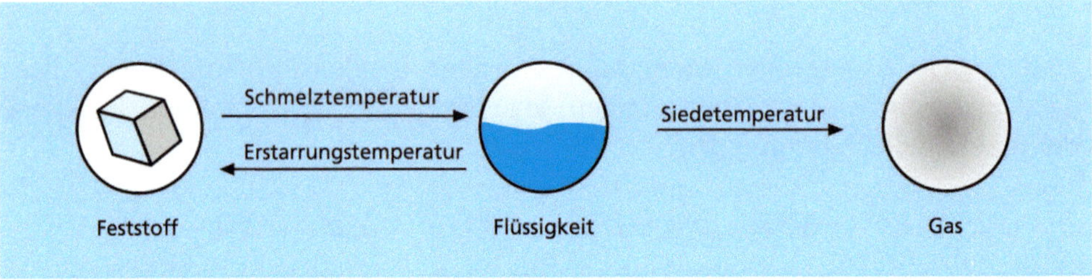

Die Schmelztemperatur kann nach verschiedenen Verfahren bestimmt werden. Dabei können für die gleiche Substanz unterschiedliche Werte erhalten werden. Man muss daher bei Angaben zur Schmelztemperatur stets das angewandte Verfahren vermerken. Das Arzneibuch beschreibt die Kapillar-Methode oder die Sofortschmelzpunkt-Methode. Außerdem sind Geräte zur automatischen Schmelzpunktbestimmung im Handel, die Kapillarröhrchen verwenden.

Kapillar-Methode

Unter der Schmelztemperatur nach der Kapillar-Methode (2.2.14) wird die Temperatur verstanden, bei der das letzte feste Teilchen einer kompakten Substanzsäule im Schmelzpunktröhrchen in die flüssige Phase übergeht (Klarschmelzpunkt).

a) Ausführung mit der im Arzneibuch beschriebenen Apparatur

Etwas, zuvor 24 Stunden lang im Vakuum über Silicagel R getrocknetes, feingepulvertes Paracetamol wird auf ein Uhrglas gestreut und von dort in ein am unteren Ende zugeschmolzenes Glasröhrchen gebracht. Als Schmelzpunktröhrchen werden Glaskapillaren aus Hartglas verwendet, von etwa 70 mm Länge, mit einer Wandstärke von 0,10 bis 0,15 mm und einem inneren Durchmesser von 0,9 bis 1,1 mm. Die richtige Füllung des Röhrchens gelingt durch vorsichtiges Aufstoßen auf eine harte Unterlage oder indem man das Röhrchen mit der Öffnung nach oben durch ein etwa 1 m langes Glasrohr senkrecht auf eine harte Unterlage fallen lässt. Dies muss so lange wiederholt werden, bis sich in dem Röhrchen am Boden eine etwa 4 mm hohe kompakte Säule Substanz befindet. Nun wird die Heizbadflüssigkeit, z. B. Silikonöl oder flüssiges Paraffin, auf etwa 158 °C, d. h. in die Nähe des voraussichtlichen Schmelzpunktes der Substanz, erhitzt. Dabei wird mit dem Rührer eine gleichmäßige Temperatur in der Heizbadflüssigkeit erreicht. Nun wird die Aufheizgeschwindigkeit auf etwa 1 °C pro Minute eingestellt, dann bis 163 °C weiter erhitzt und anschließend die an dem Thermometer befestigte Glaskapillare in die Heizbadflüssigkeit eingetaucht. Die Glaskapillare muss an dem Thermometer so angebracht sein, dass ihr unteres Ende das Thermometer berührt und die zu untersuchende Substanz sich etwa auf der Höhe des Quecksilbergefäßes befindet. Die Temperatur, bei der das letzte Substanzteilchen schmilzt, wird abgelesen. Paracetamol schmilzt bei 168 bis 172 °C.

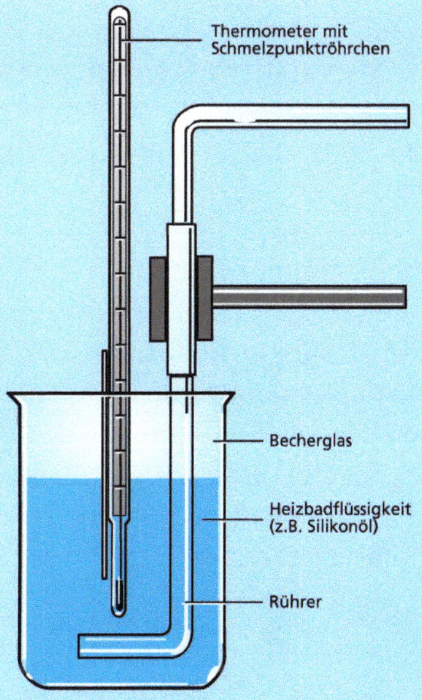

Geeignete Heizvorrichtung

VERSUCH

Zunächst wird die Apparatur nach der Abbildung ohne die Kapillare aufgebaut. Das untere Ende des Thermometers befindet sich mindestens 25 mm über dem Boden des Glasgefäßes.

b) Ausführung mit der Schmelzpunktapparatur nach Thiele[51)]

Das Gerät nach *Thiele* hat gegenüber der im Arzneibuch beschriebenen Anordnung den Vorteil, dass der Rührer entbehrlich ist, da die Heizbadflüssigkeit beim Erwärmen zu zirkulieren beginnt und damit eine gleichmäßige Durchmischung und Aufheizgeschwindigkeit erreicht wird. Es soll im Allgemeinen so erhitzt werden, dass die Temperatur 4 bis 6 °C pro Minute steigt, in der Nähe des Schmelzpunktes jedoch nur 1 bis 2 °C pro Minute. Bei unbekannten Substanzen ist es sinnvoll, einen Vorversuch zur Ermittlung des ungefähren Schmelzpunktes auszuführen.

In der Thiele-Apparatur können statt eines Schmelzpunktröhrchens auch zwei eingebracht werden; entweder mit ein und derselben Substanz, um den Schmelzpunkt in einem anderen Röhrchen zu verifizieren, oder zusätzlich mit einer Verreibung aus der zu identifizierenden Substanz mit der gleichen, aber eindeutig identifizierten

---

51) *Johannes Thiele* (1865 bis 1918), Professor für Chemie in München und Straßburg. Die Apparatur nach Thiele ist im Handel nicht mehr erhältlich.

Substanz, um den Mischschmelzpunkt zu bestimmen. Sind Reinsubstanzen mit geringen Mengen anderer Stoffe verunreinigt, so ergeben sich meist unscharfe Schmelztemperaturen und erheblich niedrigere Werte (Schmelzpunktdepressionen), sodass bei Abweichungen von einer erwarteten Schmelztemperatur auf Verwechslung oder Verunreinigung der untersuchten Substanz geschlossen werden kann.

Zur Bestimmung des *Mischschmelzpunktes* verreibt man gleiche Mengen des zu untersuchenden und des reinen bekannten Stoffes miteinander und bestimmt den Schmelzpunkt. Sind die beiden Substanzen identisch, muss der gleiche Schmelzpunkt gefunden werden, liegt der Schmelzpunkt unter dem erwarteten Wert, liegen verschiedene Stoffe vor, da der Mischvorgang dann einer gegenseitigen Verunreinigung gleichkommt. Nur wenn *isomorphe* Verbindungen vorliegen, das sind zwei chemisch verschiedene Substanzen mit gleicher Kristallstruktur, wird die Schmelztemperatur nicht erniedrigt.

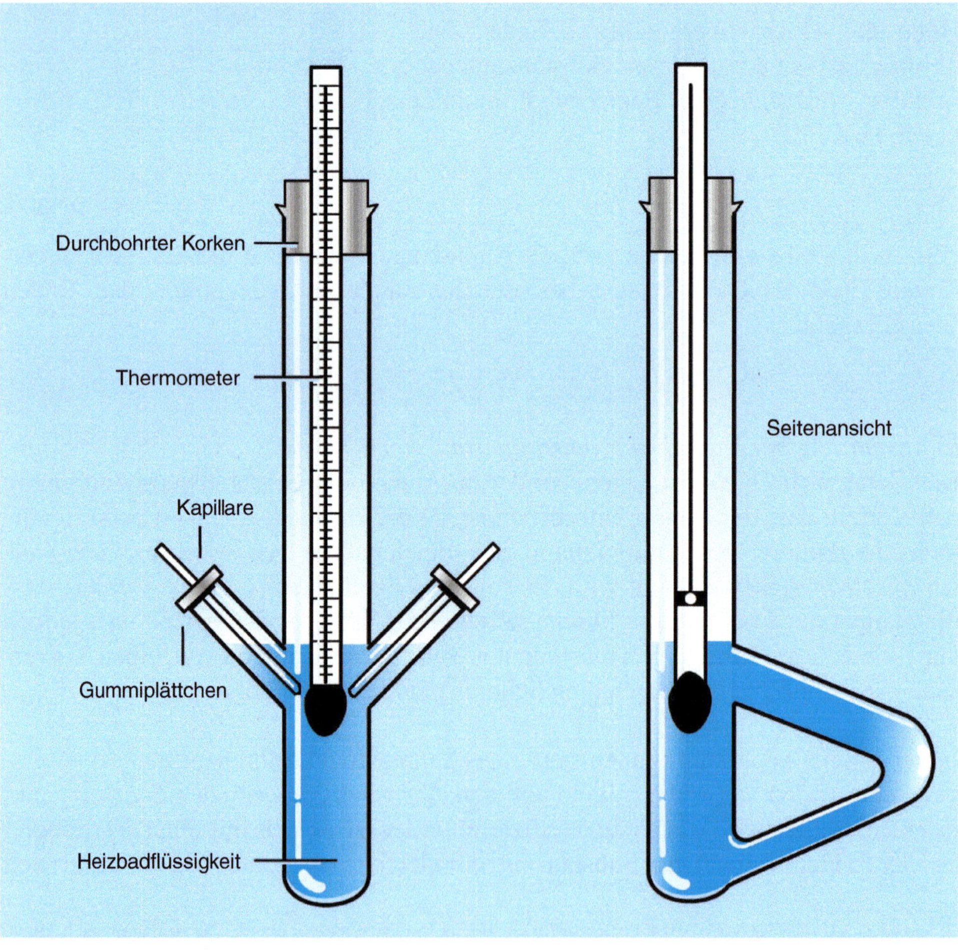

Apparatur nach Thiele

VERSUCH

Ein Thiele-Gerät wird mit Muffe und Klammer an einem Stativ befestigt und mit einer geeigneten Heizbadflüssigkeit, z. B. Siliconöl oder flüssigem Paraffin, bis kurz über die Eingänge der seitlichen Stutzen gefüllt.

Auf einer Tüpfelplatte (dient hier als »Minimörser«) wird eine kleine Menge Paracetamol mit einer etwa gleich großen Menge Benzoesäure mit einem rundgeschmolzenen Glasstab feinst verrieben. Diese Mischung wird wie im vorigen Versuch in ein Schmelzpunktröhrchen gebracht. Ein zweites Röhrchen wird mit Paracetamol beschickt. Die beiden Röhrchen werden durch ein kleines, durchstochenes Gummiplättchen in die seitlichen Stutzen so eingeführt, dass sich die Substanzproben in der Höhe des Quecksilbergefäßes des Thermometers befinden. Nun wird mit fechelnder Flamme am Bogen des Gerätes langsam erwärmt (4 bis 6 °C pro Minute) und gleichzeitig das Verhalten der beiden Proben beobachtet. Das Gemisch aus Paracetamol und Benzoesäure wird viel niedriger schmelzen als das reine Paracetamol, dessen Schmelztemperatur bei 168 bis 172 °C liegt. Es wird abgelesen, wenn die Proben klar geschmolzen sind.

Sofortschmelzpunkt-Methode

Nach der Sofortschmelzpunkt-Methode ist der Schmelzpunkt als Mittelwert zweier Temperaturen t_1 und t_2 definiert, die nach einem bestimmten Verfahren erhalten werden. Der Schmelzpunkt berechnet sich nach der Formel

$$\frac{t_1 + t_2}{2}$$

Zum Vergleich soll auch bei diesem Versuch der Schmelzpunkt des Paracetamols bestimmt werden (2.2.16). Dieses wird wie bei der Kapillar-Methode beschrieben vorher getrocknet.

VERSUCH

Zunächst wird die Apparatur nach Abbildung aufgebaut. Sie besteht aus einem Metallblock, z. B. Messing, der nicht von der Substanz angegriffen werden darf, mit guter Wärmeleitfähigkeit und einer ebenen, sorgfältig polierten Oberfläche. Der Block hat eine zylindrische Bohrung, die weit genug ist, um ein Thermometer einzuführen. Die zylindrische Bohrung ist parallel zu der polierten Oberfläche in einem Abstand von etwa 3 mm angebracht. Ein Thermometer, das den zu erwartenden Schmelzpunkt des Paracetamols von 168 bis 172 °C anzeigen kann, wird vorsichtig bis zum Anschlag in die Bohrung des Metallblocks eingeführt. Zur besseren Wärmeübertragung kann das Quecksilbergefäß mit etwas Silberwolle umwickelt werden.

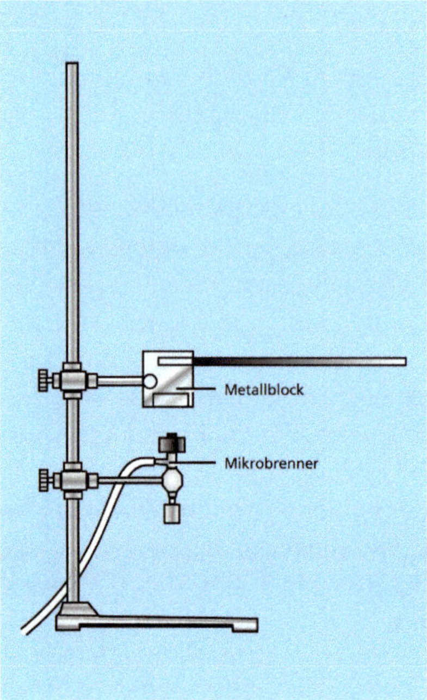

Das Thermometer muss fest sitzen. Nun wird der Block gleichmäßig mit einem Gasbrenner unter Feinregulierung auf etwa 158 °C erhitzt und dann die Aufheizgeschwindigkeit auf etwa 1 °C pro Minute eingestellt. In regelmäßigen Abständen werden einige Teilchen des gepulverten Paracetamols in Nähe des Quecksilbergefäßes des Thermometers auf den Block gestreut; dabei ist die Oberfläche nach Bedarf zu reinigen. Die Temperatur t_1 wird abgelesen, wenn die Substanz zum ersten Mal sofort schmilzt, sobald sie das Metall berührt. Das Aufheizen wird beendet. Während des Abkühlens werden einige Teilchen der Substanz in regelmäßigen Abständen auf den Block gestreut, dabei ist die Oberfläche ebenfalls nach Bedarf zu reinigen. Die Temperatur t_2 wird abgelesen, wenn die Substanz aufhört, sofort zu schmelzen, sobald sie das Metall berührt hat.

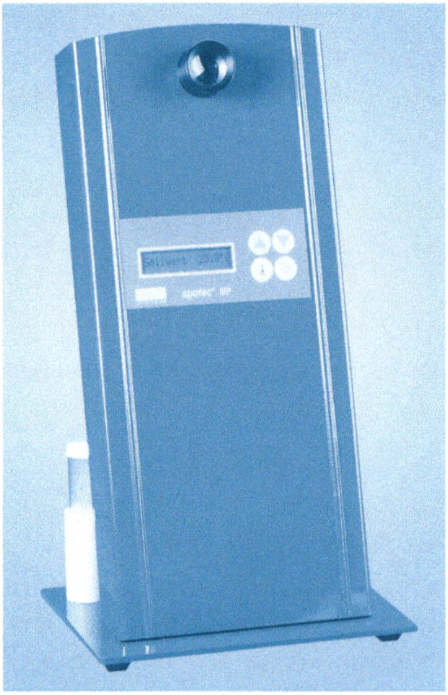

apotec®-Schmelzpunktbestimmer[52)]

Schmelzpunktbestimmung mit dem apotec®-MP-Gerät[52)]

Mit dem Gerät lassen sich die Schmelzpunkte fester Substanzen von Raumtemperatur bis 360 °C bestimmen (2.2.60).

1. Schalten Sie den *Ein-/Aus-Schalter* auf der Geräterückseite ein. Das Gerät meldet die Betriebsbereitschaft durch ein akustisches Signal. Im Display wird die aktuelle Ofentemperatur angezeigt.

2. Stellen Sie nun mit den *Tasten* »+« und »–« die gewünschte Starttemperatur ein (3 °C unter dem zu erwartenden Schmelzpunkt).
Betätigen Sie anschließend die *Taste Heizen*. Der Ofen wird jetzt auf die vorgewählte Temperatur geheizt.

---

52) WEPA Apothekenbedarf GmbH & Co KG, Am Fichtenstrauch 6–10, 56204 Hillscheid, Tel. 02624/107381, www.wepa-apothekenbedarf.de, info@wepa-apothekenbedarf.de. Der Autor dankt der Firma für die überlassenen Unterlagen.

3. Das Gerät meldet das Erreichen der eingestellten Temperatur durch ein akustisches Signal (drei gleiche Töne). Falls die Messung nach diesem Vorgang nicht fortgesetzt wird, schaltet das Gerät die Stromzufuhr zum Heizofen nach ca. 15 Minuten automatisch ab.

4. Füllen Sie nun eine Schmelz-Kapillare mit der zu prüfenden Substanz (Füllhöhe 4 bis 6 mm). Stecken Sie diese Kapillare anschließend mit der Öffnung nach oben (!) vorsichtig in eine Öffnung im Führungskopf ein, bis sie fühlbar anstößt (Sichtkontrolle durch die Lupe).

5. Betätigen Sie jetzt wieder die *Taste Heizen*. Das Gerät heizt nun mit einer Rate von 1 °C/min die Probe weiter auf.

6. Durch die Lupe beobachten Sie den Schmelzvorgang. Drücken Sie die *Taste Speichern/Drucken* sobald die Probe vollständig durchgeschmolzen ist.
Der ermittelte Schmelzpunkt wird gespeichert und, falls angeschlossen, über einen Drucker (z. B. Best.-Nr. 27 262) dokumentiert.
Der Messwert bleibt bis zur nächsten Messung erhalten und wird durch erneutes Drücken der *Taste Speichern/Drucken* im Display angezeigt.

7. Nach der Messung stellt sich im Ofen automatisch wieder die Starttemperatur ein. Die nächste Messung kann durchgeführt werden.
Das Gerät meldet das Erreichen der Temperatur durch ein akustisches Signal (drei gleiche Töne).

8. Wenn alle Messvorgänge abgeschlossen sind, schalten Sie das Gerät am *Ein-/Aus-Schalter* aus.

Erstarrungstemperatur

Als Erstarrungstemperatur oder Erstarrungspunkt bezeichnet man die Temperatur, bei der ein Stoff vom flüssigen in den festen Aggregatzustand übergeht. Ist eine Substanz bei normaler Temperatur und Atmosphärendruck flüssig, so spricht man von Gefriertemperatur oder Gefrierpunkt. Wie die Schmelztemperatur ist die Erstarrungstemperatur eine Grenztemperatur, bei welcher der flüssige und der feste Aggregatzustand nebeneinander vorliegen können.

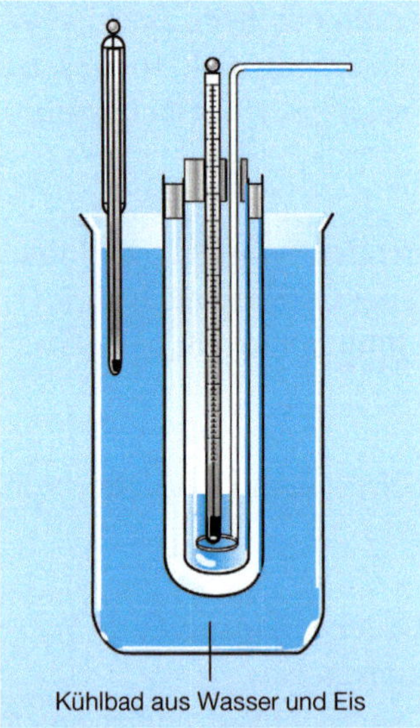

Man bestimmt die Erstarrungstemperatur in einer sich langsam abkühlenden flüssigen oder geschmolzenen Substanz. Dabei stellt man fest, dass die Temperatur in den meisten Fällen unter die zu erwartende Erstarrungstemperatur sinkt, es liegt dann eine *unterkühlte Schmelze* vor. Plötzlich zeigt sich jedoch ein geringer Anstieg der Quecksilbersäule des Thermometers, die erstarrende Verbindung gibt die latent vorhandene Schmelzwärme frei. Die während des Erstarrungsvorgangs beobachtete höchste Temperatur ist als Erstarrungstemperatur definiert. Nachdem die Substanz vollständig erstarrt ist, sinkt die Temperatur wieder ab.

Die Bestimmung der Erstarrungstemperatur soll mit Essigsäure 99 % geübt werden. Das Arzneibuch fordert für diese Substanz eine Erstarrungstemperatur von

VERSUCH

Eine Probe Essigsäure 99 % wird vorab in einem Wägegläschen im Kühlschrank zur Erstarrung abgestellt. Danach wird die Apparatur nach Abbildung des Arzneibuches zusammengesetzt. Diese besteht aus einem Reagenzglas von etwa 150 mm Länge und 25 mm Durchmesser, welches in einem anderen Reagenzglas von etwa 160 mm Länge und 40 mm Durchmesser befestigt ist. Das innere Reagenzglas ist mit einem durchbohrten Stopfen verschlossen, in welchem ein in 0,2 °C unterteiltes Thermometer von etwa 175 mm Länge so befestigt ist, dass sich das untere Ende des Quecksilbergefäßes etwa 15 mm über dem Reagenzglasboden befindet. Im Stopfen befindet sich eine Öffnung für den Rührstab aus Glas oder einem anderen geeigneten Material. Das eine Ende des Rührers ist als Ring von etwa 18 mm Durchmesser geformt und bildet mit dem Rührstab einen rechten Winkel.

In das innere Reagenzglas wird eine ausreichende Menge Essigsäure 99 % bis zum oberen Ende des Quecksilbergefäßes des Thermometers gefüllt. Seitlich wird ein zweites Thermometer zur Messung der Temperatur der Kühlflüssigkeit aus Wasser und Eis in einem 1-Liter-Becherglas angebracht. Das innere Reagenzglas wird zunächst direkt in die Kühlflüssigkeit getaucht, um so die Erstarrungstemperatur ungefähr zu bestimmen. Danach wird das innere Reagenzglas in ein 400-ml-Becherglas mit Wasser von Raumtemperatur getaucht, bis eben die letzten Kristalle verschwunden sind. Nun wird das innere Reagenzglas in das äußere Reagenzglas eingesetzt und die erstarrte Essigsäure aus dem Kühlschrank (s. oben) bereitgestellt. Die Apparatur wird in das Kühlbad getaucht. Durch Auf- und Abbewegen des Rührers wird die Essigsäure langsam abgekühlt. Sinkt die Temperatur beim Abkühlen unter 13 °C, ohne dass die Substanz erstarrt, wird der im Kühlschrank erstarrten Essigsäure ein Kriställchen entnommen und hinzugegeben. Durch diesen »Impfkristall« wird die Erstarrung bewirkt. Die beobachtete höchste Temperatur ist abzulesen.

etwa 14,8 °C. Ist die Essigsäure wasserhaltig, liegt dieser Wert niedriger. Schon 4 % Wasser setzen die Erstarrungstemperatur der Essigsäure auf etwa 10,2 °C herunter.

Siedetemperatur

Von der Oberfläche jeder Flüssigkeit werden Moleküle in den darüber befindlichen Gasraum (Verdunstung) abgegeben. Wird die Temperatur der Flüssigkeit erhöht, wird auch die Verdunstung beschleunigt. Wenn der Dampfdruck der Flüssigkeit den Luftdruck erreicht hat, beginnt das Sieden. Dabei geht die Flüssigkeit auch im Inneren in den gasförmigen Zustand über.

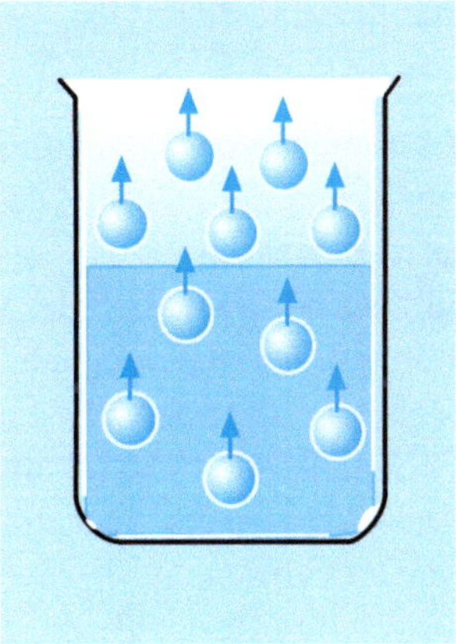

Da der Luftdruck ständig schwankt, bezieht man sich bei der Definition des Siedepunktes auf 101,3 Kilopascal (»Normalbedingung«). Der Siedepunkt ist die korrigierte Temperatur, bei der der Dampfdruck einer Flüssigkeit 101,3 kPa (= 760 Torr = 1013 mbar) erreicht hat. Die Berechung geschieht nach folgender Gleichung:

$$t_1 = t_2 + k\,(101{,}3 - b)$$

t_1 = korrigierte Temperatur
t_2 = abgelesene Temperatur beim Luftdruck b
k = Korrekturfaktor (einer Tabelle des Arzneibuches zu entnehmen)
b = Luftdruck in Kilopascal während der Bestimmung

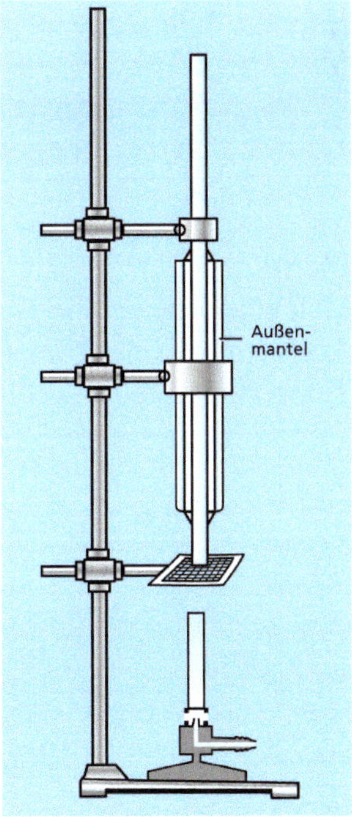

Die Siedetemperatur wird auch als Siedepunkt oder Kochpunkt (Kp) bezeichnet. Wie die Schmelztemperatur und die Erstarrungstemperatur ist die Siedetemperatur ebenfalls eine spezifische Stoffeigenschaft und kann zur Charakterisierung der Substanzen herangezogen werden. Allerdings wirken sich geringe Verunreinigungen beim Siedepunkt weniger aus als beim Schmelzpunkt. Die Abweichung ist von der Art der Verunreinigung abhängig. Verunreinigte Lösungen haben meist höhere Siedepunkte als die entsprechenden reinen Flüssigkeiten, Flüssigkeitsgemische demnach einen breiten Siedebereich.

Zur Bestimmung der Siedetemperatur sind im Arzneibuch zwei Apparaturen beschrieben. Die eine ist eine Destillationsapparatur, das andere Gerät ist ein Siederohr, mit dem auch kleine Substanzmengen bestimmt werden können. Das ist bei teuren oder giftigen Stoffen vorteilhaft. Im Praktikum soll die Bestimmung der Siedetemperatur des Ethanols 96 % mit dem Siederohr durchgeführt werden.

VERSUCH

Ein 265 mm hohes Glasrohr mit einem Durchmesser von 45 bis 50 mm und ein Gerät aus zwei koaxial[53] verbundenen Glasröhren werden mit Klammern und Muffen an einem Stativ so befestigt, dass das als Außenmantel wirkende Glasrohr etwa 50 mm höher sitzt und das Gerät zur Siedepunktbestimmung auf einem Drahtnetz steht. Das Drahtnetz hat 1 mm Maschenweite und liegt auf einem Haltering. In das innere Rohr werden ein Siedesteinchen und mit einer Messpipette 0,5 ml Ethanol 96 % gebracht. Ein Thermometer mit 0,2 °C Einteilung wird vorsichtig an einem dünnen Draht eingeführt. Die Lage des Thermometers wird durch je 3 Glasdorne in 60 und 200 mm Höhe über dem unteren Ende des inneren Rohres festgelegt.

Nunmehr wird die Flüssigkeit mit kleiner Flamme vorsichtig erhitzt, dabei soll die Flammenspitze das Drahtnetz gerade berühren. Das Ethanol fängt alsbald zu sieden an. Wenn die Dämpfe das Quecksilbervorratsgefäß erreichen, steigt der Quecksilberfaden rasch an. Da das mittlere Rohr einen wärmeisolierenden Luftmantel enthält, kondensiert sich das verdampfte Ethanol an den Wänden und fließt zurück. Von unten drängen jedoch ständig neue Ethanoldämpfe nach; so verschiebt sich der entstehende »Kondensationsring« langsam nach oben. Die Temperatur, bei der die zurückfließende Flüssigkeit die Spitze der Quecksilbersäule erreicht, wird abgelesen. Das Arzneibuch schreibt für Ethanol 96 % eine Siedetemperatur von 78,0 bis 79,0 °C vor.

Beispiel:
$t_2 = 78{,}2\ °C$
$b = 100{,}1\ kPa$
$k = 0{,}30$ (für Substanzen, die bis 100 °C sieden)
$t_1 = 78{,}2\ °C + 0{,}30\ (101{,}3 - 100{,}1)$
$t_1 = 78{,}2\ °C + 0{,}36$
$t_1 = 78{,}56\ °C$

Dichte

Man unterscheidet die »relative« und die »absolute« Dichte. Die absolute Dichte ist das Verhältnis der Masse eines Stoffes zu seinem Volumen bei einer bestimmten Tempertur t° im luftleeren Raum:

$$\rho_{t°} = \frac{\text{Masse}}{\text{Volumen}} \left[\frac{g}{ml} = \frac{g}{cm^3}\right]$$

[53] Mit gleicher Achse.

Unter »relativer Dichte« versteht man das Massenverhältnis gleicher Volumenteile der zu untersuchenden Flüssigkeit zu Wasser. Die relative Dichte ist eine dimensionslose Verhältniszahl. Als Bezugstemperatur für Wasser gelten dabei 20 °C und 4 °C, daher müssen zwei Definitionen beachtet werden:

1. Die relative Dichte d_{20}^{20} einer Substanz ist das Verhältnis zwischen der Masse eines bestimmten Volumens dieser Substanz bei 20 °C und der Masse eines gleichen Volumens Wasser bei derselben Temperatur.

2. Die relative Dichte d_{4}^{20} einer Substanz ist das Verhältnis zwischen der Masse eines bestimmten Volumens dieser Substanz bei 20 °C und der Masse eines gleichen Volumens Wasser bei 4 °C.

Absolute Dichte und relative Dichte sind stoffspezifische Größen, die bei Identitäts-, Reinheits- und auch Konzentrationsprüfungen ermittelt werden. Nach dem Arzneibuch wird die relative Dichte mit einem Pyknometer bestimmt. Pyknometer sind kleine Glasbehälter verschiedener Formen mit bekanntem Volumeninhalt. Eine häufig verwendete Form ist in der nebenstehenden Abbildung dargestellt.

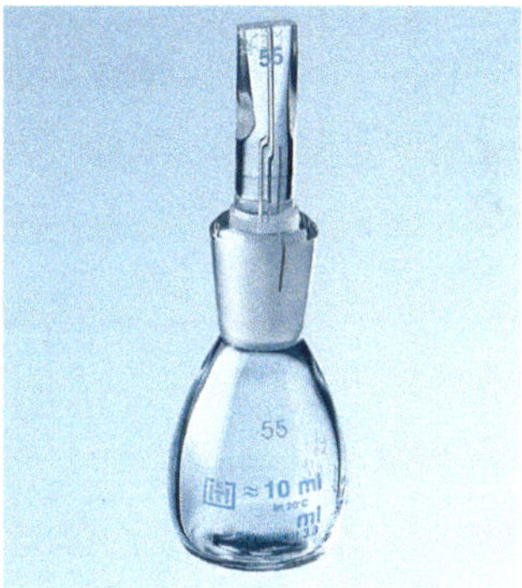

Pyknometer mit durchbohrtem Schliffstopfen

Im Praktikum soll die relative Dichte d_{20}^{20} von Ethanol 96 % bestimmt werden. Sie liegt zwischen 0,804 und 0,809.

VERSUCH

Ein geeignetes Pyknometer wird leer, mit Ethanol 96 % und danach mit Wasser von 20 °C gewogen.

Optische Drehung

Bestimmte organische Verbindungen drehen die Ebene des linear polarisierten Lichtes (= Licht, das nur in einer Ebene schwingt), sie sind *optisch aktiv*. Strukturelle Voraussetzung für diese Eigenschaft ist mindestens ein asymmetrisches Kohlenstoffatom. Darunter versteht man ein C-Atom, dessen Valenzen durch vier verschiedene Atome oder Atomgruppen besetzt sind. Dreht sich die Ebene des polarisierten Lichtes vom Standpunkt des Beobachters aus im Uhrzeigersinn, so bezeichnet man die Substanz als rechtsdrehend und kennzeichnet sie durch ein (+)-Zeichen. Linksdrehende Stoffe drehen gegen den Uhrzeiger und erhalten ein (–)-Zeichen. Liegt ein asymmetrisches Kohlenstoffatom vor, so treten stets eine rechts- und eine linksdrehende Form auf. Man spricht von *optischen Antipoden*. Diese verhalten sich wie Bild und Spiegelbild. Liegen die rechts- und die linksdrehende Form einer Verbindung in einem Gemisch in gleicher Konzentration vor, so heben sich die Drehungswinkel auf oder fast auf. Man nennt ein solches Gemisch ein *Razemat* (s. Seite 152).

Die Zuordnung der Konfiguration (= Bezeichnung für die räumliche Anordnung der Atome oder Atomgruppen um ein asymmetrisches Kohlenstoffatom) geschieht nach zwei Systemen:

1. *D,L-System*
   Bei diesem System bezieht man sich auf Glycerolaldehyd und unterscheidet D- und L-Formen. Im D,L-System werden die Verbindungen so hingeschrieben, dass das C-Atom mit der höchsten Oxidationsstufe oben steht. Zur Berechnung der Oxidationszahlen von organischen Verbindungen gelten folgende Regeln: H ist immer + 1, O ist −2. Da zwischen zwei C-Atomen kein Elektronegativitätsunterschied besteht, zählen Elektronen, die an C−C-Bindungen beteiligt sind, nicht. Jedes C-Atom wird isoliert betrachtet. Die Summe der Wertigkeiten dieser »C-Einheiten« muss Null ergeben.

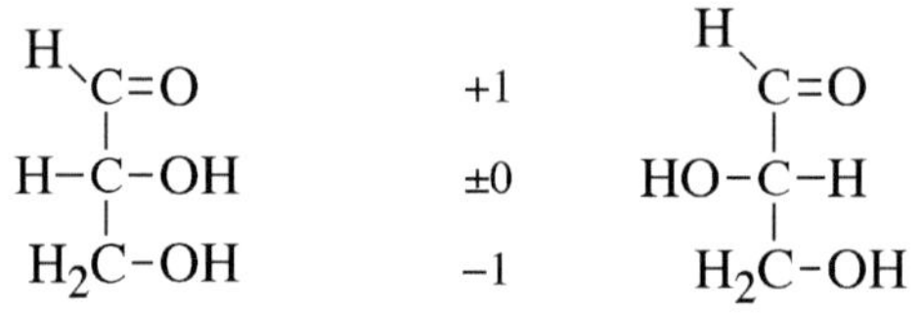

D-Glycerolaldehyd C L-Glycerolaldehyd

Oxidationsstufen der C-Atome

   Eine Substanz, deren Konfiguration am untersten asymmetrischen C-Atom der des D-Glycerolaldehyds entspricht, erhält die Bezeichung »D«, gleichgültig ob sie die Ebene des polarisierten Lichtes nach rechts oder links dreht. Ebenso verhält es sich mit dem Symbol »L«: Das unterste Asymmetriezentrum muss dem L-Glycerolaldehyd entsprechen.

2. *R,S-System*
   Dieses von *Cahn, Ingold* und *Prelog* eingeführte System verwendet anstelle von D- und L- die Symbole (R) und (S)[54]. Die Grundidee dieser Bezeichnungsweise besteht darin, dass man den Substituenten am asymmetrischen C-Atom eine bestimmte Rangordnung gibt, und den Substituenten mit der niedrigsten Priorität räumlich rückwärts gerichtet legt. Dadurch ist die räumliche Anordnung der Atome oder Atomgruppen festgelegt. R-Form bedeutet nun fallende Priorität in Richtung des Uhrzeigers, S-Form ist fallende Priorität entgegen dem Uhrzeigersinn.

---

54) rectus = rechts; sinister = links (lat.).

Zur Messung der optischen Drehung
Die optische Aktivität wird im Polarisationsapparat bestimmt. Dieses Gerät besteht aus einem *Polarisator* (Erzeuger des polarisierten Lichtes) und aus einem *Analysator* (dient zur Messung der Drehung). Zwischen Polarisator und Analysator befindet sich in einem Polarisationsrohr die optisch aktive Substanz. Der Drehungswinkel ist von der Konzentration, der Länge der durchstrahlten Schicht, dem Lösemittel, der Lichtquelle und der Temperatur abhängig. Zur Charakterisierung optisch aktiver Substanzen lässt das Arzneibuch die *spezifische Drehung* bestimmen. Diese wird für Flüssigkeiten und für gelöste Substanzen angegeben.

Die *spezifische Drehung* $[\alpha]_D^{20}$ einer *Flüssigkeit* ist definiert durch den Drehungswinkel α, ausgedrückt in Grad (°) des Winkels, um den sich die Polarisationsebene bei der Wellenlänge der D-Linie des Natriumlichtes ($\lambda = 589{,}3$ nm) dreht, gemessen bei 20 °C in der zu untersuchenden Flüssigkeit, bezogen auf eine Schichtdicke von 1 Dezimeter und geteilt durch die Dichte, ausgedrückt in Gramm je Kubikzentimeter.

Berechnung: $$[\alpha]_D^{20} = \frac{\alpha}{l \cdot \rho_{20}}$$

α = Drehungswinkel, gemessen bei 20 °C
D = D-Linie des Natriumlichtes ($\lambda = 589{,}3$ nm)
l = Länge des Polarimeterrohres in dm
ρ_{20} = Dichte der Flüssigkeit bei 20 °C

Die *spezifische Drehung* $[\alpha]_D^{20}$ einer *gelösten Substanz* ist definiert durch den Drehungswinkel α, ausgedrückt in Grad (°) des Winkels, um den sich die Polarisationsebene bei der Wellenlänge der D-Linie des Natriumlichtes ($\lambda = 589{,}3$ nm) dreht, gemessen bei 20 °C in einer Lösung der zu untersuchenden Substanz, bezogen auf eine Schichtdicke von 1 Dezimeter und eine Konzentration von 1 Gramm Substanz je Milliliter. Die spezifische Drehung einer festen Substanz gilt immer für ein bestimmtes Lösemittel und eine gegebene Konzentration.

Berechnung: $$[\alpha]_D^{20} = \frac{100 \cdot \alpha}{c \cdot l}$$ c = Konzentration in g/100 ml

VERSUCH

2,500 g Menthol werden in Ethanol 96 % R zu 25,0 ml gelöst. Die spezifische Drehung wird in einem geeigneten Polarimeter bestimmt. Sie muss zwischen –48 und –51 ° liegen. Der gleiche Versuch wird mit razemischem Menthol durchgeführt. Die spezifische Drehung muss jetzt zwischen –0,2 und +0,2 ° liegen.

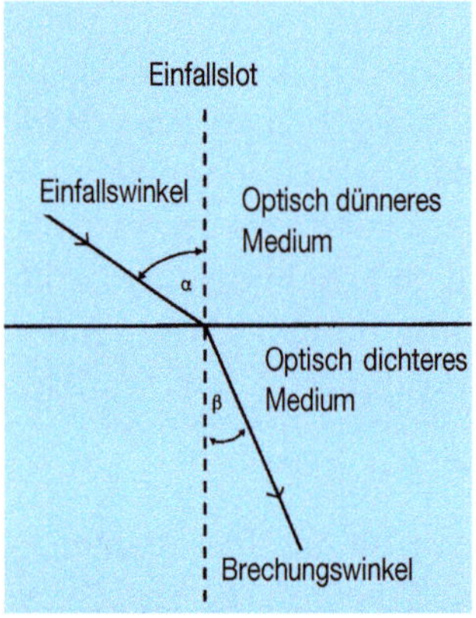

Brechungsindex

Licht breitet sich in verschiedenen Stoffen, z. B. Luft, Wasser, Glas, mit unterschiedlicher Geschwindigkeit aus. Geht Licht von einem Medium in ein anderes Medium über, so erfährt es eine Richtungsänderung. Man sagt, das Licht wird gebrochen, und bezeichnet den Vorgang als Lichtbrechung oder *Refraktion*. Tritt Licht von optisch dünnerem Medium, z. B. Luft, in optisch dichteres, z. B. Wasser, ein, wird es zum Einfallslot hin gebrochen, tritt es von optisch dichterem in optisch dünneres Medium ein, wird es vom Einfallslot weg gebrochen.

Unter dem Brechungsindex n einer Substanz, bezogen auf Luft, wird das Verhältnis des Sinus des Einfallswinkels α eines Lichtstrahls in Luft zu dem Sinus des Refraktionswinkels β des gebrochenen Strahls in dem gemessenen Medium verstanden.

$$n = \frac{\sin \alpha}{\sin \beta}$$

Der Brechungsindex ist von der Wellenlänge des verwendeten Lichtes und der Temperatur abhängig. Er wird meist bei 20 °C bestimmt und auf die D-Linie des Natriumlichtes (n_D^{20}) bezogen. Zur Bestimmung des Brechungsindexes dienen Refraktometer. Als Einführung sollen zwei Messungen durchgeführt werden. Zuerst wird der Brechungsindex von Eucalyptusöl bestimmt. Diese Methode ist als Reinheitsprüfung in der entsprechenden Arzneibuchmonographie vorgeschrieben.

Sollte das Refraktometer keinen Thermostaten haben, der die Messtemperatur auf 20 ± 0,5 °C einstellt, kann der Brechungsindex aus dem bei einer anderen Temperatur gemessenen Wert mit den Korrekturfaktoren der Anlage O des Deutschen-Arzneimittel-Codex (DAC) genau errechnet werden.

VERSUCH

Die Bestimmung des Brechungsindexes von Eucalyptusöl wird mit einem Abbé-Refraktometer vorgenommen. Nur mit dem Abbé-Gerät lassen sich drei Stellen nach dem Komma genau bestimmen, da vier Stellen abgelesen werden können. Der bei 20 °C gefundene Wert muss zwischen 1,458 und 1,470 liegen.

Mit dem Brechungsindex lässt sich z. B. auch Glycerol von einer Glycerol-Wasser-Mischung schnell unterscheiden, da der Brechungsindex mit zunehmendem Wassergehalt abnimmt.

VERSUCH

Von Glycerol wasserfrei und Glycerol 85 % werden die Brechungsindizes bestimmt. Für Glycerol ergibt sich 1,470 bis 1,475, für Glycerol 85 % 1,449 bis 1,455.

Lichtabsorption

Elektromagnetische Wellen der Wellenlängen 400 bis 750 nm werden als sichtbares Licht bezeichnet. Unterhalb 400 nm liegt der ultraviolette Bereich, über 750 nm der infrarote Teil des Spektrums. Tritt Licht durch Materie hindurch, kommt es zu einer Wechselwirkung mit den Materiemolekülen, deren Folge eine Schwächung der Lichtintensität ist: Licht wird absorbiert.

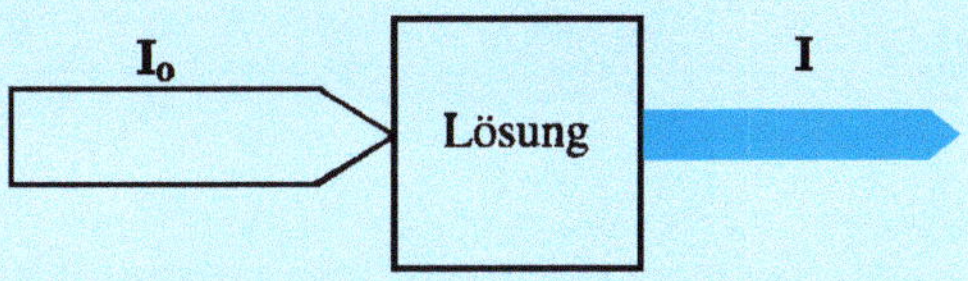

I_0 = Intensität des eingestrahlten, monochromatischen Lichtes

I = Intensität des ausgestrahlten, monochromatischen Lichtes

Den Quotienten aus austretender Lichtintensität (I) und eintretender Lichtintensität (I_0) bezeichnet man als optische Durchlässigkeit oder *Transmission T* (1). Der dekadische Logarithmus der reziproken Transmission bei monochromatischem Licht wird *Absorption A* genannt (2).

$$T\,[\%] = \frac{I}{I_0} \cdot 100 \tag{1}$$

$$A = \log_{10}\left(\frac{1}{T}\right) = \log_{10}\left(\frac{I_0}{I}\right) \tag{2}$$

Die Lichtabsorption ist abhängig von der Anzahl der Teilchen, mit denen das Licht in Berührung kommt. Die Zahl der absorbierenden Teile wird durch die Konzentration c und die Schichtdicke b bestimmt. Einmolare Lösungen verschiedener Substanzen werden bei 1 cm Schichtdicke unterschiedliche Absorptionen verursachen. Durch Einführung des molaren Absorptionskoeffizienten ε erhält man folgende Gleichung (Lambert-Beersches Gesetz) (3). Der Vergleich der Dimensionen zeigt, dass A dimensionslos ist.

$$A = \varepsilon \cdot c \cdot b \tag{3}$$

ε = molarer Absorptionskoeffizient $[l \cdot mol^{-1} \cdot cm^{-1}]$
c = molare Konzentration $[mol \cdot l^{-1}]$
b = Schichtdicke [cm]

In der pharmazeutischen Analytik wird aus praktischen Gründen auch die *spezifische Absorption* $A^{1\%}_{1cm}$ verwendet. Die spezifische Absorption einer gelösten Substanz ist die Absorption einer 1-prozentigen Lösung (m/V), in einer Schichtdicke von 1 cm und bei einer bestimmten Wellenlänge gemessen. Die Dimension ist $[ml \cdot g^{-1} \cdot cm^{-1}]$. Es liegt also eine Konventionsgröße vor, die von der Molekülmasse unabhängig ist. Für den Zusammenhang mit dem molaren Absorptionskoeffizienten gilt:

$$A_{1\,cm}^{1\%} = \frac{10\,\varepsilon}{M_r}$$

M_r = Relative Molekülmasse

Im Praktikum soll eine einfache Absorptionsmessung vorgenommen werden, wie sie das Arzneibuch bei der Reinheitsprüfung von Fructose durchführen lässt. Fructose (s. Seite 174) kann sich besonders durch Säure zu 5-Hydroxymethyl-furfural zersetzen, welches im UV-Licht bei 284 nm besonders stark absorbiert, sodass erhöhte Absorptionswerte bei dieser Wellenlänge auf Zersetzung der Fructose schließen lassen.

VERSUCH

10,0 g Fructose werden in Wasser R zu 100 ml gelöst. 5 ml dieser Lösung werden mit 5 ml Wasser R verdünnt. Die Absorption wird in einem geeigneten Spektrophotometer bei einer Schichtdicke von 1 cm und bei 284 nm gegen Wasser R gemessen. Bei reiner Fructose darf die Absorption höchstens 0,32 betragen.

Dünnschichtchromatographie

Heute versteht man unter Chromatographie[55] verschiedene Methoden zur Trennung von Substanzen sowie ihre anschließende Identifizierung. Von den verschiedenen chromatographischen Verfahren eignet sich für das Apothekenlaboratorium besonders die Dünnschichtchromatographie (DC), die mit wenig apparativem Aufwand auskommt: eine Trägerplatte mit dem Sorptionsmittel (stationäre Phase) und eine verschließbare Chromatographiekammer, die ein Fließmittel (mobile Phase) enthält.

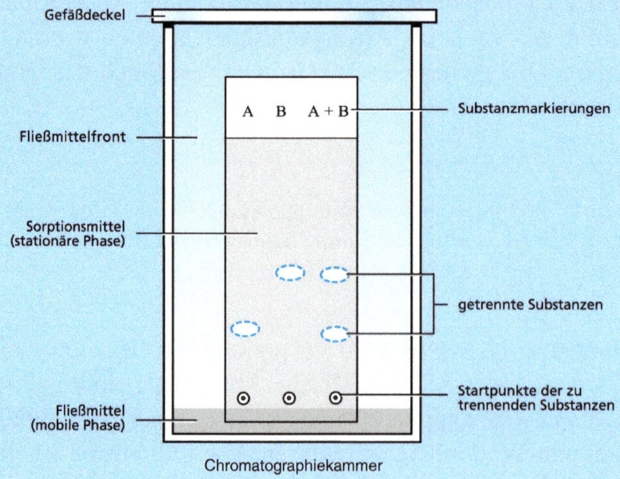

[55] chroma = Farbe, graphein = schreiben (griech.).

Auf die Trägerplatte werden Substanzen aufgebracht und anschließend wird die Platte in das Fließmittel gestellt. Durch die Kapillarkräfte steigt die mobile Phase in der stationären Phase auf und wird an den aufgetragenen Stoffen vorbeigeführt. Diese werden verschieden schnell von der mobilen Phase mitgeführt und somit je nach Adsorptionsfähigkeit der Substanzen in Zonen oder Flecken unterschiedlicher Lage getrennt. Dieser Prozess wird auch als »Entwickeln des Chromatogramms« bezeichnet. Nachdem das Fließmittel genügend hoch in der Trägersubstanz aufgestiegen ist, wird die Platte aus dem Chromatographiegefäß herausgenommen. Die Abbildung auf Seite 138 zeigt das Prinzip der Dünnschichtchromatographie.

Die Chromatographie beruht im Wesentlichen auf zwei physikalisch-chemischen Vorgängen: Adsorption und Verteilung.

Adsorption ist die reversible Bindung eines Stoffes an eine andere Substanz. Trägt man mit einer Kapillare auf das Sorptionsmittel gelöste Substanzen auf, so werden diese zunächst adsorbiert. Fließt nun die mobile Phase als Kapillarstrom über diese Punkte hinweg, so werden die Teilchen, je nach Adsorption an der stationären Phase durch das Fließmittel verschieden weit mitgeschwemmt. Je länger ein Teilchen im Durchschnitt adsorbiert bleibt, umso langsamer läuft es aufwärts. Die unterschiedlichen zwischenmolekularen Kräfte der in der mobilen Phase gelösten Teilchen und der Teilchen der stationären Phase sind die Ursache für das unterschiedliche Adsorptionsverhalten.

Neben Adsorption spielen auch Verteilungsvorgänge bei chromatographischen Abläufen eine Rolle. Von *Verteilung* spricht man, wenn sich ein Stoff in zwei kaum mischbaren Lösemitteln verteilt. Bei der Dünnschichtchromatographie kann man sich das so vorstellen, dass die einzelnen Trägerpartikel des Sorptionsmittels von einem kleinen Flüssigkeitsfilm umgeben sind.

Bildet z. B. Wasser den Flüssigkeitsfilm, so wird die Hülle je nach Trocknungsgrad des Sorptionsmittels verschieden dick sein. Das Wasser ist also Bestandteil der stationären Phase. Wandert nun die mit der stationären Phase nicht oder nur teilweise mischbare mobile Phase über die Platte hinweg, so verteilen sich die zu trennenden Stoffe entsprechend ihrer Löslichkeit in den beiden Phasen. Es bildet sich ein Lösungsgleichgewicht, das jedoch durch die ständige Wanderung der mobilen Phase immer wieder gestört wird. Je größer die Löslichkeit einer Substanz in der mobilen Phase ist, desto größer wird die Wanderungsgeschwindigkeit sein. Die beiden Trennmechanismen Adsorption und Verteilung überlagern sich häufig, sodass der eine oder der andere Effekt überwiegen kann.

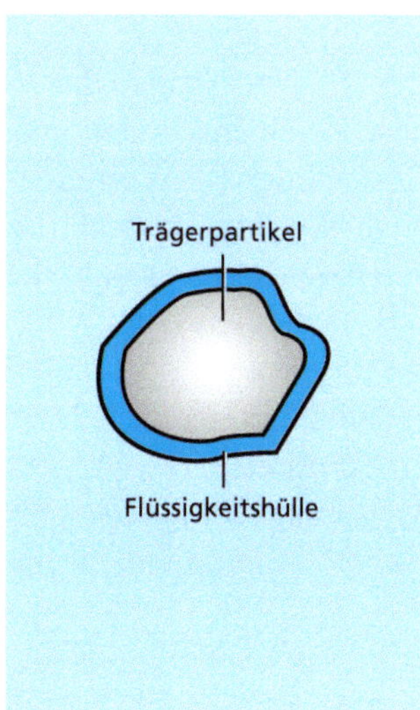

Auswertung des Chromatogramms
Zur Auswertung des chromatographischen Ergebnisses muss die aus dem Chromatographiegefäß entnommene Platte in horizontaler Lage zunächst getrocknet werden. (Vorsicht bei gesundheitsschädlichem Fließmittel! Abzug!)

Bei farbigen Substanzen ist die direkte Beurteilung der Trennung möglich. Farblose Verbindungen kann man häufig durch Betrachtung des Chromatogramms im UV-Licht identifizieren. Für solche Fälle eignet sich die Verwendung einer mit einem Fluoreszenzindikator präparierten Trägermasse, die im UV-Licht fluoresziert. Die aufgetragenen Stoffe erscheinen dann durch Fluoreszenzlöschung als nicht fluoreszierende Flächen auf fluoreszierendem Untergrund.

Eine andere Auswertung besteht darin, dass die zunächst nicht sichtbaren Flecken mit Reagenzien zu sichtbaren Verbindungen umgesetzt werden. Dieser Vorgang wird als *Detektion* des Chromatogramms bezeichnet. Experimentell wenig aufwendig ist z. B. der Nachweis mit Ioddampf. Dazu stellt man die entwickelte Platte in eine Kammer mit einigen Iodkristallen. Der entstehende Ioddampf gibt mit vielen organischen Substanzen gelbe bis braune Flecken.

Auch andere Dämpfe können eingesetzt werden. So wird im Arzneibuch bei der chromatographischen Identitätsprüfung von Javanischer Gelbwurz Ammoniakdampf zur Detektion verwendet. Häufiger ist jedoch der Gebrauch von Sprühreagenzien, mit denen die aufgetrennten Stoffe zu farbigen Verbindungen reagieren.

Zur Reproduktion der qualitativen Auswertung hat man den Rf-Wert[56] eingeführt:

$$\mathrm{Rf} = \frac{\text{Entfernung des Fleckmittelpunktes vom Startpunkt in cm}}{\text{Entfernung der Fließmittelfront vom Startpunkt in cm}}$$

Der Rf-Wert ist also das Verhältnis von zwei Wanderungsstrecken, das stets kleiner oder gleich eins und dimensionslos ist. Der Wert hat zwei Stellen nach dem Komma. Obwohl der Rf-Wert eine charakteristische Stoffkonstante ist, kann man ihn nicht ohne Weiteres, wie z. B. einen Schmelzpunkt, zur Identifizierung der Substanzen heranziehen, da er von vielen Bedingungen abhängig ist. Folgende Faktoren beeinflussen den Rf-Wert:

1. Fließmittel
2. Sorptionsmittel (Art, Korngröße, Schichtdicke)
3. Kammersättigung

56) retention factor (engl.) bedeutet etwa Rückhaltewert.

4. Untersuchungslösung (Konzentration, aufgetragene Probemenge)
5. Länge der Laufstrecke
6. Temperatur
7. Relative Luftfeuchtigkeit

Fließmittel
Wesentlich ist die Auswahl des richtigen Fließmittels. Eine adsorbierte Substanz wird von verschiedenen Fließmitteln unterschiedlich von dem festen Adsorbens eluiert[57]. Ordnet man gebräuchliche Lösemittel nach ihrer Elutionswirkung, so ergibt sich folgende *eluotrope Reihe*:

Zunahme der eluierenden Wirkung ↓

Petroläther
Benzin
Cyclohexan
Tetrachlorkohlenstoff
Diethylether
Chloroform
Dichlormethan
Aceton
Essigsäureethylester
Ethanol
Methanol
Wasser
Eisessig (Essigsäure 98 %)

Die Zunahme der eluierenden Wirkung geht einher mit ansteigender Polarität der Lösemittel. Petroläther ist unpolar und lipophil, Eisessig dagegen polar und hydrophil. Mischt man verschiedene Lösemittel, so lassen sich beliebige Abstufungen der Elutionswirkung erzielen. So ist z. B. ein Gemisch aus Chloroform und Methanol (9 + 1 Volumenteile) zwischen Essigsäureethylester und Aceton einzuordnen. Als Faustregel gilt: Polare Stoffe werden mit polaren Fließmitteln chromatographiert.

Ein Fließmittel ist für eine Substanz geeignet, wenn der Rf-Wert im mittleren Bereich liegt. Ungeeignete Laufmittel ergeben etwa das linke auf Seite 142 stehende Chromatogramm.

Die Fließmittelkomponenten werden als Volumenteile (V/V) angegeben. Sie können genügend genau in Messzylindern abgemessen werden. Ein Fließmittel muss frisch hergestellt werden und darf nicht mehrmals verwendet werden, da sich seine Zusammensetzung durch Adsorption und auch durch Verdunstung ändert.

[57] eluere = herauslösen (lat.).

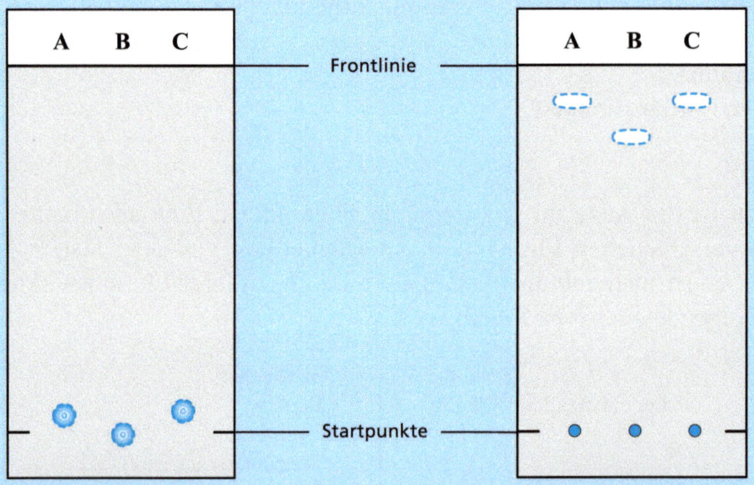

Die Substanzen verbleiben auf dem Startpunkt oder in der Nähe des Startpunktes

Die Substanzen laufen zu weit und befinden sich zu sehr an der Frontlinie

Sorptionsmittel

Als Sorptionsmittel werden am häufigsten Kieselgel, Kieselgur oder Aluminiumoxid verwendet. Im Arzneibuch sind verschiedene Typen des Kieselgels und Kieselgurs aufgeführt, die durch zusätzliche Indexbuchstaben gekennzeichnet werden. So bedeutet »G«, dass das Kieselgel etwa 13 % Gips (Calciumsulfat-Hemihydrat, ($CaSO_4 \cdot 0{,}5\,H_2O$)) als Bindemittel enthält. »H« steht für »ohne artfremde Bindezusätze«. »F_{254}« weist auf einen Gehalt von etwa 1,5 % eines Fluoreszenzindikators mit intensiver Anregung der Fluoreszenz bei 254 nm hin. Bei manchen Handelspräparaten sind vor den Indexbuchstaben noch Zahlen aufgeführt, z. B. Kieselgel 60 F_{254}. Diese Zahlen geben die Porengröße in Ångström[58] an. Die *Trägerplatten* bestehen in der Regel aus Glas, Kunststoff- oder Aluminiumfolie.

Sowohl im Unterricht als auch im Apothekenlaboratorium werden heute vorzugsweise im Handel erhältliche Fertigplatten oder -folien verwendet, die selbst hergestellten Platten überlegen sind und Ergebnisse besser reproduzierbar machen. Will man im Praktikum dennoch DC-Platten selbst beschichten, so sollte das nach der folgenden Vorschrift des Arzneibuches geschehen:

Eine homogene Suspension der stationären Phase wird mit einem geeigneten Gerät auf den sorgfältig gereinigten Platten in einer Schichtdicke von 0,1 bis 0,3 mm ausgestrichen. Die beschichteten Platten werden zunächst an der Luft getrocknet und anschließend 1 Stunde lang im Trockenschrank bei 100 bis 105 °C erhitzt. Unmittelbar vor der Verwendung wird an den beiden Längsseiten der Platte, in Streichrichtung und senkrecht zur vorgesehenen Startlinie, ein schmaler Streifen der stationären Phase entfernt.

[58] 1 Å = 10^{-7} mm.

Kammersättigung
Das Arzneibuch schreibt in der Regel vor, dass das Chromatogramm in einer »gesättigten« Kammer entwickelt werden soll. Dazu wird die Kammer mit Filtrierpapier ausgekleidet, welches mit der mobilen Phase befeuchtet worden ist. Die Kammer sättigt sich auf diese Weise schneller mit den Fließmitteldämpfen. Während des Entwicklungsvorgangs darf die Kammer nicht geöffnet werden.

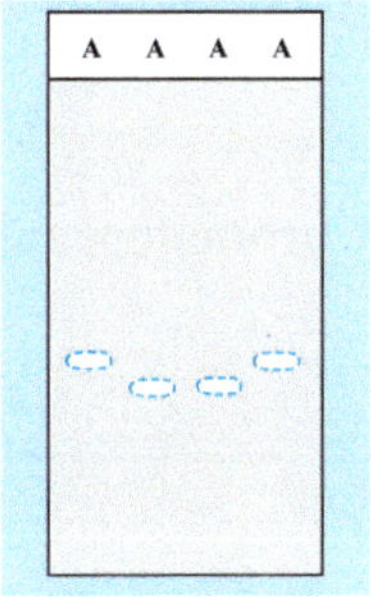

Ist die Kammer nicht ausreichend gesättigt, so kann die Durchflussmenge am Rande der DC-Platte größer sein als in der Mitte, da das Fließmittel dort stärker verdunstet. Die Substanzen haben dann an den Rändern größere Rf-Werte (»Randphänomen«).

Untersuchungslösung
Das zur Herstellung der Lösung verwendete Lösemittel muss absolut rein sein, da Verunreinigungen das chromatographische Resultat beeinträchtigen. Die Probelösungen sollen verschlossen aufbewahrt werden, da sich durch Verdunstung des Lösemittels die Konzentration ändern kann. Im Allgemeinen verwendet man Konzentrationen zwischen 0,1 und 3 %. Ist die Lösung zu konzentriert, wird die Trennkapazität der Platte überfordert und man erhält etwa nebenstehendes Bild (»Schwanzbildung«).

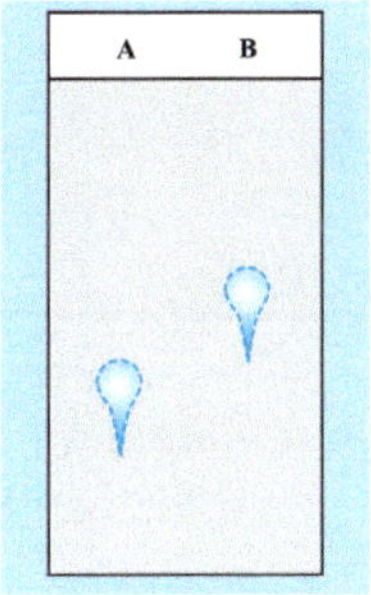

Temperatur
Der Einfluss der Temperatur wird besonders dann deutlich, wenn die Kammer einseitig erwärmt oder abgekühlt wird. So können ein in der Nähe brennender Bunsenbrenner, direkte Sonneneinstrahlung oder starker Luftzug (Abzug!) innerhalb der Kammer Temperaturdifferenzen erzeugen, die dann ein schiefes Entwicklungsbild ergeben (»Schrägphänomen«).

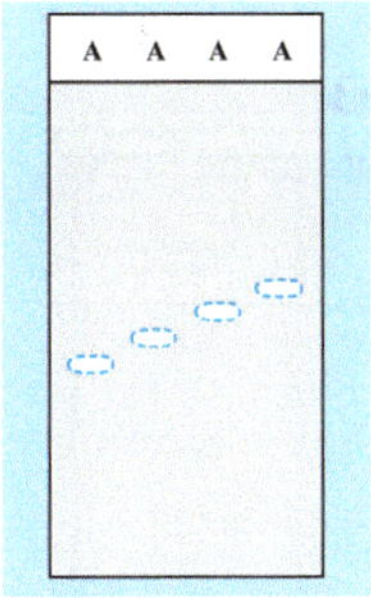

Länge der Laufstrecke
Die Länge der Laufstrecke hat ebenfalls Einfluss auf Rf-Wert und Trenneffekt, sodass bei Vielkomponentengemischen, z. B. Naturstoffen, oft größere Platten eingesetzt werden müssen.

Relative Luftfeuchtigkeit
Obwohl die aus der Luft stammenden Wassermoleküle an der Sorptionsschicht für den chromatographischen Prozess von Bedeutung sind, wird dieser Faktor im Allgemeinen nicht berücksichtigt. Es kann davon ausgegangen werden, dass sich auf einer üblichen DC-Platte mit einer 0,25 mm Schicht innerhalb weniger Minuten die gleiche Luftfeuchtigkeit wie im Raum einstellt.

MERKE

Der Rf-Wert ist das Resultat einer Konventionsmethode und eine von vielen Bedingungen abhängige Größe. Es müssen daher alle Versuchsbedingungen angegeben werden und der Vergleich mit einer authentischen Substanz vorgenommen werden.

Chromatographie von Acetylsalicylsäure und Paracetamol

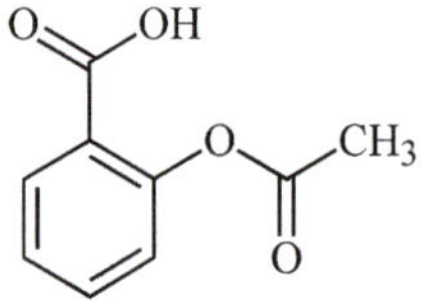

Acetylsalicylsäure

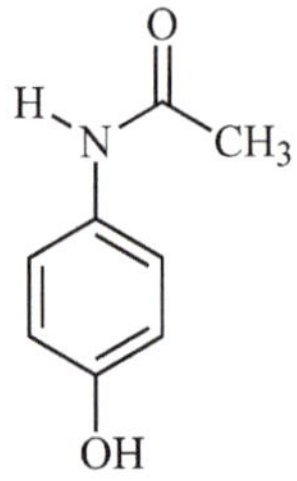

Paracetamol

VERSUCH

Bereitung des Fließmittels

Dichlormethan R	9,0 ml
Aceton R	0,5 ml
Ameisensäure, wasserfreie R	0,5 ml

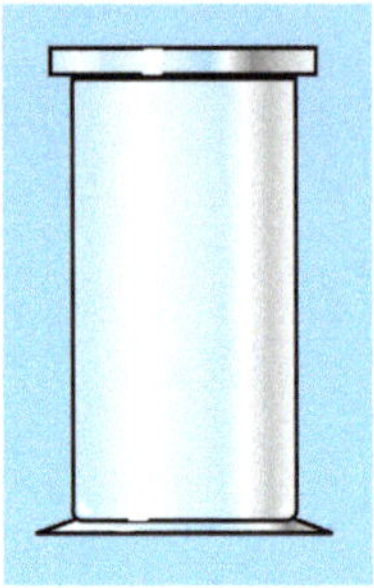

Vorbereitung der Chromatographiekammer
Als Chromatographiekammer wird ein Rundglas (Höhe etwa 10 cm, Durchmesser etwa 7 cm) mit Deckel bereitgestellt.

Ein Filtrierpapier (10 × 18 cm) wird so eingelegt, dass es am Rande des Gefäßes anliegt. Es verbleibt ein Beobachtungsspalt von etwa 2 cm. Nun wird das Fließmittelgemisch in das Gefäß gegossen, sodass das Filtrierpapier langsam durchfeuchtet wird. Die Atmosphäre im Gefäß ist nach etwa 30 Minuten gesättigt. Erst danach darf die DC-Platte eingelegt werden.

Bereitung der Probelösungen
1. 0,3-prozentige Lösung von Acetylsalicylsäure in Methanol R
2. 0,l-prozentige Lösung von Paracetamol in Methanol R
3. Mischung aus gleichen Volumenteilen von 1 und 2

Vorbereitung der DC-Platte
Eine DC-Fertigplatte (Glas) Kieselgel 60 F_{254} mit der Größe 5 × 10 cm und mit einer Schichtdicke von 0,25 mm (Firma E. Merck, Darmstadt) wird mit einem Bleistift in 1 cm Abstand über dem unteren Rand rechts und links mit etwa 2 mm

langen Strichen versehen (Startmarkierungen). Auf der Linie dazwischen werden bei 15, 25 und 35 mm nun drei Punkte angedeutet. Nun werden in 1 cm Abstand von der oberen Kante seitlich etwa 2 mm lange Striche gezogen (Frontmarkierungen). Oben auf der Platte werden die Buchstaben A (für Acetylsalicylsäure), P (für Paracetamol) und A + P (für das Gemisch) geschrieben. Die Buchstaben sollen senkrecht über den Startmarkierungspunkten stehen. Bei allen Markierungsarbeiten darf die Beschichtung der DC-Platte nicht beschädigt werden.

Auftragen der Probelösungen
Auf die so vorbereitete Platte werden mit Glaskapillaren (Länge 100 mm, Außendurchmesser 1,00 mm, Wandstärke 0,10 mm) je 2 Tropfen auf die Startpunkte entsprechend der Buchstabenmarkierung vorsichtig aufgetragen. Für jede Lösung wird dabei eine eigene Kapillare verwendet. Die Kapillare wird beim Auftragen senkrecht gehalten und nach jedem Tropfen kurz gewartet, bis das Lösungsmittel verdunstet ist, sodass die Fleckengröße möglichst klein bleibt (Durchmesser höchstens 4 mm). Je kleiner der Startfleck bleibt, umso besser ist der Trenneffekt. Es muss immer so aufgetragen werden, dass die Startpunkte stets oberhalb des Niveaus der mobilen Phase liegen.

Entwicklung des Chromatogramms
Die vorbereitete DC-Platte wird vertikal so in die Kammer gestellt, dass durch den Beobachtungsspalt das Aufsteigen des Fließmittels verfolgt werden kann. Das Gefäß darf während des Chromatographievorgangs nicht geöffnet oder bewegt werden. Hat das Fließmittel nach etwa 12 bis 15 Minuten die Frontmarkierungen erreicht, wird die Platte herausgenommen, die Fließmittelfront mit Bleistift schnell und sauber nachgezogen und danach in horizontaler Lage im Abzug getrocknet. Eine exakt nachgezeichnete Frontlinie ist die Voraussetzung für die richtige Berechnung der Rf-Werte.

Auswertung des Chromatogramms
Die Platte wird unter UV_{254}-Licht betrachtet. Da die DC-Platte mit einem fluoreszierenden Indikator imprägniert ist, sind UV-Licht absorbierende Substanzen durch Fluoreszenzlöschung als dunkle Flecken auf dem hellgrün fluoreszierenden Grund deutlich zu erkennen. Zwischen A + P hat eine gute Trennung stattgefunden. Die Flecken werden noch unter dem UV-Licht vorsichtig mit Bleistift rundum durch Punkte markiert, sodass auch bei Tageslicht ihre Lage erkannt werden kann.

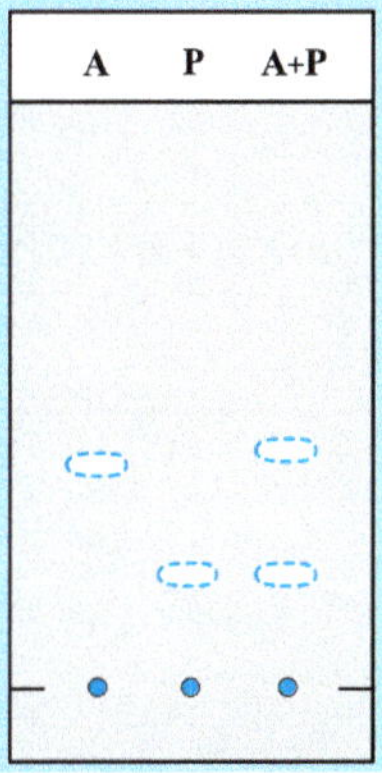

Rf-Werte:	Acetylsalicylsäure	~ 0,30
	Paracetamol	~ 0,15

Zur Dokumentation kann das Chromatogramm abgezeichnet oder fotokopiert werden. Im Protokoll müssen alle chromatographischen Bedingungen genau festgehalten werden.

Chromatographie des Konservierungsmittels Methylparaben

Die Dünnschichtchromatographie wird im Arzneibuch häufig auch als Reinheitsprüfung durchgeführt. Als Beispiel soll die Reinheitsprüfung auf verwandte Substanzen mit dem Konservierungsmittel Methyl-4-hydroxybenzoat (= Methylparaben oder Nipagin M®) geübt werden. Methyl-4-hydroxybenzoat wird aus p-Hydroxybenzoesäure (= Paraben) durch Veresterung hergestellt:

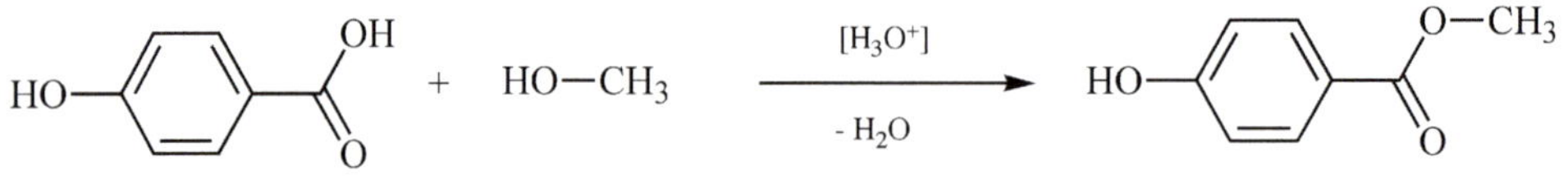

p-Hydroxybenzoesäure Methyl-4-hydroxybenzoat

Mit der DC will man nun feststellen, ob Methylparaben genügend rein ist oder ob Verunreinigungen aus dem Herstellungsprozess oder durch Zersetzungsvorgänge vorhanden sind.

Das Besondere dieses Verfahrens ist, dass die Probe selbst als Referenzsubstanz eingesetzt wird. Dazu wird zunächst eine Untersuchungslösung hergestellt und daraus durch Verdünnung 1 : 100 die Referenzlösung bereitet. Im Chromatogramm darf bei der Untersuchungslösung außer dem Hauptfleck der Substanz kein Nebenfleck vorhanden sein, der intensiver ist als der Fleck im Chromatogramm der Referenzlösung. Durch die Verdünnung wird die Verunreinigung durch verwandte Substanzen auf maximal 1 % begrenzt und damit toleriert. Zum besseren Verständnis wird im Versuch ein durch p-Hydroxybenzoesäure verunreinigtes Methylparaben chromatographiert.

VERSUCH

Bereitung des Fließmittels

Ameisensäure R	2 ml
Ethylacetat R	10 ml
Dichlormethan R	88 ml

Vorbereitung Chromatographiekammer

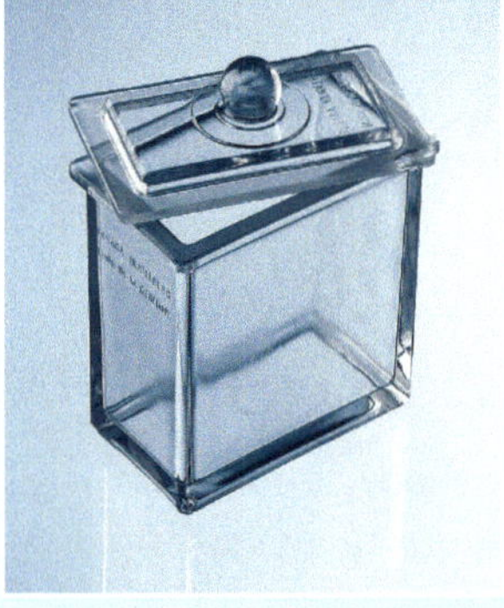

Da das Arzneibuch eine Laufstrecke von 15 cm fordert, muss dieser Versuch mit einer Kammer ausgeführt werden, in der DC-Platten der Größe 10×20 cm oder 20×20 cm Platz haben. Die Kammer wird mit Filtrierpapier so ausgekleidet, dass dieses am Rande des Gefäßes anliegt. Anschließend wird in die Kammer eine im Verhältnis zum Inhalt der Kammer ausreichende Menge Fließmittel gegossen, damit nach Sättigung des Filtrierpapiers eine 5 bis 10 mm hohe Schicht an mobiler Phase übrig bleibt. Der Deckel wird aufgesetzt und die verschlossene Kammer 1 Stunde lang bei 20 bis 25 °C stehen gelassen.

Probelösungen
Untersuchungslösung
0,10 g Methylparaben werden in Methanol R zu 5 ml gelöst.

Referenzlösung
1 ml Untersuchungslösung wird mit Methanol R zu 100 ml verdünnt.

Verunreinigte Untersuchungslösung
0,10 g Methylparaben und 0,01 g p-Hydroxybenzoesäure werden in Methanol R zu 5 ml gelöst.

Verunreinigung
0,01 g p-Hydroxybenzoesäure werden in Methanol R zu 5 ml gelöst.

Platte
DC-Fertigplatte (Glas) Kieselgel 60 F_{254} 10 × 20 cm, Schichtdicke 0,25 mm (Fa. E. Merck, Darmstadt)
Bleistiftmarkierungen: 2 mm Randmarkierungen rechts und links 15 mm von der Unterkante entfernt. In 20 mm Abstand auf der gedachten Startlinie 4 Startpunkte leicht andeuten. 35 mm von der Oberkante entfernt an den Seiten rechts und links 2 mm Frontmarkierungen. Oben entsprechend den Startpunkten die Buchstaben U (Untersuchungslösung), R (Referenzlösung), Vu (Verunreinigte Untersuchungslösung) und V (Verunreinigung) schreiben.

Auftragen
5 µl (entsprechen 12,5 mm einer Kapillare) jeder Lösung werden aus getrennten Kapillaren so aufgetragen, dass runde Flecke von 2 bis 6 mm erhalten werden.

Entwicklung
Etwa 30 Minuten

Auswertung
Die DC-Platte wird im heißen Luftstrom getrocknet und im ultravioletten Licht bei 254 nm ausgewertet. Die Substanzen werden durch Fluoreszenzlöschung identifiziert. In der Untersuchungslösung darf kein Nebenfleck größer oder intensiver sein als der Fleck im Chromatogramm der Referenzlösung. In der verunreinigten Untersuchungslösung muss p-Hydroxybenzoesäure deutlich zu erkennen sein.

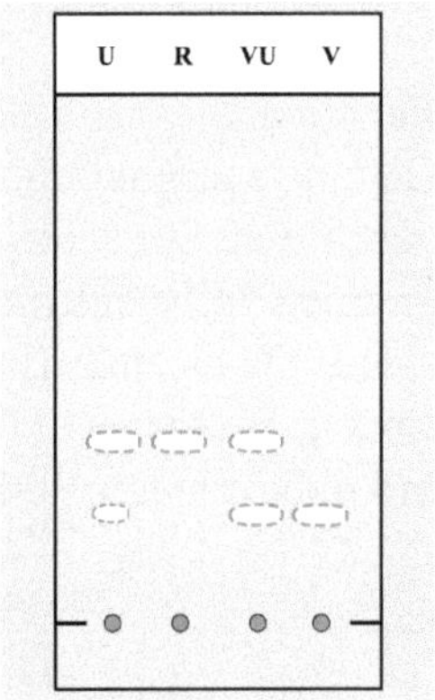

Rf-Werte: Untersuchungslösung (Methylparaben)
~ 0,35 und ~ 0,19 (sehr schwach)
Referenzlösung ~ 0,35
Verunreinigte Untersuchungslösung
~ 0,19 und ~ 0,35
Verunreinigung (p-Hydroxybenzoesäure)
~ 0,19

5.2 Chemische Reaktionen organischer Verbindungen

Auf Seite 123 ist ausgeführt worden, dass organische Verbindungen durch Bestimmung physikalischer Daten und durch chemische Umsetzungen identifiziert werden können. Den im vorigen Abschnitt behandelten wichtigen physikalischen Methoden steht eine unübersehbare Anzahl chemischer Reaktionen gegenüber. Es können nachgewiesen werden:

- Elemente
- Strukturen
- organische Anionen
- funktionelle Gruppen
- Stoffklassen
- einzelne Substanzen

Da es sich um qualitative Untersuchungen handelt, ist es in der Regel nicht notwendig, die geforderten Mengen analytisch genau abzuwägen. Die zu benutzende Waage ist stets sinnvoll der erforderlichen Genauigkeit anzupassen.

Gruppenspezifische Nachweise

Die folgenden Versuche mit organischen Verbindungen sind gruppenspezifische Nachweise. Dabei lassen sehr unterschiedliche Molekülstrukturen Substanzen zu einer Gruppe werden. Dazu gehören beispielsweise der Gehalt an Halogenen, Doppelbindungen im Ring oder an einer Seitenkette, Salze organischer Säuren mit anorganischem Anion, typische organische Stoffklassen mit funktionellen Gruppen (Aminosäuren, Ester, primäre aromatische Amine), therapeutisch verwendete Substanzen mit gleichem Grundgerüst (Xanthine) oder Naturstoffklassen (Wollwachsalkohole, Alkaloide, Stärken).

Verbrennungsprobe
Ob eine anorganische oder eine organische Substanz vorliegt, lässt sich häufig schon durch eine einfache Verbrennungsprobe entscheiden. Organische Substanzen verbrennen vollständig, die meisten anorganischen Stoffe hinterlassen einen Glührückstand. Da es auch flüchtige anorganische Sustanzen gibt, die teilweise stark giftig sind, z. B. Arsen(III)-oxid, Quecksilber(II)-chlorid, müssen Verbrennungsversuche mit unbekannten Verbindungen immer unter dem Abzug ausgeführt werden.

VERSUCH

Auf einer Magnesiarinne werden unter dem Abzug nacheinander etwas Natriumhydrogencarbonat R, Glucose R, Weinsäure R und Oxalsäure R verbrannt[59]. Glucose und Weinsäure schmelzen zunächst unter Gasentwicklung, blähen sich auf und werden schwarz. Es entwickelt sich ein charakteristischer Karamelgeruch. Nach kurzer Zeit sind die Substanzen vollständig verbrannt, Natriumhydrogencarbonat hinterlässt einen weißlichen Rückstand, Oxalsäure schmilzt ebenfalls, zersetzt sich aber unter Gasentwicklung *ohne* Verkohlung.

Substanzen mit Halogenen

Der Vielfalt organischer Verbindungen steht die geringe Zahl der Elemente gegenüber, die an ihrem Aufbau beteiligt sind. Im pharmazeutischen Bereich spielen dabei die Halogene Chlor, Brom und Iod eine wichtige Rolle. Um festzustellen, ob diese Elemente in einer Substanz enthalten sind, führt man die *Beilstein*[60]-Probe aus. Diese beruht darauf, dass Kupferhalogenide die Flamme grün (Cl) bis blau-grün (Br, I) färben. Kupferhalogenide entstehen, wenn eine halogenhaltige organische Verbindung an einem glühenden Kupferdraht zersetzt wird.

VERSUCH

Ein Kupferdraht wird in der entleuchteten Bunsenflamme unter dem Abzug so lange geglüht, bis keine Flammenfärbung mehr zu beobachten ist. Der Draht wird in etwas Dichlormethan R getaucht (nicht in das Standgefäß!), darin erkalten gelassen und erneut in die Flamme gehalten. Die Flamme färbt sich grün.

Substanzen mit Doppelbindungen

Organische Stoffe mit Doppelbindungen im Molekül werden durch Entfärbung einer Brom-Lösung nachgewiesen. Das freie Brom wird dabei an die Doppelbindung addiert. So bildet sich aus Cyclohexen das Dibromcyclohexan:

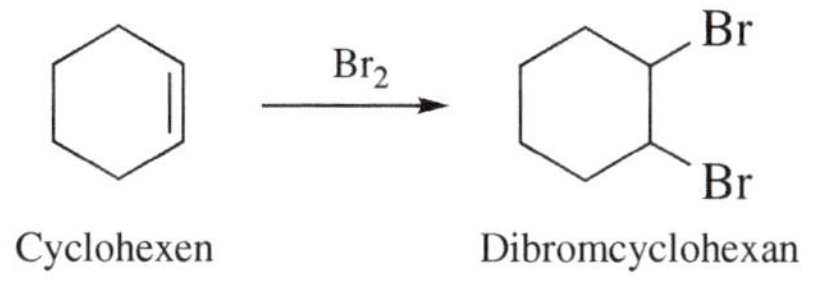

VERSUCH

Etwas Cyclohexen wird unter dem Abzug mit der doppelten Menge Dichlormethan R versetzt. Zu dieser Mischung wird tropfenweise eine verdünnte Lösung von Brom R in Dichlormethan R gegeben. Die gelbe Brom-Lösung wird entfärbt.

---

[59] S. auch die Verbrennungsversuche zu Praktikumsbeginn Seite 31.

[60] *Friedrich Beilstein* (1828 bis 1906), Professor für Chemie in Göttingen und Petersburg.

Sorbinsäure (2,4-Hexadiensäure) enthält zwei Doppelbindungen, sodass insgesamt vier Brom-Atome angelagert werden können.

VERSUCH

Eine Spatelspitze Sorbinsäure wird unter dem Abzug in 2 ml Ethanol 96 % R gelöst. 0,2 ml zugesetztes Bromwasser R werden entfärbt.

Essigsäure und Acetate

Essigsäure (CH_3COOH) ist die bekannteste Carbonsäure. Ihre Salze heißen Acetate. Aus Acetaten kann man mit Oxalsäure Essigsäure freisetzen und durch den Geruch oder saure Reaktion mit Indikatorpapier nachweisen:

$$\underset{\text{Natriumacetat}}{2\,CH_3COONa} + \underset{\text{Oxalsäure}}{\begin{array}{c} COOH \\ | \\ COOH \end{array}} \longrightarrow \underset{\text{Essigsäure}}{2\,CH_3COOH} + \underset{\text{Natriumoxalat}}{\begin{array}{c} COONa \\ | \\ COONa \end{array}}$$

VERSUCH

Etwas Natriumacetat R wird in einem Reagenzglas unter dem Abzug mit der gleichen Menge Oxalsäure R erhitzt. Dabei entweichen stechend riechende Dämpfe, die mit feuchtem Indikatorpapier eine leicht saure Reaktion zeigen.

Der für Acetylgruppen beschriebene Nachweis des Arzneibuches mit Lanthannitrat [$La(NO_3)_3 \cdot 6\ H_2O$] kann auch für Acetate eingesetzt werden. Dabei entstehendes basisches Lanthanacetat adsorbiert Iod unter Blaufärbung.

VERSUCH

Eine kleine Spatelspitze Natriumacetat R wird in Wasser gelöst. Nacheinander werden 5 Tropfen Lanthannitrat-Lösung R, 2 Tropfen Iod-Lösung ($0{,}05\ mol \cdot l^{-1}$) und 1 Tropfen verdünnte Ammoniak-Lösung R2 zugesetzt. Die Mischung wird vorsichtig zum Sieden erhitzt. Nach einigen Minuten entsteht ein blauer Niederschlag oder eine tiefblaue Färbung.

Milchsäure und Lactate

Wird in der Propionsäure ($CH_3{-}CH_2{-}COOH$) am α-C-Atom ein H-Atom durch eine OH-Gruppe ersetzt, liegt eine α-Hydroxypropionsäure oder mit anderem Namen Milchsäure ($CH_3{-}CH(OH){-}COOH$) vor. Die Salze der Milchsäure heißen Lactate. Milchsäure und Lactate lassen sich mit Brom und Schwefelsäure zu Brenztraubensäure oxidieren und weiter zu Acetaldehyd decarboxylieren. Der Acetaldehyd wird dann durch die *Legal-Probe* nachgewiesen: Mit Natriumpentacyanonitrosylferrat(II) (Nitroprussidnatrium) und Ammoniak entsteht eine blaugrüne Verbindung.

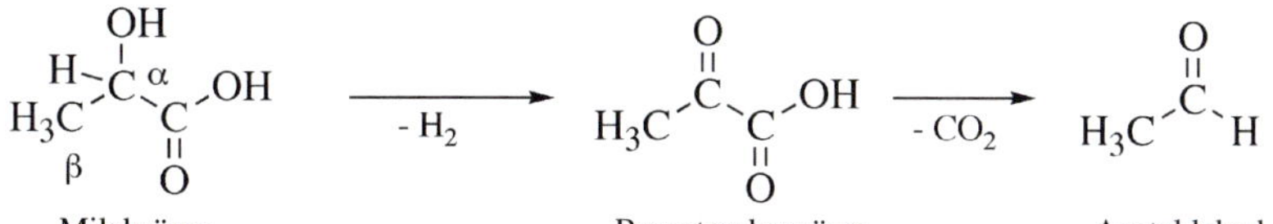

$$H_3C\text{–}CHO + Na_2[Fe(CN)_5(NO)] \cdot 2\,H_2O + NH_3 \longrightarrow \text{Blaugrüne Färbung}$$

VERSUCH

1 Tropfen einer 50-prozentigen Lösung (m/m) Natriumlactat wird mit 5 ml Wasser R verdünnt. Diese Lösung wird mit 1 ml Bromwasser R und 0,5 ml verdünnter Schwefelsäure R versetzt und im Wasserbad unter gelegentlichem Rühren mit einem Glasstab so lange erhitzt, bis sie entfärbt ist. Nach Zusatz von 4 g Ammoniumsulfat R wird gemischt und tropfenweise, ohne zu mischen, mit 4 Tropfen einer Lösung von Natriumpentacyanonitrosylferrat(II) R ($100\ g \cdot l^{-1}$) in verdünnter Schwefelsäure R versetzt und weiterhin, ohne zu mischen, 1 ml konzentrierte Ammoniak-Lösung R zugefügt. Wird die Lösung stehen gelassen, erscheint an der Berührungsfläche der beiden Schichten allmählich ein blaugrüner, nach etwa 30 Minuten fast dunkelgrüner Ring.

Weinsäure und Tartrate

Hat eine organische Verbindung zwei Carboxylgruppen, handelt es sich um eine Dicarbonsäure. Die einfachste Dicarbonsäure ist die Oxalsäure. Durch Erweiterung der Kohlenstoffkette mit einer oder mehreren CH_2-Gruppen entsteht eine homologe Reihe verschiedener Dicarbonsäuren.

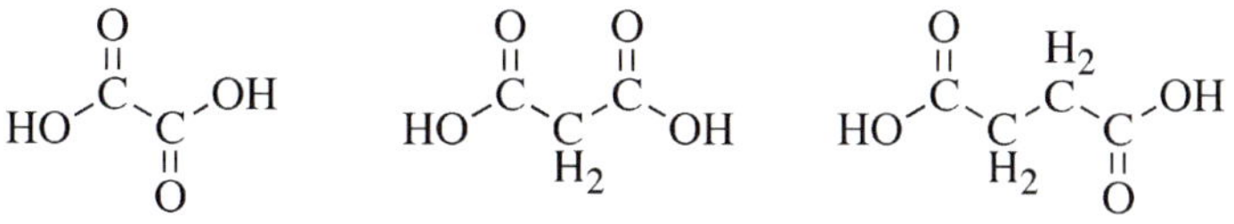

Wird in der Bernsteinsäure je ein H-Atom an den mittleren C-Atomen durch eine OH-Gruppe ersetzt, erhält man die Dihydroxybernsteinsäure oder mit anderem Namen Weinsäure. Die beiden OH-tragenden C-Atome sind nun mit vier verschiedenen Atomen bzw. Atomgruppen verbunden und sind daher asymmetrisch. Es existieren zwei optische Antipoden und ein Gemisch davon aus beiden zu gleichen Teilen, die Traubensäure sowie eine vierte Form, die Mesoweinsäure. Sie ist optisch inaktiv, weil sich das Drehungsvermögen der beiden Molekülhälften intramolekular aufhebt.

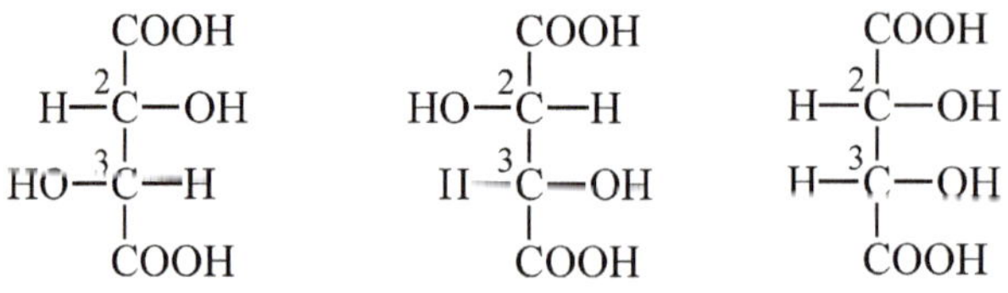

L-Weinsäure (+)-Weinsäure | D-Weinsäure[61] (–)-Weinsäure | Mesoweinsäure D, L-Weinsäure

Gemisch aus D-Weinsäure und L-Weinsäure
Traubensäure (Razemat)

D- und L-Weinsäure haben die gleichen Eigenschaften, unterscheiden sich aber sowohl von Mesoweinsäure als auch von Traubensäure, z. B. durch Schmelzpunkt und Löslichkeit, deutlich. Im Arzneibuch ist die L-Weinsäure beschrieben. Sie und ihre Salze, die Tartrate, können durch Farbreaktionen nachgewiesen werden. Nach *Fenton* wird Weinsäure mit H_2O_2 in Gegenwart von Fe^{2+}-Ionen zu Dihydroxyfumarsäure oxidiert. Durch das Wasserstoffperoxid entstehen aus Fe^{2+}-Ionen gleichzeitig Fe^{3+}-Ionen, die mit Dihydroxyfumarsäure in alkalischer Lösung eine blaue Komplexverbindung ergeben:

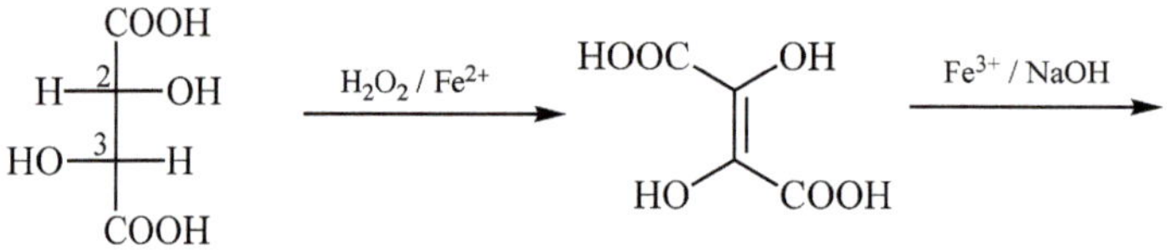

L-Weinsäure → Dihydroxyfumarsäure → Blaue Eisenkomplexfärbung

VERSUCH

Eine streichholzkopfgroße Menge Natriumtartrat R oder Weinsäure R wird in etwa 5 ml Wasser R gelöst. Nach Zusatz von 1 Tropfen einer Lösung aus Eisen(II)-sulfat R ($10 g \cdot l^{-1}$) und 1 Tropfen Wasserstoffperoxid-Lösung 3 % R entsteht vorübergehend eine Gelbfärbung. Nach Verschwinden der Gelbfärbung wird tropfenweise verdünnte Natriumhydroxid-Lösung R zugegeben. Die Lösung färbt sich intensiv blau.

Lässt man auf Tartrate oder Weinsäure konzentrierte Schwefelsäure und Kaliumbromid einwirken, so bildet sich durch Abspaltung von Kohlenmonoxid, Kohlendioxid und Wasser unter Verkürzung der Kohlenstoffkette über Glykolaldehyd Glyoxylsäure, die mit Resorcin (= m-Dihydroxybenzol) eine gefärbte Verbindung bildet:

[61] S. Seite 134 »Struktur des Glycerolaldehyds«.

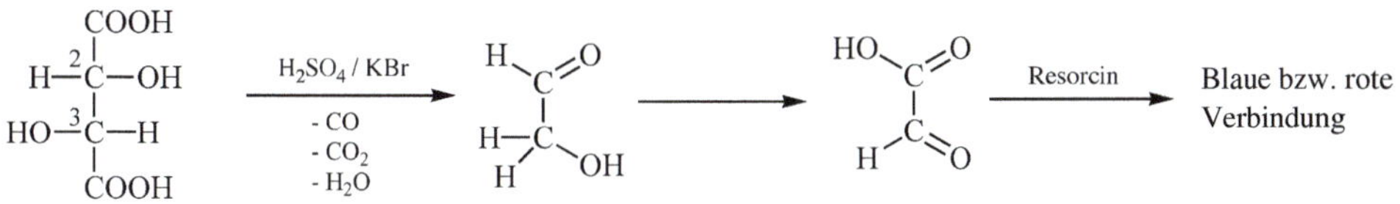

L-Weinsäure Glykolaldehyd Glyoxylsäure (= einfachste Aldehydcarbonsäure)

VERSUCH

Eine streichholzkopfgroße Menge Natriumtartrat R oder Weinsäure R wird in etwa 1 ml Wasser R gelöst. 2 Tropfen davon werden mit 2 Tropfen einer Lösung aus Kaliumbromid R ($100\ g \cdot l^{-1}$), 2 Tropfen einer Lösung aus Resorcin R ($20\ g \cdot l^{-1}$) und 3 ml Schwefelsäure R versetzt. Die Mischung wird 5 bis 10 Minuten lang im Wasserbad erhitzt. Zur besseren Beobachtung wird als Wasserbad ein 250-ml-Becherglas verwendet. Es entsteht eine tiefblaue Färbung, die nach Abkühlen und Eingießen der Lösung in Wasser nach Rot umschlägt.

Citronensäure und Citrate

Citronensäure ist 2-Hydroxy-1,2,3-propantricarbonsäure. Sie lässt sich von Weinsäure durch ihr unterschiedliches Verhalten beim Erwärmen mit konzentrierter Schwefelsäure unterscheiden.

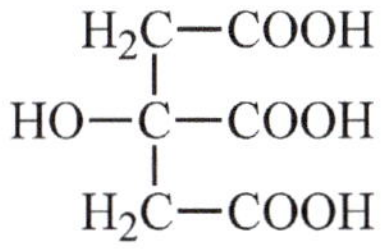

Citronensäure

VERSUCH

Je eine Spatelspitze Citronensäure R und Weinsäure R werden in zwei Reagenzgläsern mit 3 bis 5 ml Schwefelsäure R im siedenden Wasserbad erwärmt. Um besser beobachten zu können, wird als Wasserbad ein 250-ml-Becherglas verwendet. Die Lösungen beginnen sich unter schwacher Bildung von Gasblasen langsam gelblich zu färben. Schon nach 5 bis 10 Minuten wird jedoch die weinsäurehaltige Lösung schwarzbraun, Citronensäure bleibt gelb.

Die Salze der Citronensäure heißen Citrate. Ein besonderes Lösungsverhalten hat Calciumcitrat, das, im Gegensatz zu vielen anderen Salzen, in heißem Wasser schlechter löslich ist als in kaltem.

VERSUCH

Eine Lösung von Natriumcitrat R wird mit einer Lösung von Calciumchlorid R ($70\ g \cdot l^{-1}$) versetzt. Erst beim Aufkochen entsteht ein weißer Niederschlag, der in Essigsäure 98 % R löslich ist.

In schwefelsaurer Kaliumpermanganat-Lösung werden Citronensäure und Citrate zu Acetondicarbonsäure oxidiert und decarboxyliert:

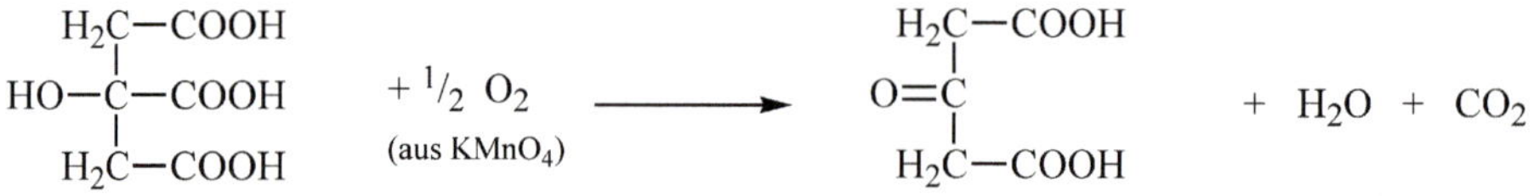

Citronensäure Acetondicarbonsäure

Bei Erwärmung wird die entstandene Acetondicarbonsäure weiter zu Aceton decarboxyliert, das mit Natriumpentacyanonitrosylferrat(II) in ammoniakalischer Lösung eine violette Verbindung bildet (*Legal-Probe*; s. Seite 151). Im Versuch wird auch Sulfaminsäure ($H_2N\text{-}SO_3H$) zugesetzt, um eventuell entstehende salpetrige Säure oder entstehendes Stickstoffoxid zu zerstören.

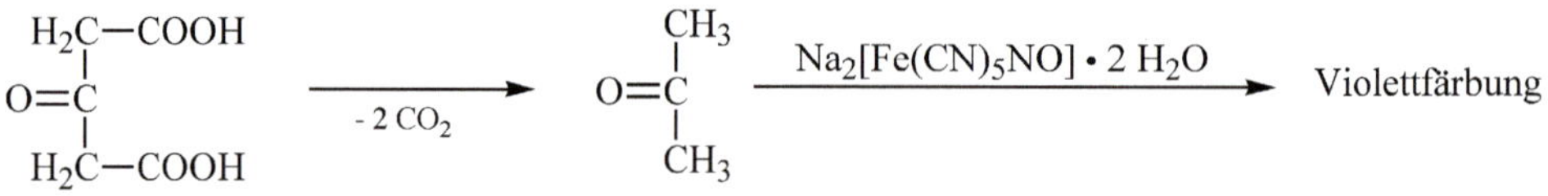

Aceton

VERSUCH

Eine Spatelspitze Natriumcitrat R wird in etwa 5 ml Wasser R gelöst. Diese Lösung wird mit 0,5 ml Schwefelsäure R und 1 ml Kaliumpermanganat-Lösung R versetzt und so lange erwärmt, bis die Färbung des Permanganats verschwunden ist. Nach Zusatz von 0,5 ml einer Lösung von Natriumpentacyanonitrosylferrat(II) ($100\ g \cdot l^{-1}$) in verdünnter Schwefelsäure R und 4 g Sulfaminsäure R wird tropfenweise Ammoniak-Lösung R zugesetzt, bis die Sulfaminsäure gelöst ist. Der Überschuss an Ammoniak-Lösung bewirkt eine Violettfärbung, die in Violettblau übergeht.

Benzoesäure und Benzoate

Benzoesäure ist die einfachste aromatische Carbonsäure. Ihre Salze heißen Benzoate. Mit warmer konzentrierter Schwefelsäure kann aus Benzoaten die Benzoesäure freigesetzt werden:

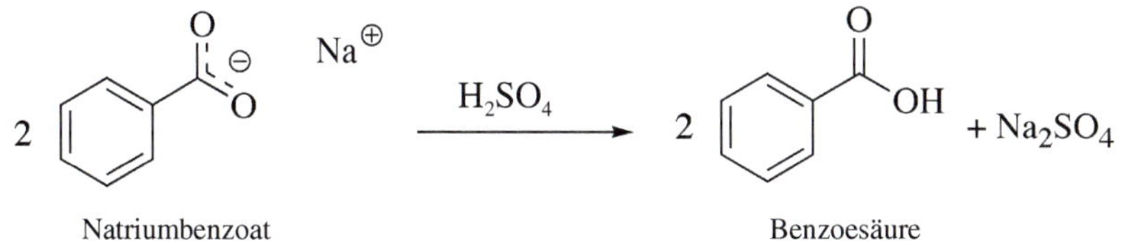

VERSUCH

Zwei Spatelspitzen Natriumbenzoat werden in einem Reagenzglas mit 5 bis 6 Tropfen Schwefelsäure R angefeuchtet. Beim schwachen Erwärmen des Reagenzglasbodens entsteht ein weißes Sublimat, das sich an der Innenwand des Glases niederschlägt. Es darf nicht zu stark erwärmt werden, da die Substanz sonst zerstört wird und verkohlt (s. Seite 148).

Die im Versuch sublimierte Benzoesäure kann man auch durch ihren Schmelzpunkt identifizieren. Zur Schmelzpunktbestimmung müssen Substanzen aber rein sein. Eine wichtige Reinigungsmethode ist die *Umkristallisation.* Will man einen Stoff in einem Lösemittel umkristallisieren, so gelingt das am besten, wenn die Substanz in der Kälte darin schwer, in der Hitze leicht löslich ist. In den meisten Fällen versetzt man die zu reinigende Substanz zunächst mit wenig Lösemittel, erhitzt zum Sieden und gibt allmählich noch so viel Lösemittel zu, bis sich der Stoff gelöst hat. Dabei können schwerlösliche Verunreinigungen vorhanden sein, die nicht mit der Substanz verwechselt werden dürfen. Von unlöslichen Bestandteilen wird noch heiß abfiltriert. Während des Erkaltens kristallisiert die Substanz in reiner Form wieder aus. Manchmal müssen Stoffe auch mehrmals umkristallisiert werden, bis der gewünschte Reinheitsgrad erreicht ist.

VERSUCH

Eine Lösung von etwa 0,5 g Natriumbenzoat in 10 ml Wasser R wird mit 0,5 ml Salzsäure R versetzt. Der entstehende weiße Niederschlag wird abfiltriert, mit einem Spatel in ein Reagenzglas gebracht und in möglichst wenig warmem Wasser R umkristallisiert. Aus der im Kühlschrank abgestellten Lösung fallen feine Kristalle aus, die auf einem Filter gesammelt und im Exsikkator getrocknet werden. Benzoesäure schmilzt bei 120 bis 124 °C.

Mit Eisen(III)-chlorid ($FeCl_3$) geben Benzoate eine Fällungsreaktion. Dabei entsteht eine komplexe Eisen-Benzoat-Verbindung.

VERSUCH

Eine kleine Spatelspitze Natriumbenzoat wird in etwa 1 ml Wasser R gelöst und mit 0,5 ml Eisen(III)-chlorid-Lösung R1 versetzt. Es entsteht ein lachsfarbener, in Ether R löslicher Niederschlag.

Salicylsäure und Salicylate

Wird in der Benzoesäure ein zur Carboxylgruppe orthoständiges H-Atom des aromatischen Ringes durch eine Hydroxygruppe ersetzt, entsteht Salicylsäure. Die Salze der Salicylsäure heißen Salicylate. Mit starken Säuren kann aus ihnen Salicylsäure abgeschieden werden.

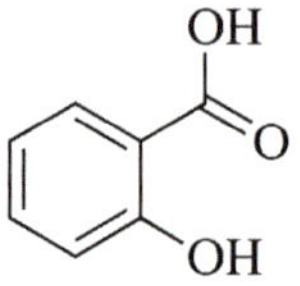

VERSUCH

Etwa 0,5 g Natriumsalicylat R werden in etwa 10 ml Wasser R gelöst und mit 0,5 ml Salzsäure R versetzt. Der entstehende weiße, kristalline Niederschlag wird aus heißem Wasser R umkristallisiert. Die im Exsikkator getrocknete Substanz schmilzt zwischen 156 und 161 °C.

Salicylate enthalten eine phenolische OH-Gruppe und bilden daher mit Eisen(III)-chlorid einen gefärbten Komplex (s. Seite 171).

VERSUCH

Eine kleine Spatelspitze Natriumsalicylat R wird in etwa 1 ml Wasser R gelöst und mit 0,5 ml Eisen(III)-chlorid-Lösung R1 versetzt. Es entsteht eine tiefviolette Färbung, die nach Zusatz von 2 Tropfen Essigsäure R bestehen bleibt.

Eine einfache Probe auf Salicylsäure ist die Schmelze mit Natriumcarbonat. Durch Abspaltung von Kohlendioxid (= Decarboxylierung) entsteht dabei Phenol, das am Geruch erkannt werden kann:

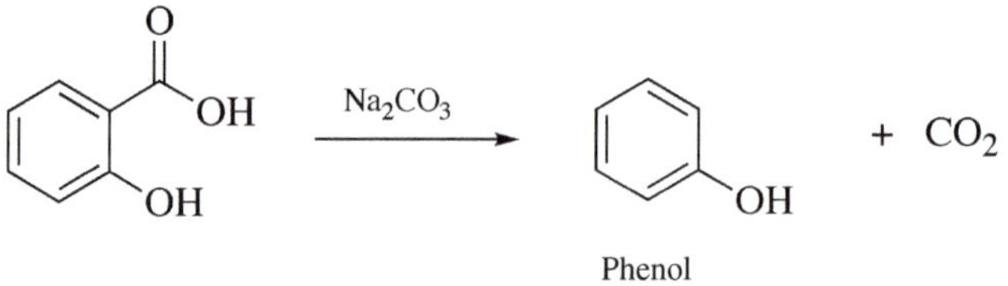

VERSUCH

In der Vertiefung einer Tüpfelplatte wird eine Spatelspitze Salicylsäure R mit der gleichen Menge Natriumcarbonat R mit einem rundgeschmolzenen Glasstab vermischt. Das Pulver wird unter dem Abzug auf einer Magnesiarinne vorsichtig erhitzt. Nach kurzer Zeit wird der Geruch von Phenol wahrgenommen. Erhitzt man stärker, verkohlt die Substanz.

Aminosäuren

Aminosäuren sind Substitutionsprodukte der Carbonsäuren, bei denen H-Atome der Kohlenwasserstoffkette durch Aminogruppen ersetzt sind. Die einfachste Aminosäure ist Aminoessigsäure (= Glycin, Glykokoll, $H_2N - CH_2 - COOH$). Von der Propionsäure leiten sich die α-Aminopropionsäure und die β-Aminopropionsäure ab:

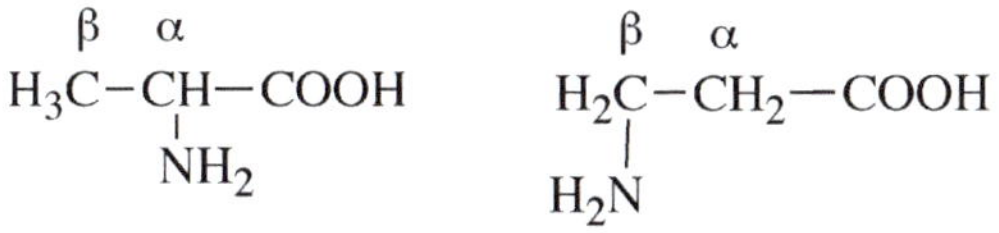

Bei der α-Aminopropionsäure ist das mittlere C-Atom asymmetrisch, sodass es davon eine L(+)- und eine D(–)-Form gibt.

Zur Identifizierung der Aminosäuren dient die Ninhydrin-Reaktion. Mit Aminosäuren bildet Ninhydrin einen blauvioletten Farbstoff. Die Reaktion ist sehr empfindlich. So kann man Glycin noch in einer Verdünnung 1 : 1000 nachweisen. Die Ninhydrin-Reaktion funktioniert auch mit Proteinen und Aminen, wenn freie NH_2-Gruppen im Molekül vorkommen.

VERSUCH

Wenige Kristalle Glycin R und Alanin R werden in je 0,5 ml Wasser R gelöst und mit 5 Tropfen einer 0,25-prozentigen wässrigen Lösung von Ninhydrin R versetzt. Beim Erhitzen im Wasserbad entsteht nach kurzer Zeit bei beiden Proben eine blauviolette Färbung.

Ester

Ester entstehen aus Säuren und Alkoholen unter Wasseraustritt. Bei der Esterbildung mit Carbonsäuren entsteht Wasser aus der OH-Gruppe der Säure und dem H-Atom der OH-Gruppe des Alkohols (1). Carbonsäureester können mit Hydroxylamin (H_2NOH) zu Hydroxamsäuren umgesetzt werden (2). Hydroxamsäuren bilden mit $FeCl_3$ bläulichrote Chelatkomplexe.

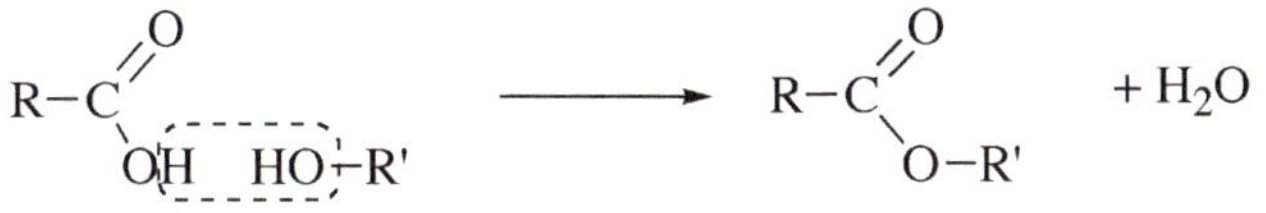
(1)

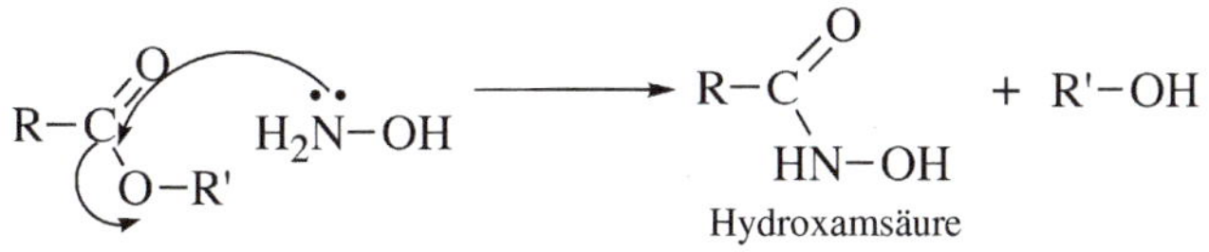

(2)

VERSUCH

1 Tropfen Ethylacetat R wird mit 0,5 ml einer Lösung von Hydroxylaminhydrochlorid R ($70\,g \cdot l^{-1}$) in Methanol R sowie mit 0,5 ml einer Lösung von Kaliumhydroxid R ($100\,g \cdot l^{-1}$) in Ethanol 96 % R zum Sieden erhitzt und nach Abkühlung mit verdünnter Salzsäure R angesäuert. Nach Zusatz von 4 Tropfen Eisen(III)-chlorid-Lösung R, die 1 : 10 verdünnt ist, tritt eine bläulichrote oder rote Färbung auf.

Primäre aromatische Amine

Im Ammoniakmolekül können die H-Atome nacheinander durch organische Reste ersetzt werden. Nach der Anzahl der eingesetzten Reste unterscheidet man primäre, sekundäre und tertiäre Amine. Durch Reaktion des freien Elektronenpaares am Stickstoff mit organischen Resten entstehen quartäre Ammoniumbasen.

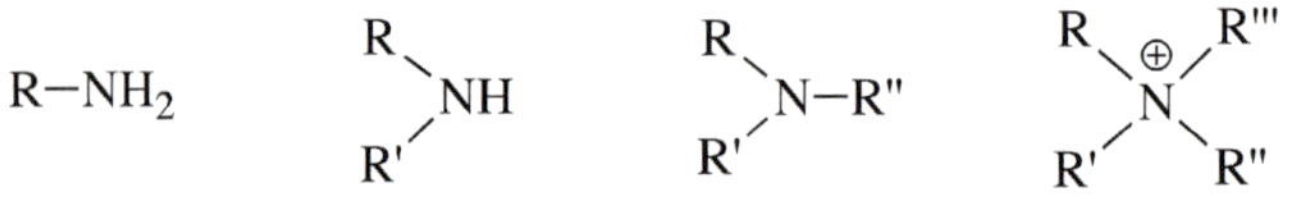

Primäres Amin Sekundäres Amin Tertiäres Amin Quartäres Amin

Bei *aromatischen Aminen* ist mindestens ein Phenylrest direkt an den Stickstoff gebunden. Sie lassen sich durch eine eindrucksvolle Farbreaktion nachweisen. Dabei unterscheidet man zwei Reaktionsschritte: Diazotierung und Kupplungsreaktion.

Unter *Diazotierung* (2) versteht man die Umsetzung primärer aromatischer Amine mit salpetriger Säure zu *Diazoniumverbindungen* (1). Die salpetrige Säure wird dabei in der Reaktionslösung aus Natriumnitrit und Salzsäure gebildet.

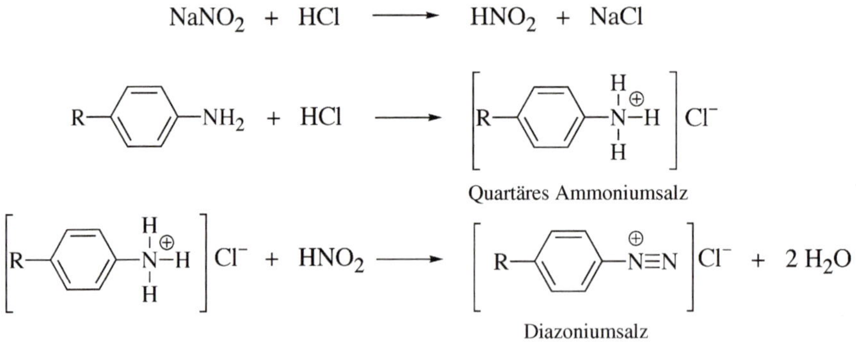

(1)

(2)

Diazoniumverbindungen sind sehr reaktionsfreudig und können z. B. mit Phenolen oder Naphtholen zu Farbstoffen umgesetzt werden. Diesen Vorgang bezeichnet man als *Kupplungsreaktion* (4). Im Versuch ist 2-Naphthol (= β-Naphthol) in alkalischer Lösung die Kupplungskomponente (3). Die entstehende orangefarbene Verbindung gehört zu den Azoverbindungen, in denen die Azogruppe –N = N– auf beiden Seiten mit organischen Resten verbunden ist.

Kupplungsreaktion:

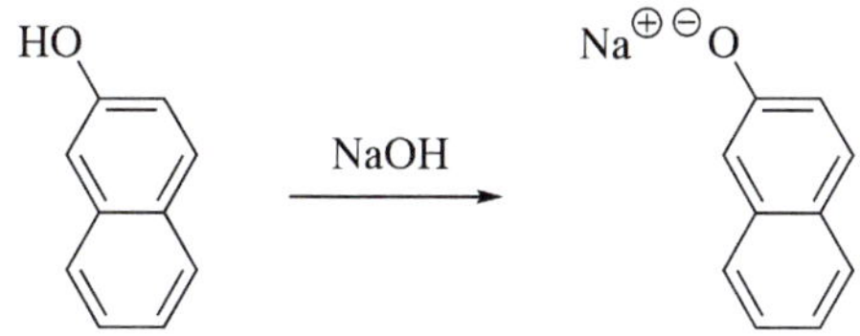

(3)

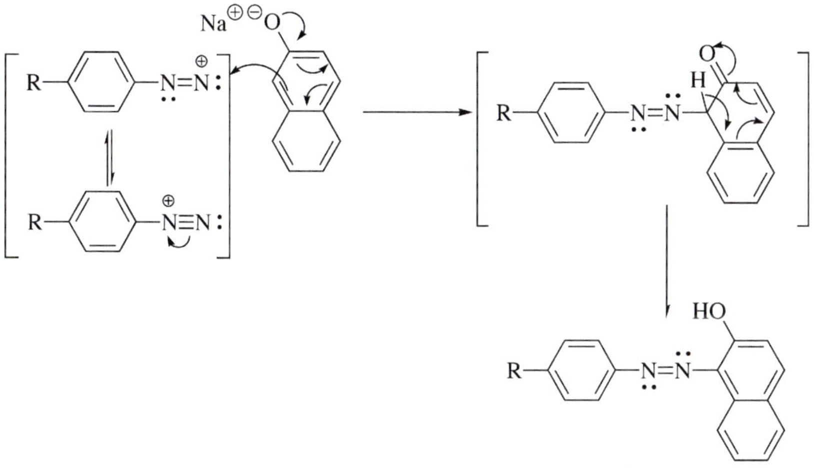

(4)

VERSUCH

Zunächst werden 0,5 g frisch aus Wasser umkristallisiertes 2-Naphthol R in 4 ml verdünnter Natriumhydroxid-Lösung R gelöst. Die Lösung wird mit Wasser R zu 10 ml verdünnt. In einem zweiten Reagenzglas wird 1 Tropfen Anilin R mit verdünnter Salzsäure R angesäuert und mit 0,2 ml Natriumnitrit-Lösung R versetzt. Wird nach 1 bis 2 Minuten 1 ml der bereiteten Naphthol-Lösung zugegeben, so tritt eine intensive Orange- bis Rotfärbung und meist ein gleichfarbener Niederschlag auf.

Xanthine

Dieser Stoffklasse liegt das bicyclische Ringsystem Xanthin (= 2,6-Dihydroxypurin) zugrunde. Die Protonen der OH-Gruppen am C_2- und C_6-Atom können auf das N_1- und N_3-Atom übergehen. Es entstehen zwei Verbindungen, die sich nur durch Atomanordnung und Elektronenverteilung unterscheiden. Sie werden als *tautomere Verbindungen* bezeichnet. Die Erscheinung selbst heißt *Tautomerie.*

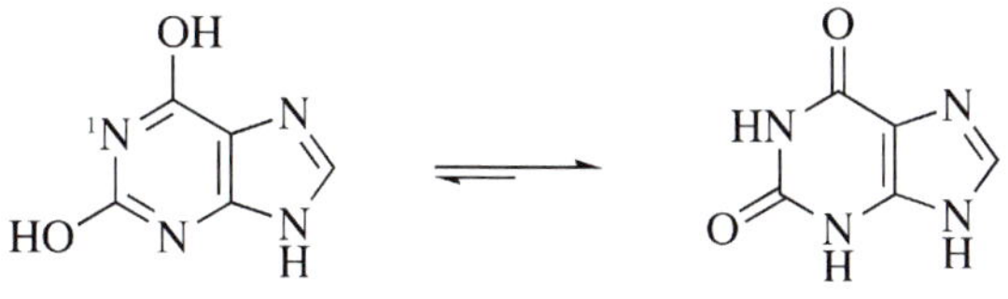

Purin setzt sich aus einem Pyrimidin- und einem Imidazolring zusammen:

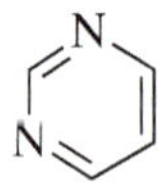
Pyrimidin

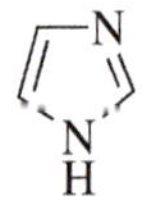
Imidazol

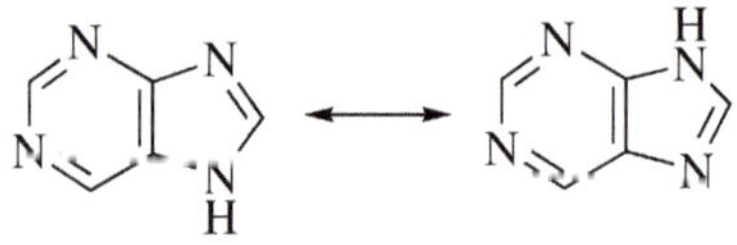
9 *H*-Purin 7 *H*-Purin

Pharmazeutisch wichtig sind methylierte Xanthine:

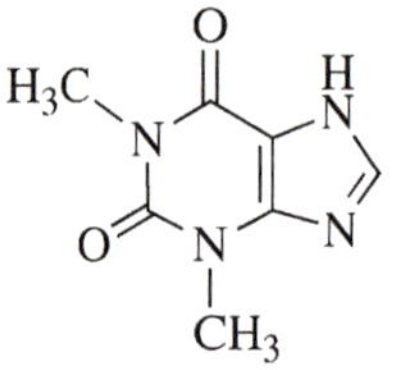
1,3-Dimethylxanthin
= Theophyllin

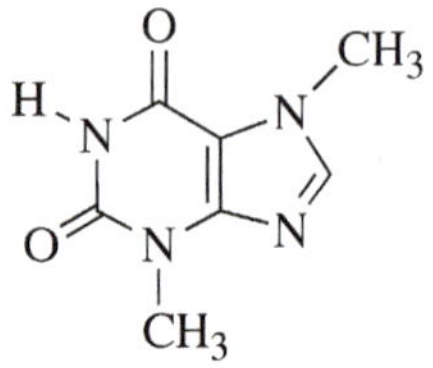
3,7-Dimethylxanthin
= Theobromin

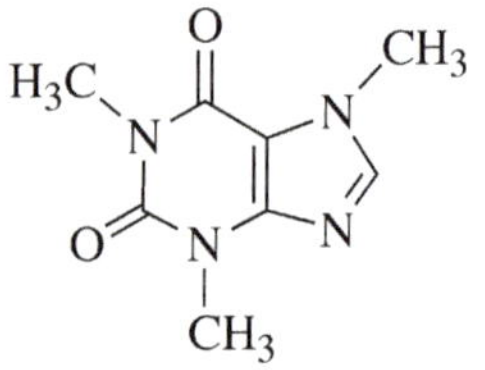
1,3,7-Trimethylxanthin
= Coffein

Für Xanthin-Derivate ist die Murexid-Reaktion[62] charakteristisch. Diese beruht darauf, dass die durch oxidative Einwirkung von salzsaurer Wasserstoffperoxid-Lösung auf Purinderivate entstehenden Abbauprodukte mit Ammoniak-Lösung eine purpurrote Färbung ergeben.

VERSUCH

Einige Körnchen Coffein werden mit 2 Tropfen Wasserstoffperoxid-Lösung 30 % R und 3 Tropfen verdünnter Salzsäure R auf dem Wasserbad zur Trockne eingedampft, bis sich ein gelblichroter Rückstand gebildet hat. Dieser färbt sich auf Zusatz von 2 Tropfen verdünnter Ammoniak-Lösung R2 purpurrot.

Wollwachsalkohole

Wollwachs ist eine aus Schafwolle gewonnene salbenartige Masse komplizierter Zusammensetzung. Der Hauptanteil sind Ester, die als Alkoholkomponente u. a. Sterolalkohole enthalten. Sterole und Wollwachsalkohole können durch die mit charakteristischer Farbänderung verlaufende *Liebermann-Burchard-Reaktion* nachgewiesen werden.

VERSUCH

Auf einer Tüpfelplatte wird eine kleine Menge Wollwachsalkohole in Dichlormethan R gelöst. Nach Zusatz von 10 Tropfen Acetanhydrid R und 1 Tropfen Schwefelsäure R entsteht kurz eine Rotfärbung, die schnell über Violett und Blau nach Grün umschlägt.

[62] murex = Purpurschnecke.

Alkaloide

MERKE

Alkaloide sind stickstoffhaltige organische Pflanzenbasen, die häufig eine starke physiologische Wirkung haben.

Den meisten Alkaloiden liegt ein heterocyclisches Ringsystem zugrunde, das verschiedene funktionelle Gruppen haben kann. Trotz dieser strukturellen Unterschiede gibt es Reagenzien, die mit den meisten Alkaloiden Farb- oder Fällungsreaktionen ergeben. Diese Reagenzien sind zum Teil nach den Forschern benannt, die sie eingeführt haben. *Dragendorffs Reagenz*, eine Lösung von Kaliumbismutiodid ($K[BiI_4]$) in Essigsäure, gibt mit vielen Alkaloiden einen orangeroten Niederschlag.

VERSUCH

Dragendorffs Reagenz wird nach der Vorschrift des Arzneibuches bereitet: Eine Mischung von 0,85 g basischem Bismutnitrat R, 40 ml Wasser R und 10 ml Essigsäure 98 % R wird mit 20 ml einer Lösung von Kaliumiodid R ($400\,g \cdot l^{-1}$) versetzt. Einige Körnchen Chininhydrochlorid R werden in etwa 5 ml Wasser R gelöst. Nach Zusatz von 1 ml Dragendorffs Reagenz R entsteht sofort ein orangeroter Niederschlag.

Stärken

Im Arzneibuch sind Stärkearten verschiedener Herkunft (Kartoffel-, Mais-, Reis-, Weizenstärke) beschrieben. Sie können nur mikroskopisch identifiziert werden. Gemeinsam haben die verschiedenen Stärken die bereits aus der Iodometrie bekannte Blaufärbung mit Iod-Lösung.

VERSUCH

Wenig Kartoffelstärke wird mit heißem Wasser aufgekocht und nach dem Abkühlen mit 1 bis 2 Tropfen Iod-Lösung R1 versetzt. Es entsteht eine tiefblaue Färbung, die beim Erhitzen verschwindet und beim Abkühlen wieder auftritt.

Substanzspezifische Nachweise

Die folgenden Versuche beschäftigen sich mit substanzspezifischen Nachweisen. Es ist jedoch zu beachten, dass manche Reaktionen nicht absolut spezifisch sind. Zur eindeutigen Identifizierung eines Stoffes müssen daher oft mehrere Reaktionen ausgeführt werden.

Dichlormethan

Werden zwei Wasserstoffatome des Methans durch Chloratome ersetzt, erhält man Dichlormethan oder mit anderem Namen Methylenchlorid (CH_2Cl_2). Diese chloroformähnlich riechende Flüssigkeit wurde bereits bei den Chromatographieversuchen eingesetzt (s. Seite 144). Dichlormethan wird mit Kaliumhydroxid in Ethanol nach dem Rückflussprinzip umgesetzt. Der Rückflusskühler ist auf dem unten stehendem Bild beschrieben. Zur Identitätsprüfung wird Dichlormethan in Formaldehyd umgewandelt und dieser durch Violettfärbung mit Chromotropsäure nachgewiesen:

$$CH_2Cl_2 + 2\ KOH \longrightarrow HCHO + 2\ KCl + H_2O$$

$$HCHO + \text{Chromotropsäure} + \text{konz. } H_2SO_4 \longrightarrow \text{Violettfärbung}$$

VERSUCH

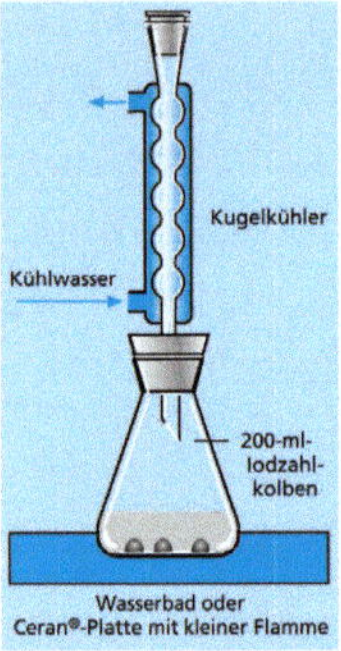

Zunächst wird die Apparatur nach Abbildung aufgebaut. In dem Iodzahlkolben werden 2 ml Dichlormethan R 30 Minuten lang mit 2 g Kaliumhydroxid R und 20 ml Ethanol 96 % R unter Rückflusskühlung erhitzt. Nach dem Erkalten werden 15 ml verdünnte Schwefelsäure R zugesetzt und die Mischung filtriert. Wird 1 ml Filtrat mit 1 ml einer Lösung von Chromotropsäure-Natrium R ($15\ g \cdot l^{-1}$), 2 ml Wasser R und 8 ml Schwefeläure R versetzt, entsteht eine violette Färbung.

Methanol

Alkohole sind Verbindungen, die mindestens eine Hydroxygruppe enthalten. Der einfachste Alkohol ist Methanol, $H_3C{-}OH$, dessen Nachweis wegen seiner Giftigkeit besonders wichtig ist. Im anorganischen Teil auf Seite 63 wurde Borat mit Methanol nachgewiesen. Ebensogut kann man diese Reaktion natürlich auch zur Identitätsprüfung von Methanol verwenden. Spezifischer ist die Veresterung mit 3,5-Dinitrobenzoylchlorid zu 3,5-Dinitrobenzoesäuremethylester, der dann durch die Bestimmung der Schmelztemperatur identifiziert werden kann.

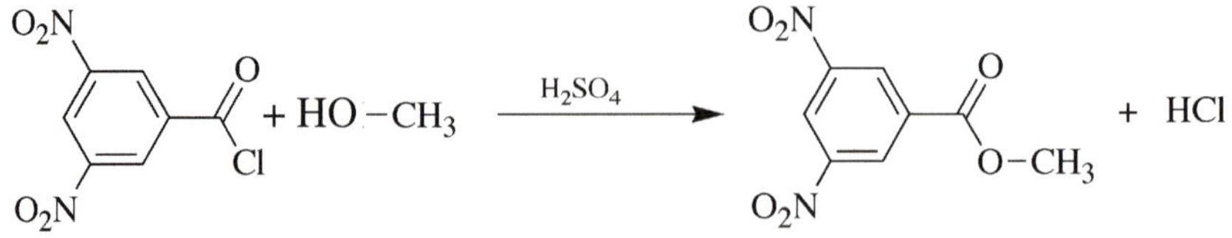

3,5-Dinitrobenzoylchlorid 3,5-Dinitrobenzoesäuremethylester

VERSUCH

Es wird eine für kleinste Mengen geeignete Rückflussapparatur aufgebaut (s. Seite 162). In das Reaktionsgefäß werden 1 ml Methanol R, 0,10 g 3,5-Dinitrobenzoylchlorid R, 1 Tropfen Wasser R und 1 Tropfen Schwefelsäure R gegeben. Die Mischung wird 30 Minuten lang unter Rückfluss im Wasserbad erhitzt. Nach Einengen auf dem Wasserbad wird der Rückstand mit 5 ml Heptan R zum Sieden erhitzt. Die Lösung wird heiß filtriert. Die nach Abkühlung im Filtrat gebildeten Kristalle werden auf einem kleinen Filter oder einer kleinen Porzellannutsche gesammelt, mit wenig Heptan R gewaschen und im Exsikkator getrocknet. Die weißen Kristalle schmelzen zwischen 105 und 110 °C.

Methanol lässt sich auch mit der Probe nach *Denigès*[63] nachweisen. Soll damit Methanol als Verunreinigung in Ethanol nachgewiesen werden, müssen die im Arzneibuch angegebenen Versuchsbedingungen (Konzentrationen der Reagenzien, Reaktionstemperaturen, Reaktionszeiten) genau eingehalten werden. Zur Übung soll die Methode zunächst nur prinzipiell ausgeführt werden. Sie besteht aus drei Reaktionsschritten:

1. Oxidation des Methanols zu Formaldehyd mit Kaliumpermanganat in phosphorsaurer Lösung (1)
2. Entfernung des überschüssigen Kaliumpermanganats mit schwefelsaurer Oxalsäure-Lösung (2)
3. Nachweis des gebildeten Formaldehyds mit *Schiffs Reagenz* (3)
   Schiffs Reagenz ist eine durch schweflige Säure entfärbte, wässrige Fuchsin-Lösung (»fuchsinschweflige Säure«). Fuchsin gehört zu den Triphenylmethanfarbstoffen. Der Farbwechsel beruht auf der Umwandlung aromatischer in p-chinoide Systeme (4).

$$5\,CH_3OH + 2\,MnO_4^- + 6\,H^+ \longrightarrow 5\,HCHO + 2\,Mn^{2+} + 8\,H_2O \qquad (1)$$

$$2\,MnO_4^- + 5\,C_2O_4^{2-} + 16\,H^+ \longrightarrow 2\,Mn^{2+} + 10\,CO_2 + 8\,H_2O \qquad (2)$$

$$\text{HCHO + Schiffs Reagenz} \longrightarrow \text{rotviolette Aldehydadditionsverbindung} \qquad (3)$$

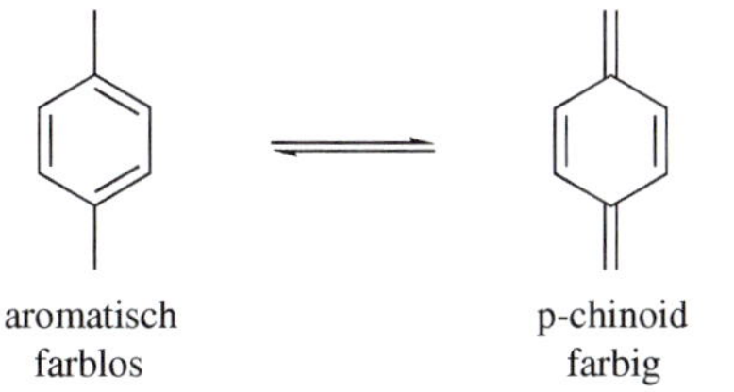

(4)

63) *Georges Denigès* (1859 bis 1951), Professor der Biochemie in Bordeaux.

VERSUCH

Zuerst werden nach den Vorschriften des Arzneibuches die Reagenzien bereitet:

a) Kaliumpermanganat-Phosphorsäure R
0,3 g Kaliumpermanganat R werden in einer Mischung von 1,5 ml Phosphorsäure 85 % R und 7 ml Wasser R gelöst. Die Lösung wird mit Wasser R zu 10 ml verdünnt.

b) Oxalsäure-Schwefelsäure-Lösung R
In 5 ml Wasser R werden vorsichtig unter ständigem Mischen 5 ml Schwefelsäure R gegeben. Nach dem Erkalten werden darin 0,5 g Oxalsäure R gelöst.

c) Schiffs Reagenz R
0,1 g Fuchsin R werden in 60 ml Wasser R gelöst. Nach Zusatz einer Lösung von 1 g wasserfreiem Natriumsulfit R oder 2 g Natriumsulfit R in 10 ml Wasser R werden 2 ml Salzsäure R langsam unter stetigem Umschütteln hinzugesetzt. Die Lösung wird, mit Wasser R zu 100 ml verdünnt, mindestens 12 Stunden lang vor Licht geschützt stehen gelassen, mit Aktivkohle R entfärbt und filtriert.

Wird die Lösung trübe, ist sie vor Gebrauch zu filtrieren. Färbt sich die Lösung bei der Lagerung violett, wird sie erneut durch Aktivkohle R entfärbt.

Zur Durchführung des Versuchs werden 4 Tropfen Methanol R mit 2 ml Wasser R gemischt. Zu dieser Mischung werden 5 ml der Kaliumpermanganat-Phosphorsäure R gegeben. Nach 15 Minuten wird die dunkelviolette Lösung durch 2 ml Oxalsäure-Schwefelsäure-Lösung R entfärbt. Nach Zusatz von 5 ml Schiffs Reagenz R entsteht langsam eine rotviolette Färbung.

Ethanol
Ethanol (H_3C-CH_2OH) wird von allen Alkoholen für pharmazeutische Zwecke als Reagenz, Lösemittel und Heilmittel am häufigsten gebraucht. Wie Methanol kann Ethanol mit 3,5-Dinitrobenzoylchlorid verestert werden. Dabei bildet sich 3,5-Dinitrobenzoesäureethylester:

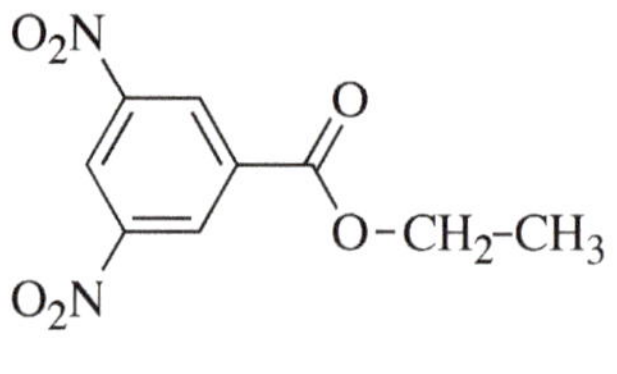

Das Verfahren, einen Alkohol zu seinem Aldehyd zu oxidieren und diesen dann nachzuweisen, lässt sich auch bei Ethanol anwenden. Mit Kaliumdichromat und konzentrierter Schwefelsäure entsteht Acetaldehyd, der mit Natriumpentacyanonitrosyl ferrat(II) und Piperidin eine blaue Färbung gibt. Diese Reaktion wird als *Simon-Reaktion* bezeichnet. Durch Zugabe von Natriumhydroxid schlägt die blaue Farbe

VERSUCH

Es wird eine für kleinste Mengen geeignete Rückflussapparatur aufgebaut (s. Seite 162). In das Reaktionsgefäß werden 1 ml Ethanol 96 % R, 0,10 g 3,5-Dinitrobenzoylchlorid R und 1 Tropfen Schwefelsäure R gegeben. Die Mischung wird 30 Minuten lang unter Rückfluss im Wasserbad erhitzt. Anschließend wird der Überschuss an Ethanol auf dem Wasserbad verdampft, der Rückstand mit 5 ml Heptan R versetzt und zum Sieden erhitzt. Die Lösung wird heiß filtriert. Die nach Abkühlung im Filtrat gebildeten Kristalle werden auf einem kleinen Filter oder einer kleinen Porzellannutsche gesammelt, mit wenig Heptan R gewaschen und im Exsikkator getrocknet. Die weißen Kristalle schmelzen zwischen 90 und 94 °C.

nach Rosa um. Die Gleichung, die die Oxidation von Ethanol zu Acetaldehyd beschreibt, kann mit den auf Seite 134 beschriebenen Regeln zur Berechnung der Oxidationszahlen organischer Verbindungen entwickelt werden:

$$3\ H_3C\text{-}\overset{-1}{C}H_2\text{-}OH + \overset{2(+6)}{Cr_2}O_7^{2-} + 8\ H^+ \longrightarrow 3\ H_3C\text{-}\overset{+1}{C}HO + 2\ Cr^{3+} + 7\ H_2O$$

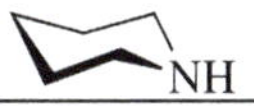

$$H_3C\text{-}CHO + Na_2[Fe(CN)_5(NO)] \cdot 2\ H_2O \xrightarrow[\text{Piperidin}]{} \text{Blaufärbung} \xrightarrow{NaOH} \text{Rosafärbung}$$

VERSUCH

Passend geschnittene Filtrierpapierstreifen werden mit einer Lösung von Natriumpentacyanonitrosylferrat(II) ($25\ g \cdot l^{-1}$) getränkt. Eine Mischung von 2,5 ml einer Lösung Kaliumdichromat R ($100\ g \cdot l^{-1}$), 2,5 ml Wasser R und 3 ml Schwefelsäure R wird nach dem Erkalten in einem Reagenzglas mit 0,5 ml Ethanol 96 % versetzt. Die Öffnung des Reagenzglases wird sofort mit dem präparierten Filtrierpapierstreifen bedeckt. Beim Betupfen der Papierfläche über der Öffnung mit Piperidin R entsteht eine blaue Färbung, die auf Zusatz von verdünnter Natriumhydroxid-Lösung R nach Rosa umschlägt.

Glycerol

Glycerol (= 1,2,3-Propantriol, alte Bezeichnung Glycerin) ist ein dreiwertiger Alkohol. Es sind zwei endständige primäre Alkoholgruppen und eine mittelständige sekundäre Alkoholgruppe enthalten. Erhitzt man es mit Kaliumhydrogensulfat, so werden 2 Moleküle Wasser abgespalten, und es bildet sich stechend riechendes Acrolein, ein ungesättigter Aldehyd.

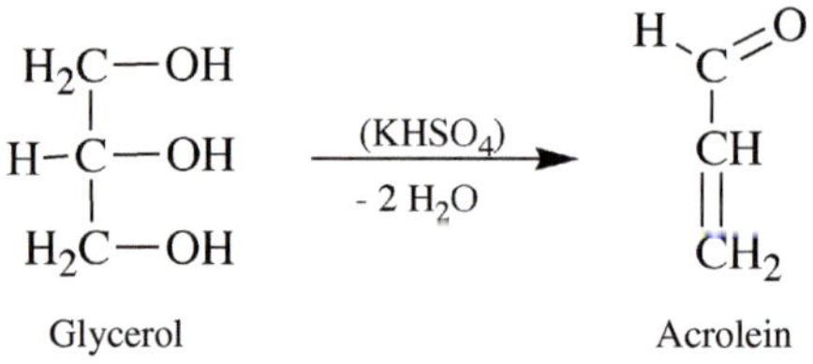

Aldehyde lassen sich leicht zu Carbonsäuren oxidieren und sind deshalb Reduktionsmittel. So kann Acrolein z. B. Quecksilber(II)-Lösungen zu schwarzem, elementarem Quecksilber reduzieren. Hg^{2+}-Ionen werden als *Neßlers Reagenz*[64] (= eine alkalische Kaliumquecksilberiodid-Lösung) eingesetzt.

Neßlers Reagenz:
0,1 g Kaliumiodid R und 0,15 g Quecksilber(II)-iodid R werden in 1 ml Wasser R gelöst. Diese Lösung wird mit 1 ml einer Lösung von Natriumhydroxid R ($250\ g \cdot l^{-1}$) gemischt.

VERSUCH

Etwa 1 ml Glycerol R wird in einer Abdampfschale unter dem Abzug mit etwa 2 g Kaliumhydrogensulfat R erhitzt. Dabei entstehen stechend riechende und tränenreizende Dämpfe, die ein mit Neßlers Reagenz R getränktes Filtrierpapier schwärzen.

Wird eine salpetersaure Lösung von Glycerol vorsichtig mit Kaliumdichromat-Lösung überschichtet, so wird das Chrom(VI) durch die im Glycerol enthaltenen Alkoholgruppen zu Chrom(III) reduziert, das an der Grenzschicht die Blaufärbung verursacht.

Da primäre und sekundäre Alkoholgruppen auch in zahlreichen anderen Stoffen vorkommen, ist diese Farbreaktion nicht sonderlich spezifisch. Sie eignet sich jedoch zur Unterscheidung von Glycerol und Propylenglycol ($H_3C-CH(OH)-CH_2OH$), da sich bei dieser Verbindung die Blaufärbung schnell in die untere Schicht ausbreitet.

VERSUCH

Etwa 1 ml Glycerol 85 % R wird mit 10 Tropfen Salpetersäure R gemischt. Mit einer Tropfpipette wird diese Mischung vorsichtig mit 10 Tropfen Kaliumdichromat-Lösung R überschichtet. An der Grenzschicht der beiden Flüssigkeiten bildet sich ein dunkelblauer, fast schwarzer Ring, der 10 Minuten lang bestehen bleibt, ohne dass die Farbe in die untere Schicht diffundiert. Der gleiche Versuch wird mit Propylenglycol R wiederholt. Dabei geht die blaue Färbung schnell in die untere Phase über.

[64] Das Reagenz wurde von *Julius Neßler* (1827 bis 1905) zum Nachweis von Ammoniak entwickelt.

Formaldehyd

Aldehyde sind Verbindungen, die eine CHO-Gruppe enthalten. Der einfachste Aldehyd ist Formaldehyd (Methanal), bei dem diese Gruppe mit einem Wasserstoff-Atom verbunden ist: H–CHO. Formaldehyd ist ein stechend riechendes Gas, das sich in Wasser leicht auflöst. Es ist im Arzneibuch als Formaldehyd-Lösung aufgeführt.

Formaldehyd ist gut nachweisbar. Eine Möglichkeit wurde bereits unter Methanol beschrieben (s. Seite 163). Eine andere Umsetzung wird mit Chromotropsäure ausgeführt und gibt mit Formaldehyd ein blauviolettes Xanthenderivat.

VERSUCH

1 Tropfen Formaldehyd-Lösung R wird mit 5 ml Wasser R verdünnt. Nach Zusatz einer Lösung von Chromotropsäure-Natrium R ($15\ g \cdot l^{-1}$), 2 ml Wasser R und etwa 8 ml Schwefelsäure R färbt sich die Lösung nach einiger Zeit blauviolett.

Eine besonders empfindliche Nachweisreaktion auf Formaldehyd beruht auf der Umsetzung mit Acetylaceton in Gegenwart von Ammoniumsalzen, es entsteht ein gelbes Dihydropyridinderivat. Diese Reaktion dient im Arzneibuch zum Nachweis von freiem Formaldehyd in Impfstoffen.

VERSUCH

Etwa 1,5 g Ammoniumacetat R werden in 5 ml Wasser R gelöst. Nach Zusatz von 1 Tropfen Essigsäure R wird mit Wasser R zu 10 ml verdünnt. Zu der Lösung wird 1 Tropfen Acetylaceton R gegeben. Etwa 5 ml dieses so bereiteten Reagenzes werden mit der gleichen Menge Wasser verdünnt und danach mit 1 Tropfen Formaldehyd-Lösung R versetzt. Wird diese Mischung in einem Reagenzglas im Wasserbad bei 40 °C gehalten, färbt sie sich langsam gelb.

Chloralhydrat

Chloralhydrat kann als chlorierter zweiwertiger Alkohol (2,2,2-Trichlor-1,1-ethandiol) oder als Hydrat des Trichloracetaldehyds (Chloral) aufgefasst werden (1). Diese Verbindung ist eine Ausnahme der *Erlenmeyer-Regel*, nach der sich zwei Hydroxygruppen an einem Kohlenstoffatom im Allgemeinen nicht halten können. Wird Chloralhydrat mit Alkalilauge gekocht, so bricht die durch die elektronegativen Substituenten belastete C–C-Bindung und es bildet sich Chloroform (2).

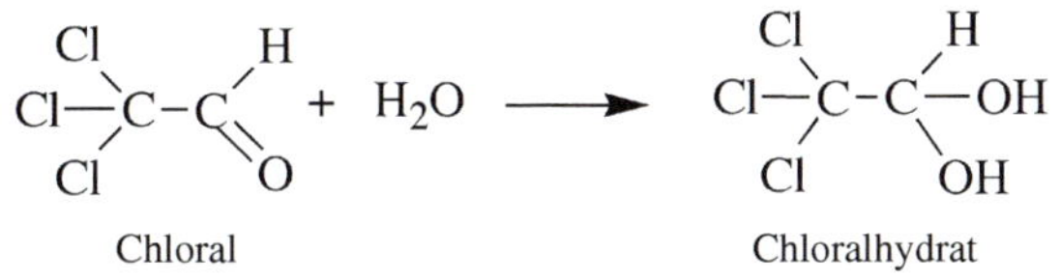

(1)

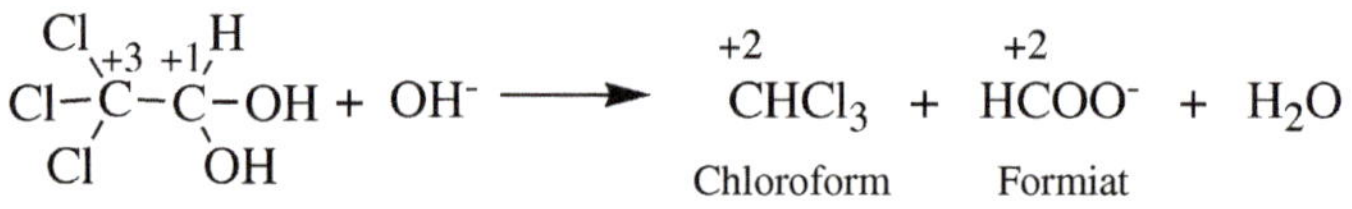

(2)

VERSUCH

0,5 g Chloralhydrat R werden unter dem Abzug in 5 ml Wasser R gelöst und mit 1 ml verdünnter Natriumhydroxid-Lösung R versetzt. Die Mischung trübt sich und riecht beim Erwärmen nach Chloroform.

Mit Natriumsulfid gibt Chloralhydrat eine strukturell bis heute nicht ganz aufgeklärte rote Verbindung.

VERSUCH

Zunächst wird unter dem Abzug Natriumsulfid-Lösung R hergestellt:

3 ml Wasser R und 8,7 ml Glycerol 85 % R werden gemischt. Davon werden 5 ml verwendet, um 1,3 g Natriumsulfid R unter Erwärmen aufzulösen. Die Lösung wird nach dem Erkalten mit der Glycerol-Wasser-Mischung zu 10 ml verdünnt. Die Lösung sollte farblos sein.

Eine Spatelspitze Chloralhydrat R wird in 1 ml Wasser R gelöst und mit 2 ml Natriumsulfid-Lösung R versetzt. Es entwickelt sich eine Gelbfärbung, die schnell nach Rötlichbraun umschlägt. Lässt man die Mischung stehen, kann sich nach kurzer Zeit ein roter Niederschlag bilden.

Aceton
Ketone sind Verbindungen, in denen eine Carbonylgruppe mit zwei organischen Resten verbunden ist (1). Das einfachste Keton ist Dimethylketon oder mit anderem Namen Aceton ($H_3C{-}CO{-}CH_3$), das mit der *Legal-Probe* nachgewiesen werden kann (s. Seite 151). Diese beruht darauf, dass Natriumpentacyanonitrosylferrat (II) (Nitroprussidnatrium) in alkalischer Lösung mit Aceton eine rotviolette Verbindung bildet (2).

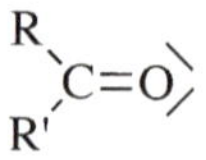

(1)

$$Na_2[Fe(CN)_5NO] \cdot 2\,H_2O \; + \; H_3C\text{-}CO\text{-}CH_3 \xrightarrow{OH^-} \text{rotvioletter Komplex} \quad (2)$$

VERSUCH

Etwa 1 bis 2 ml Wasser R werden mit 1 Tropfen Aceton R versetzt. Dazu werden 1 ml einer Lösung von Natriumpentacyanonitrosylferrat(II) ($10\,g \cdot l^{-1}$), 2 ml Natriumhydroxid-Lösung ($1\,mol \cdot l^{-1}$) und ein geringer Überschuss an Essigsäure R gegeben. Es entsteht eine tiefrote Färbung, die durch Verdünnen mit Wasser R in Violett umschlägt.

Bei der *Liebenschen Probe* wird Aceton in alkalischer Lösung mit Iod zu gelbem, charakteristisch riechendem Iodoform umgesetzt:

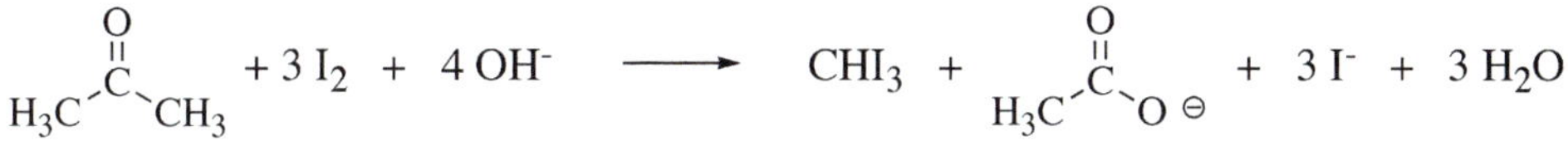

VERSUCH

Zunächst wird Iod-Lösung R bereitet:
Eine Lösung von 0,2 g Iod und 0,4 g Kaliumiodid R in 1 ml Wasser R wird mit Wasser zu 10 ml verdünnt.

Eine Mischung von 2 Tropfen Aceton R und 2 ml verdünnter Natriumhydroxid-Lösung R wird tropfenweise mit Iod-Lösung R bis zur starken Gelbfärbung versetzt. Dabei entstehen ein gelblich-weißer Niederschlag und intensiver Geruch nach Iodoform.

Campher
Ein pharmazeutisch wichtiges cyclisches Keton ist Campher.

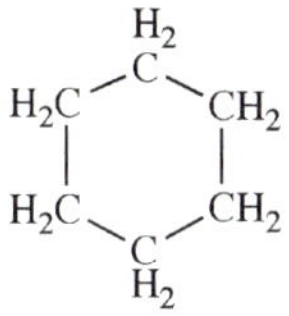

Cyclohexan

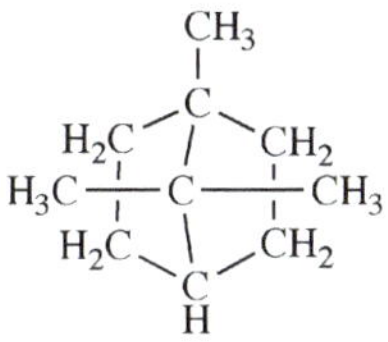

Bornan

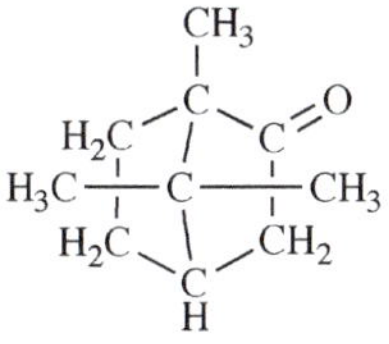

Campher
(2-Bornanon)

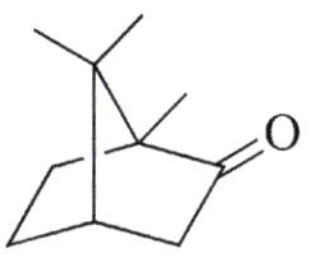

Campher
(räumlicher Aufbau)

Obwohl die Carbonylgruppe (= C = O) im Campher in ein kompliziertes C-Gerüst eingebaut ist, wird das Verhalten der Verbindung bei vielen Reaktionen durch sie geprägt. Ketone geben vor allem Additions- und Kondensationsreaktionen.

MERKE

Bei einer Additionsreaktion werden zwei Verbindungen zu einer neuen zusammengelagert. Bei einer Kondensationsreaktion ist die Vereinigung mit dem Austritt eines einfachen Moleküls verbunden, z. B. H_2O, NH_3, HCl.

Setzt man Ketone beispielsweise mit Hydroxylamin um, so kommt es unter Austritt von Wasser zu einer Kondensationsreaktion:

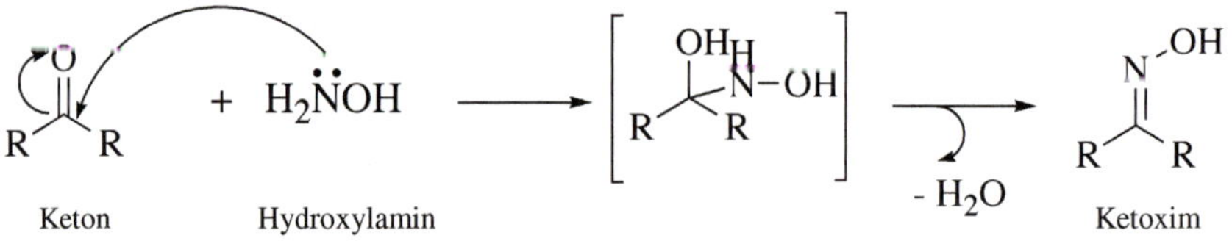

Die entstehenden Verbindungen werden als Oxime bezeichnet. Da auch Aldehyde eine Carbonylfunktion haben und mit Hydroxylamin reagieren, unterscheidet man zwischen *Aldoximen* und *Ketoximen*. Sie sind in vielen Fällen gut kristallisierte Substanzen mit scharfem Schmelzpunkt und können daher zur Identifizierung herangezogen werden.

Wird Campher in Methanol mit Hydroxylaminhydrochlorid unter Zusatz von Natriumacetat erhitzt, erhält man Campheroxim, dessen Schmelztemperatur bestimmt wird:

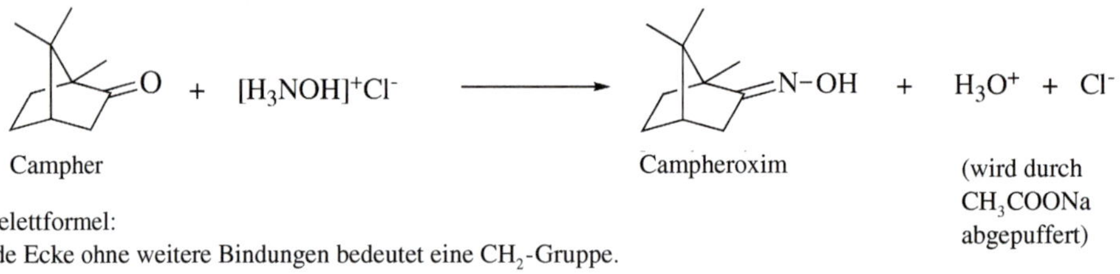

Skelettformel:
Jede Ecke ohne weitere Bindungen bedeutet eine CH_2-Gruppe.

VERSUCH

Es wird eine Rückflussapparatur, wie auf Seite 162 beschrieben, aufgebaut, hier jedoch mit einem 200-ml-Iodzahlkolben. 1 g Campher wird in 30 ml Methanol R gelöst. Die Lösung wird mit 1,0 g Hydroxylaminhydrochlorid R sowie 1,0 g wasserfreiem Natriumacetat R versetzt und 2 Stunden lang unter Rückfluss zum Sieden erhitzt. Nach dem Erkalten werden 100 ml Wasser R zugesetzt. Der entstandene Niederschlag wird abfiltriert, mit 10 ml Wasser R gewaschen und aus 10 ml einer Mischung von 4 Volumenteilen Ethanol 96 % R und 6 Volumenteilen Wasser R umkristallisiert. Die Kristalle werden auf einem kleinen Filter gesammelt und in einem Exsikkator im Vakuum (Wasserstrahlpumpe) getrocknet. Die Schmelztemperatur der Kristalle liegt zwischen 118 und 121 °C.

Thioacetamid

Thioacetamid leitet sich von der Thioessigsäure ab, in der der Carbonylsauerstoff der Essigsäure durch Schwefel ersetzt ist (1). Durch Hydrolyse in saurer oder alkalischer Lösung entwickelt sich aus dieser Substanz Schwefelwasserstoff (2). Thioacetamid wird daher als »Schwefelwasserstoffquelle« eingesetzt. So bildet sich z. B. mit einem Blei(II)-Salz schwarzes Bleisulfid.

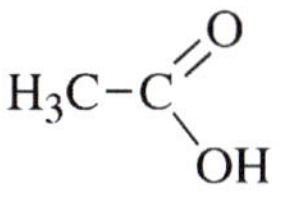

Essigsäure

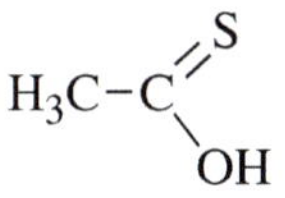

Thioessigsäure

(1)

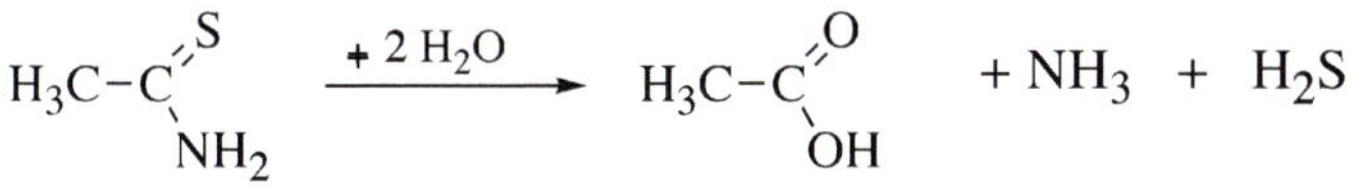

Thioacetamid

(2)

VERSUCH

Gleiche Mengen einer Lösung von Blei(II)-acetat R (100 g · l^{-1}) und einer Lösung von Thioacetamid R (40 g · l^{-1}) werden gemischt und erwärmt. Es entsteht eine dunkle Fällung.

Phenol

Wird im Benzol ein H-Atom durch eine Hydroxy-Gruppe ersetzt, entsteht Phenol. Verbindungen mit phenolischen OH-Gruppen geben mit Eisen(III)-chlorid gefärbte komplexe Fe(III)-Salze (s. Salicylate Seite 156).

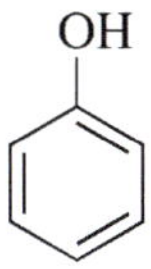

VERSUCH

Wenige Kristalle Phenol R werden in 1 ml Wasser R gelöst und mit 1 Tropfen Eisen(III)-chlorid-Lösung R1 versetzt. Es entsteht eine violette Färbung, die nach Zusatz von 5 ml 2-Propanol R (Isopropylalkohol) verschwindet.

Die H-Atome am aromatischen Ring lassen sich leicht durch Brom ersetzen. Schon beim Versetzen von Phenol-Lösung mit einer gesättigten, wässrigen Brom-Lösung bilden sich in Wasser schwerlösliche Substitutionsprodukte, die aus der Lösung ausfallen.

Grundstrukturen

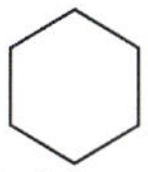

Cyclohexan

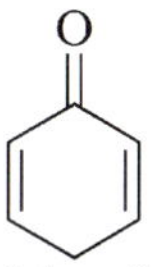

2,5-Cyclohexadien-1-on
(Keto-Gruppe in 1-Stellung, die Doppelbindungen liegen zwischen dem 2. und 3. und dem 5. und 6. C-Atom)

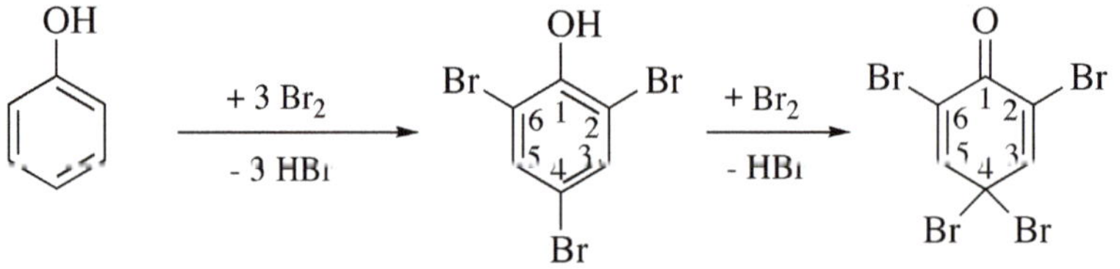

2,4,6-Tribromphenol

2,4,4,6-Tetrabrom-2,5-cyclohexadien-1-on

Bestandteile des gelblich-weißen Niederschlages

VERSUCH

Eine Spatelspitze Phenol R wird unter dem Abzug in etwa 10 ml Wasser R gelöst und mit 1 ml Bromwasser R versetzt. Es fällt ein gelblichweißer Niederschlag aus.

Glucose

Glucose (= Dextrose) gehört zu den Kohlenhydraten. Darunter versteht man Polyhydroxyaldehyde und Polyhydroxyketone sowie höhermolekulare Verbindungen, die aus ihnen entstanden sind. Die Bruttozusammensetzung $C_n(H_2O)_m$ der meisten (nicht aller!) Verbindungen dieser Klasse führte zu der Bezeichnung Kohlenhydrate = »Hydrate des Kohlenstoffs«.

Glucose hat die Summenformel $C_6H_{12}O_6$ und folgende Stukturformel, die offen, perspektivisch und als Konformationsformel geschrieben werden kann.

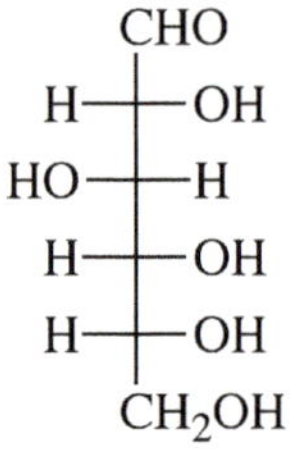

D-Glucose, ringoffene Form
(offene Schreibweise)

Es liegt ein Polyalkohol mit einer Aldehydgruppe am C_1-Atom vor. Solche Kohlenhydrate werden auch als »Aldosen« bezeichnet. Die Aldehydgruppe gibt dem Molekül bestimmte Eigenschaften, andererseits bleiben gewisse Reaktionen aus, die von einer Aldehydstruktur erwartet werden. Dieses eigenartige Verhalten erklärt sich aus einer innermolekularen Reaktion des Glucose-Moleküls, in dem alkoholische Gruppen und eine Aldehydfunktion nebeneinander vorhanden sind.

Aldehyde und Alkohole reagieren zu Acetalen über die Stufe der Halbacetale (1). Im Glucose-Molekül reagiert die Aldehydgruppe mit der alkoholischen Gruppe am fünften C-Atom, sodass sich ein cyclisches Halbacetal bildet (2). Es liegt ein heterocyclischer Sechserring aus fünf C-Atomen und einem Sauerstoffatom vor. Im Arzneibuch ist dieser Ring als Konformationsformel dargestellt (3).

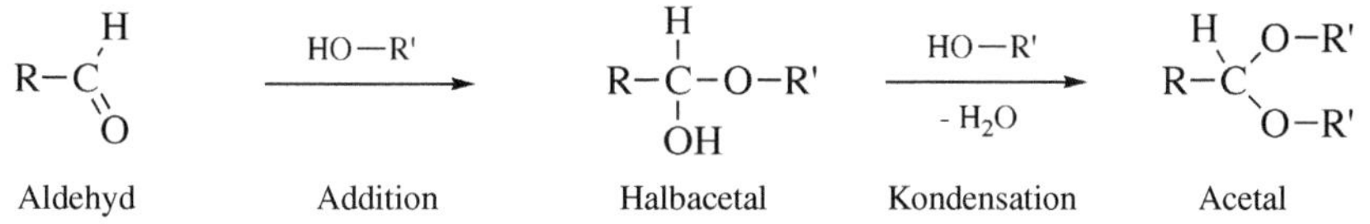

(1)

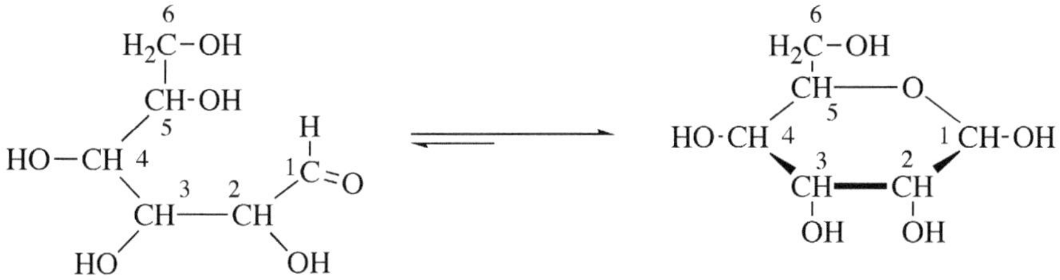

(2)

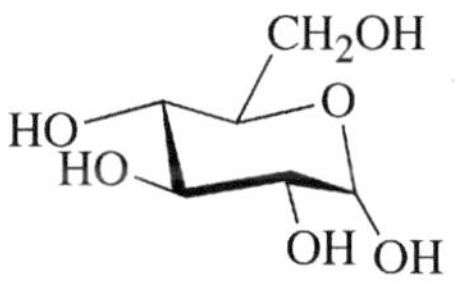

(3)

Durch die Ringbildung ist am C-Atom 1 an die Stelle der Aldehydgruppe eine Acetalhydroxygruppe getreten. Dadurch wird das C-Atom 1 (ebenso wie bereits die C-Atome 2 bis 5) asymmetrisch und es entstehen zwei isomere Glucose-Moleküle, die als α-Glucose und β-Glucose unterschieden werden:

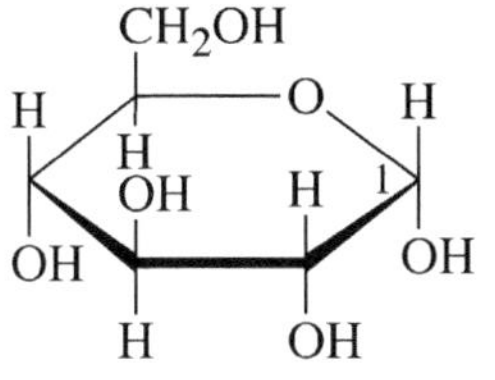
α-Glucose

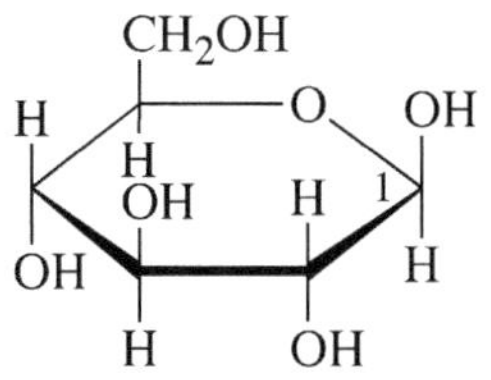
β-Glucose

Bei der α-Glucose liegt die Acetalhydroxygruppe am C_1-Atom unterhalb der Ringebene, bei der β-Glucose oberhalb. Die beiden isomeren Glucose-Moleküle unterscheiden sich in ihren chemischen Eigenschaften und ihrem optischen Verhalten. Beide leiten sich von D-Glycerolaldehyd (s. Seite 134) ab und erhalten deshalb die Bezeichnung »D«, die Drehwerte sind rechtsdrehend, jedoch unterschiedlich.

Die spezifische Drehung der α-D-Glucose liegt bei +111°, die der β-D-Glucose bei +19,2°. Lässt man beide Substanzen in Lösung einige Zeit stehen, so zeigen beide eine spezifische Drehung $[\alpha]_D^{20}$ von etwa +53°. Diese Erscheinung, dass die Lösung einer Substanz ihren Drehwert bis zur Ausbildung eines Endwertes langsam ändert, wird als *Mutarotation* bezeichnet. Im Beispiel der Glucose stellt sich zwischen der α- und der β-Form ein bestimmtes Gleichgewicht in der Lösung ein. Die Umwandlung erfolgt wahrscheinlich über die offenkettige Aldehydform. Da die Einstellung des Gleichgewichts durch Alkali oder Ammoniak beschleunigt wird, setzt man bei der Bestimmung der spezifischen Drehung Ammoniak Lösung zu.

Durch die Reduktionsprobe mit *Fehlingscher*[65] *Lösung* lässt sich zeigen, dass in der Glucose-Lösung eine bestimmte Menge in der offenkettigen Form, also mit einer reduzierenden Aldehydgruppe, vorliegen muss.

Fehlingsche Lösung besteht aus zwei Teillösungen:

Fehling I: 6,9 g Kupfer(II)-sulfat R werden in Wasser R zu 100 ml gelöst.

Fehling II: 34,6 g Kaliumnatriumtartrat R und 10 g Natriumhydroxid R werden in 80 ml Wasser R gelöst. Die Lösung wird zum Sieden erhitzt und nach dem Abkühlen mit kohlendioxidfreiem Wasser R zu 100 ml verdünnt.

Vor dem Gebrauch werden gleiche Teile Fehling I und II gemischt, es bildet sich die dunkelblaue Fehlingsche Lösung. Das Cu^{2+} liegt darin komplex an Weinsäure gebunden vor. Reduktionsmittel reduzieren Cu^{2+} zu Cu^{+}, das als ziegelrotes Cu_2O ausfällt:

$$\text{Glucose} + Cu^{2+} \longrightarrow \text{verschiedene Abbauprodukte} + Cu_2O$$

VERSUCH

Eine Spatelspitze Glucose R wird in etwa 10 ml Wasser R gelöst. Nach Zusatz von 3 ml Fehlingscher Lösung R und Erhitzen bildet sich ein ziegelroter Niederschlag. Siehe auch Tabelle 6, Seite 178.

Fructose

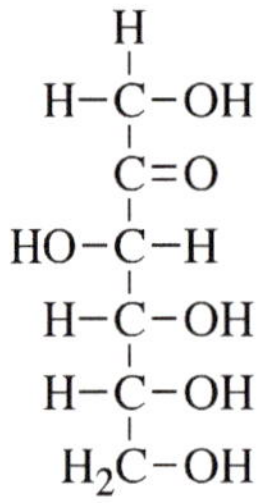

D-Fructose (offene Schreibweise)

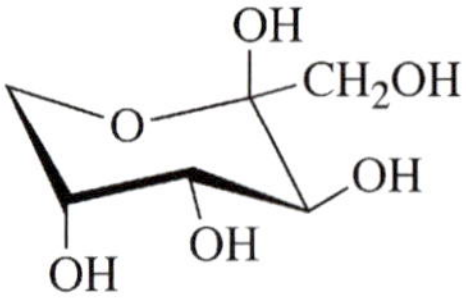

β-D-Fructopyranose

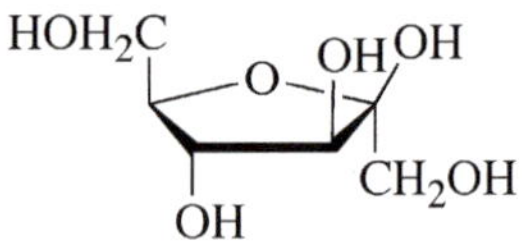

β-D-Fructofuranose

---

[65] *Hermann Fehling* (1811 bis 1885), Professor für Chemie an der Technischen Hochschule in Stuttgart.

Fructose (= Lävulose) ist ein Polyalkohol mit einer Ketogruppe. Solche Kohlenhydrate werden auch als »Ketosen« bezeichnet. Ketosen ergeben mit Salzsäure dunkel gefärbte Verbindungen, deren Molekülstruktur nicht bekannt ist. Je nachdem, ob der innermolekulare Ringschluss einen Sechserring oder einen Fünferring ergibt, unterscheidet man eine Pyranose, abgeleitet von Pyran, oder eine Furanose, abgeleitet von Furan.

VERSUCH

Eine kleine Spatelspitze Fructose wird unter dem Abzug in etwa 1 ml Wasser R gelöst. Die Lösung wird mit 5 ml Salzsäure R versetzt und vorsichtig auf etwa 70 °C erwärmt. Dabei entsteht eine braune Färbung.

Fructose wirkt wie Glucose reduzierend. Das wird durch die Umlagerung der Ketose-Form in die Aldose-Form erklärt (*Keto-Enol-Tautomerie,* s. auch Seite 159), als Reagenz dient wiederum Fehlingsche Lösung.

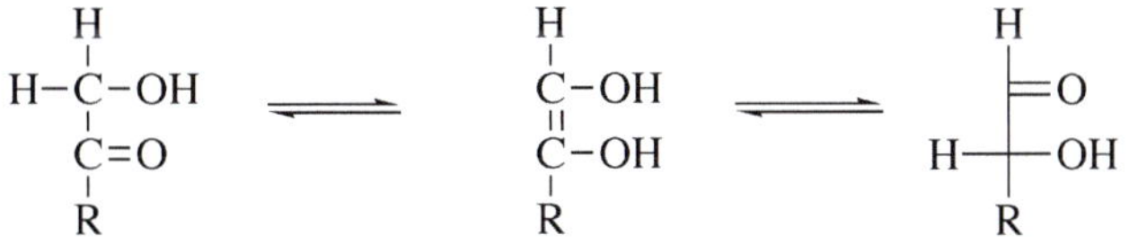

Ketose Aldose

VERSUCH

Eine Spatelspitze Fructose wird in etwa 10 ml Wasser R gelöst. Nach Zusatz von 3 ml Fehlingscher Lösung R und Erhitzen bildet sich ein ziegelroter Niederschlag.

Fructose gibt mit salzsaurer Resorcin-Lösung die *Seliwanoff-Reaktion*. Dabei entsteht aus Fructose durch Erhitzen mit verdünnter Salzsäure 5-Hydroxymethylfurfural, das mit Resorcin einen roten Farbstoff bildet. Da Glucose bei Einhaltung der Versuchsbedingungen nicht reagiert, lassen sich die beiden Verbindungen damit unterscheiden.

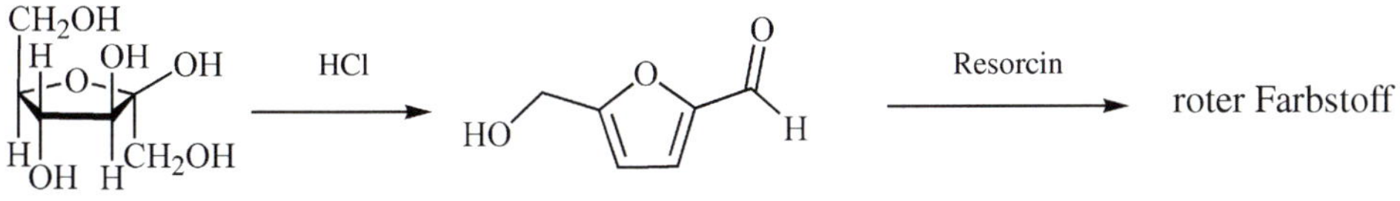

5-Hydroxymethylfurfural

VERSUCH

0,5 g Fructose werden in Wasser R zu 1 ml gelöst. Die Hälfte davon wird mit 0,2 g Resorcin R und 9 ml verdünnter Salzsäure R versetzt. Nach 2 Minuten langem Erhitzen auf dem Wasserbad bildet sich eine rote Färbung. Siehe auch Tabelle 6, Seite 178.

Saccharose
Verknüpft man ein Molekül D-Glucose und ein Molekül D-Fructose acetalartig miteinander, so entsteht Saccharose, ein Kohlenhydrat, das unter dem Namen Rohr- oder Rübenzucker als Haushaltszucker gebraucht wird.

Die einfachen Kohlenhydrate vom Typ der Glucose oder Fructose werden als Monosaccharide bezeichnet, Verbindungen, die sich wie Rohrzucker aus zwei Monosacchariden aufbauen, heißen Disaccharide. Sind viele Monosaccharide als Bausteine enthalten, so liegen Polysaccharide vor (Cellulose, Stärke).

Zum besseren Verständnis werden hier gestreckte Formeln verwendet. Es ist leicht zu erkennen, welche C-Atome durch Ringschluss über eine Sauerstoffbrücke verbunden werden (1). Der Ring bei Fructose ist zwischen dem C_2-Atom und C_5-Atom geschlossen, während bei freier Fructose überwiegend eine Bindung zwischen dem 2. und 6. C-Atom vorliegt. In Wirklichkeit sind die Moleküle ringförmig, wie die perspektivische Schreibweise des Moleküls der Saccharose zeigt (2):
Für Saccharose ergibt sich folgendes Bild:

(1)

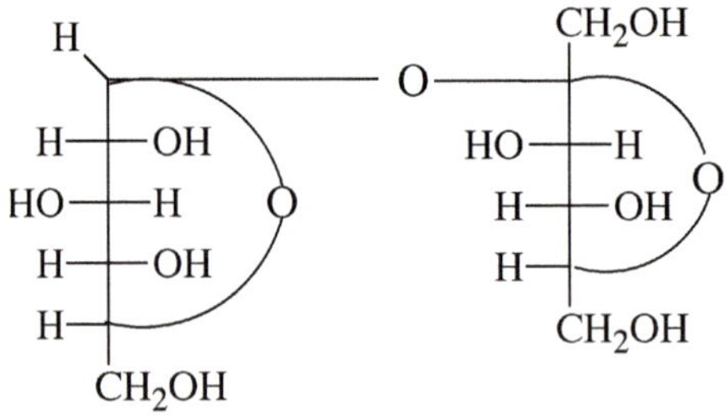

Glucose Fructose

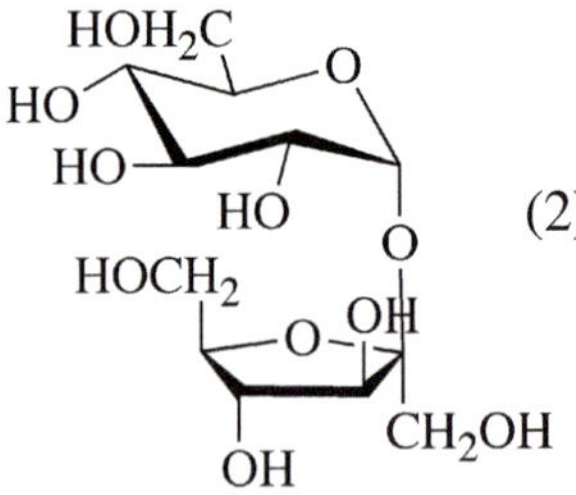

(2)

Saccharose (α-D-Glucopyranose und β-D-Fructofuranose)

Versucht man, mit Saccharose Kupfer(II)-Ionen in alkalischer Lösung zu Cu_2O zu reduzieren, so fällt die Probe negativ aus. Wird die Acetalbindung jedoch durch Salzsäure aufgespalten, entstehen also zur Reduktion fähige Aldehydgruppen, reagieren die entstehenden Monosaccharide in der bereits beschriebenen Weise.

VERSUCH

Eine kleine Spatelspitze Saccharose wird in etwa 5 ml Wasser R gelöst. Die Lösung wird mit 3 Tropfen einer frisch hergestellten Kupfer(II)-sulfat-Lösung ($69{,}0\ g \cdot l^{-1}$) und 2 ml einer frisch hergestellten verdünnten Natriumhydroxid-Lösung R versetzt. Die blaue und klare Flüssigkeit verändert sich auch nach dem Erhitzen zum Sieden nicht. Nach Zugabe von 4 ml verdünnter Salzsäure R wird nochmals kurz aufgekocht. Werden zu der noch heißen Lösung 4 ml Natriumhydroxid-Lösung R gegeben, entsteht sofort ein orangefarbener Niederschlag. Siehe auch Tabelle 6, Seite 178.

Lactose

Lactose oder mit anderem Namen Milchzucker ist wie Saccharose ein Disaccharid, Bausteine sind hier jedoch Glucose und Galactose. Während im Rohrzucker die beiden Hydroxygruppen, die durch innermolekulare Halbacetalbildung entstanden sind (bei Glucose am C_1-Atom, bei Fructose am C_2-Atom), unter Wasseraustritt die Bindung vermitteln, sind es bei der Lactose die Hydroxygruppe des 4. C-Atoms der Glucose und die Hydroxygruppe des 1. C-Atoms der Galactose, die für die Bindung beansprucht werden. Diese Art der Verknüpfung bedingt, dass in einer Lactose-Lösung eine bestimmte Menge in offenkettiger Form, also mit einer reduzierenden Funktion am C_1-Atom, vorliegt. Lactose kann daher mit Fehlingscher Lösung nachgewiesen werden. Siehe auch Tabelle 6, Seite 178.

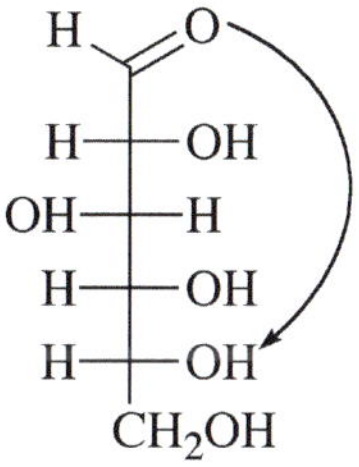

D-Glucose

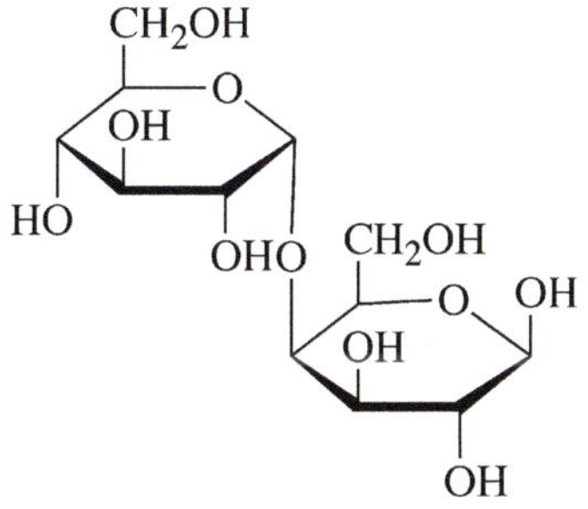

α-D-Glucose β-D-Galactose

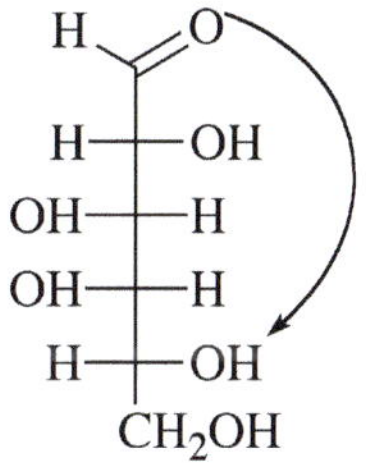

D-Galactose
(unterscheidet sich von Glucose
durch die Stellung der OH-Gruppe
am 4. C-Atom

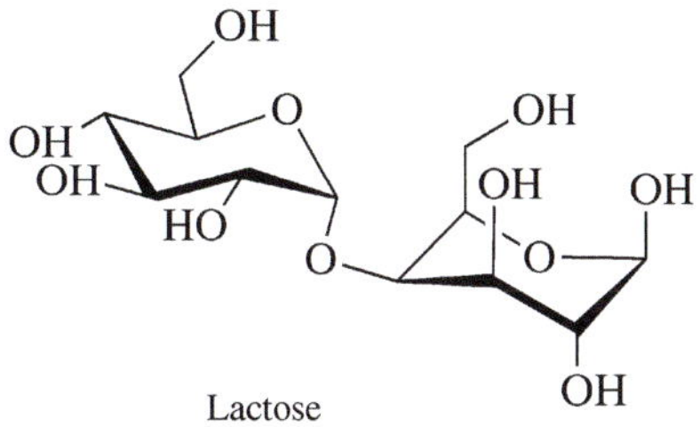

Lactose

VERSUCH

Eine Spatelspitze Lactose wird in etwa 10 ml Wasser R gelöst. Nach Zugabe von 3 ml Fehlingscher Lösung R und Erhitzen bildet sich ein ziegelroter Niederschlag.

Zur Identifizierung von Lactose wird auch die *Wöhlk-Reaktion* ausgeführt.

VERSUCH

0,25 g Lactose werden in etwa 5 ml Wasser R gelöst. Nach Zusatz von etwa 5 ml Ammoniak-Lösung R wird im Wasserbad bei 80 °C erhitzt. Die Lösung färbt sich langsam rot. Siehe hier auch Tabelle 6, Seite 178.

Die bei den Kohlenhydraten durchgeführten Versuche fasst die folgende Tabelle noch einmal zusammen.

Tabelle 6
Identifzierung der wichtigsten Mono- und Disaccharide

Kohlenhydrat	Reduktionsprobe mit Fehlingscher Lösung		Andere Reaktionen
Monosaccharide	Glucose	+	
	Fructose	+	Seliwanoff-Reaktion
Disaccharide	Saccharose	erst nach HCl-Zusatz +	
	Lactose	+	Wöhlk-Reaktion

6 Quantitative Bestimmungen organischer Substanzen

6.1 Neutralisationstitrationen

In wässrigem Medium

Organische Säuren oder Basen können, wenn sie wasserlöslich sind und Wasser die bei der Titration ablaufende Reaktion nicht stört, grundsätzlich wie anorganische Verbindungen acidi-alkalimetrisch bestimmt werden (s. Seite 102).

Salicylsäure

Salicylsäure ist 2-Hydroxybenzoesäure. Sie wird direkt mit Natronlauge gegen Phenolrot als Indikator titriert.

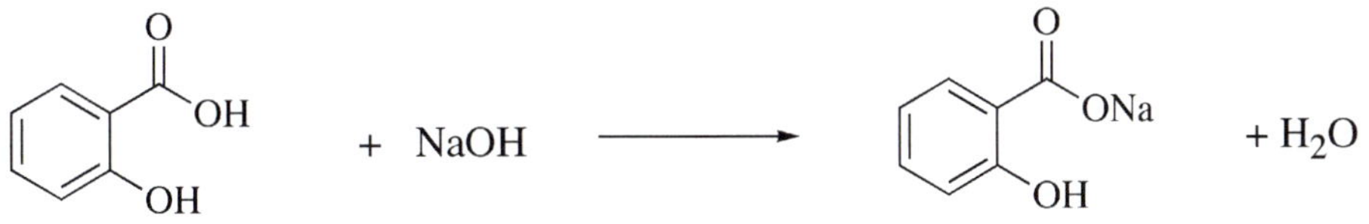

Geräte:

200-ml-Weithals-Erlenmeyerkolben
25-ml-Messzylinder
10-ml-Feinbürette

Reagenzien:

Ethanol 96 % R
Wasser R
Phenolrot-Lösung R
Bereitung: 0,1 g Phenolrot R werden in 2,82 ml Natriumhydroxid-Lösung (0,1 mol · l^{-1}) und 20 ml Ethanol 96 % R gelöst. Die Lösung wird mit Wasser R zu 100 ml verdünnt.
Natriumhydroxid-Lösung (0,1mol · l^{-1}) = 0,1 N-Natriumhydroxid-Lösung

ARBEITSVORSCHRIFT

0,120 g Salicylsäure werden in einem 200-ml-Weithals-Erlenmeyerkolben in 30 ml Ethanol 96 % R gelöst. Nach Zusatz von 20 ml Wasser R und 0,1 ml Phenolrot-Lösung R wird mit Natriumhydroxid-Lösung (0,1 mol · l^{-1}) bis zum Farbumschlag nach Rötlichviolett titriert.

Berechnung: $C_7H_6O_3$ M_r 138,1
1 ml Natriumhydroxid-Lösung (0,1 mol · l^{-1}) entspricht 13,81 mg $C_7H_6O_3$.

Acetylsalicylsäure
Durch Acetylierung der Hydroxygruppe der Salicylsäure entsteht Acetylsalicylsäure:

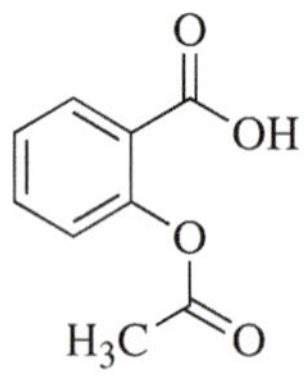

Acetylsalicylsäure ist sowohl Säure als auch Ester. Lässt man auf diese Verbindung Natriumhydroxid einwirken, so wird die Carboxylgruppe neutralisiert und die Esterstruktur durch alkalische Hydrolyse gespalten:

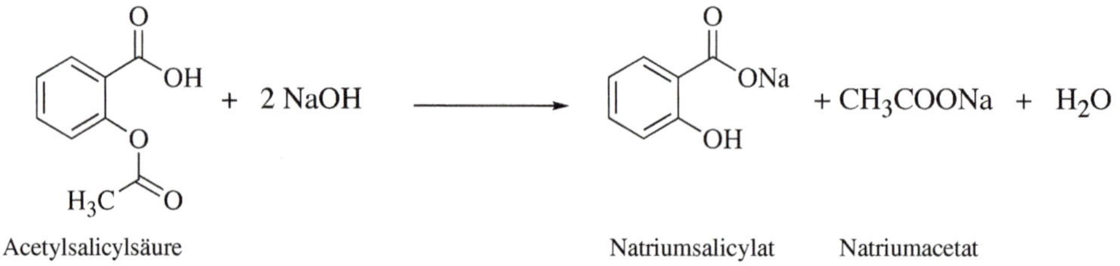

Es wird ein Überschuss Natronlauge zugegeben, der mit Salzsäure zurücktitriert wird. Die für die Reaktion mit Acetylsalicylsäure benötigte Menge Natriumhydroxid errechnet sich durch Abzug der verbrauchten Menge Salzsäure von der vorgelegten Menge Natriumhydroxid-Lösung. Um sicherzugehen, dass die Reagenzien einwandfrei sind – Natriumhydroxid-Lösung könnte z. B. carbonathaltig sein –, wird neben der Analyse ein *Blindversuch* ausgeführt. Werden beispielsweise im Blindversuch 50 ml Natronlauge (0,5 mol · l^{-1}) vorgelegt und zu deren Neutralisation 49,7 ml Salzsäure (0,5 mol · l^{-1}) verbraucht, so sind unter den Bedingungen der auf Seite 181 angegebenen Arbeitsvorschrift in Wahrheit nicht 50 ml, sondern nur 49,7 ml Natronlauge (0,5 mol · l^{-1}) als Überschuss hinzugegeben worden. Die bei der Bestimmung der Acetylsalicylsäure verbrauchte Menge Salzsäure (0,5 mol · l^{-1}) muss dann von 49,7 ml und nicht von 50,0 ml subtrahiert werden.

MERKE

Ein Blindversuch, auch *Leerversuch* genannt, ist eine Untersuchung ohne die zu analysierende Substanz unter gleichen Bedingungen. Das Ergebnis des Blindversuches muss bei der Berechnung der vorgelegten Substanzmenge berücksichtigt werden.

Geräte:

200-ml-Iodzahlkolben
10-ml-Messzylinder
50-ml-Vollpipette
50-ml-Bürette

Reagenzien:

Ethanol 96 % R
Phenolphthalein-Lösung R
Bereitung: s. unter Phosphorsäure, Seite 106.
Natriumhydroxid-Lösung (0,5 mol · l^{-1}) = 0,5 N-Natriumhydroxid-Lösung
Salzsäure (0,5 mol · l^{-1}) = 0,5 N-Salzsäure

ARBEITSVORSCHRIFT

1,000 g Acetylsalicylsäure wird in einem 200-ml-Iodzahlkolben in 10 ml Ethanol 96 % R gelöst. Nach Zusatz von 50,0 ml Natriumhydroxid-Lösung (0,5 mol · l^{-1}) wird der Kolben verschlossen und 1 Stunde lang stehen gelassen. Nach Zusatz von 0,2 ml Phenolphthalein-Lösung R wird mit Salzsäure (0,5 mol · l^{-1}) titriert. Ein Blindversuch wird durchgeführt.

Berechnung: $C_9H_8O_4$ M_r 180,2
1 ml Natriumhydroxid-Lösung (0,5 mol · l^{-1})
entspricht 45,04 mg $C_9H_8O_4$.

Ibuprofen

Ibuprofen ist ein Substitutionsprodukt der Propionsäure (Propansäure). Substitutionsprodukte der Carbonsäuren sind Verbindungen, bei denen ein oder mehrere H-Atome im Alkylrest durch andere Atome oder Atomgruppen ersetzt sind, die Carboxylgruppe bleibt dabei unverändert. Damit ist eine acidimetrische Titration der Substanz möglich:

Grundstrukturen:

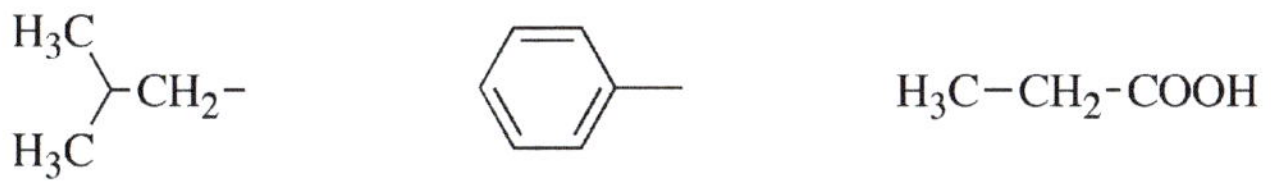

Isobutyl- Phenyl- Propansäure

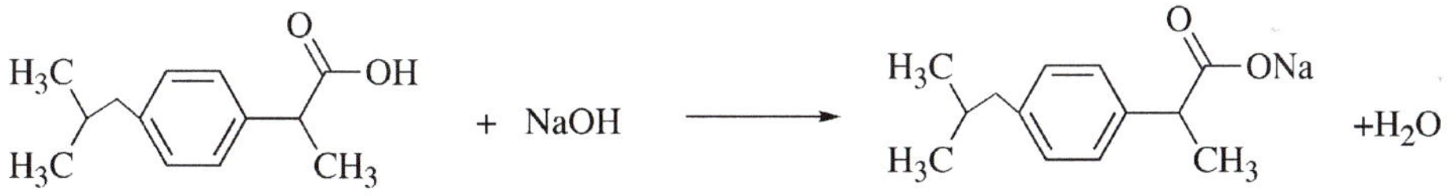

2-(4-Isobutylphenyl)propansäure

Geräte:
200-ml-Weithals-Erlenmeyerkolben
50-ml-Messkolben
50-ml-Bürette

Reagenzien:
Methanol R
Phenolphthalein-Lösung R1
Bereitung: s. unter Phosphorsäure S. 106
Natriumhydroxid-Lösung (0,1 mol · l^{-1}) = 0,1 N-Natriumhydroxid-Lösung

ARBEITSVORSCHRIFT

0,450 g Ibuprofen, in 50 ml Methanol R gelöst, werden nach Zusatz von 8 Tropfen Phenolphthalein-Lösung R1 mit Natriumhydroxid-Lösung (0,1 mol · l^{-1}) bis zum Umschlag nach Rot titriert. Ein Blindversuch wird durchgeführt.

Berechnung: $C_{13}H_{18}O_2$ M_r 206,3
1 ml Natriumhydroxid-Lösung (0,1 mol · l^{-1})
entspricht 20,63 mg $C_{13}H_{18}O_2$.

Citronensäure

Citronensäure (s. Seite 153) enthält drei durch Metall ersetzbare Wasserstoffatome und ist daher dreibasig. Sie kristallisiert entweder ohne oder mit einem Molekül Kristallwasser als Monohydrat. Beide Formen sind im Handel und auch im Arzneibuch beschrieben. Beide Substanzen lassen sich mit 1 N-Natronlauge gegen Phenolphthalein quantitativ bestimmen. Im Arzneibuch wird jedoch bei der Berechnung des Citronensäure-Monohydrats der für wasserfreie Citronensäure gültige Wert angegeben. In solchen Fällen muss das Äquivalentgewicht der wasserhaltigen Form bei der Berechnung des Ergebnisses berücksichtigt werden.

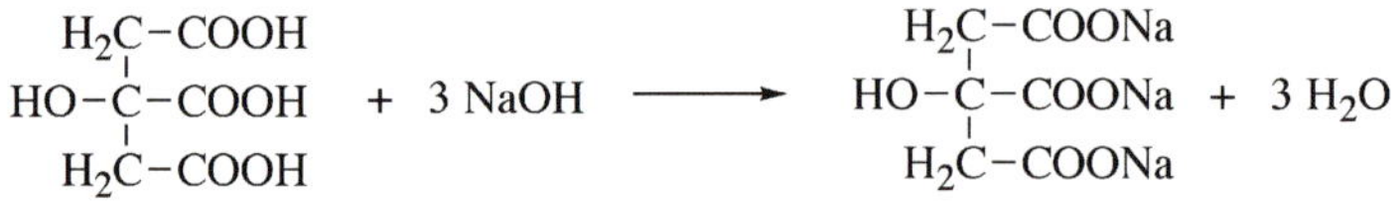

Geräte:

200-ml-Iodzahlkolben
50-ml-Messkolben
50-ml-Bürette

Reagenzien:

Phenolphthalein-Lösung R
Bereitung: s. unter Phosphorsäure, Seite 106.
Natriumhydroxid-Lösung (1 mol · l^{-1}) = 1 N-Natronlauge

ARBEITSVORSCHRIFT

0,550 g wasserfreie Citronensäure oder 0,550 g Citronensäure-Monohydrat werden in je einem 200-ml-Weithals-Erlenmeyerkolben in 50 ml Wasser R gelöst. Nach Zusatz von 0,5 ml Phenolphthalein-Lösung R wird mit Natriumhydroxid-Lösung (1 mol · l^{-1}) bis zur Rotfärbung titriert.

Berechnung: $C_6H_8O_7$ M_r 192,1
1 ml Natriumhydroxid-Lösung (1 mol · l^{-1})
entspricht 64,03 mg $C_6H_8O_7$.

$C_6H_8O_7 \cdot H_2O$ M_r 210,1
1 ml Natriumhydroxid-Lösung (1 mol · l^{-1})
entspricht 70,03 mg $C_6H_8O_7 \cdot H_2O$.

In wasserfreiem Medium

Keine chemische Reaktion verläuft vollkommen einseitig, wenn es auch Umsetzungen gibt, bei denen das Gleichgewicht überwiegend zu einer Seite hin verschoben ist. So verläuft z. B. die Reaktion zwischen Salzsäure und Natronlauge weitgehend nach folgender Gleichung:

$$H_3O^+ + Cl^- + Na^+ + OH^- \longrightarrow Na^+ + Cl^- + 2\,H_2O$$

Lässt man Essigsäure und Ammoniak-Lösung miteinander reagieren, so tritt zum Teil eine Rückreaktion auf:

$$CH_3COOH + NH_4^+ + OH^- \rightleftharpoons CH_3COO^- + NH_4^+ + H_2O$$

Bezeichnet man nach *Brönsted* Verbindungen, die Protonen aufnehmen, als Basen, so ist OH^- die Base der »Hinreaktion« und Acetat die Base der »Rückreaktion«. Das ganze Reaktionsgeschehen wird geprägt durch die Konkurrenz der beiden Basen um ein Proton. Es wird wegen der ständigen Rückreaktion nicht gelingen, der Essigsäure das Proton vollständig zu entreißen – oder mit anderen Worten – aus Essigsäure und Ammoniak-Lösung quantitativ die Ionenkombination Ammoniumacetat herzustellen.

Titriert man Natronlauge mit Salzsäure, so kann nach Ablauf der Neutralisation exakt der erste Tropfen überschüssiger Salzsäure einen Indikator umschlagen lassen. Chlorid-Ionen sind nicht auf Protonenfang aus. Bei der Titration von Ammoniak-Lösung mit Essigsäure bildet sich CH_3COO^- (Acetat), das dem Wasser wieder Protonen entreißt, so dass OH^--Ionen entstehen, die dem Umschlag des Indikators entgegenwirken: Die Farbe des Indikators ändert sich schleppend. Die exakte Erkennung des Äquivalenzpunktes, eine wesentliche Voraussetzung für die Durchführung einer Titration, ist damit nicht mehr gegeben. Schwache Basen lassen sich jedoch titrimetrisch bestimmen, wenn man auf nichtwässrige Systeme ausweicht. Zum Verständnis dieser Reaktionen wird als Maß für die Stärke einer Base die Festigkeit der Bindung eines Protons eingeführt. Daraus folgt, dass eine starke Säure ihre Protonen leicht abgibt. Ordnet man bekannte Stoffe nach fallender Protonenaffinität, so ergibt sich folgende Reihe:

quartäre Ammoniumbasen		Amine							
$NR_4{-}OH$	$Na{-}OH$	$R(H)N{-}H$	$R_2N{-}H$	$R_2N{-}R$	H_2O	H_2S	CH_3COOH	HCl	$HClO_4$

→ fallende Protonenaffinität

Essigsäure reagiert gegenüber allen Stoffen, die in der Reihe links neben ihr stehen, als Säure, gegenüber rechts stehenden Stoffen als Base.

MERKE

Eine Base ist um so stärker, je fester ein Proton gebunden wird.

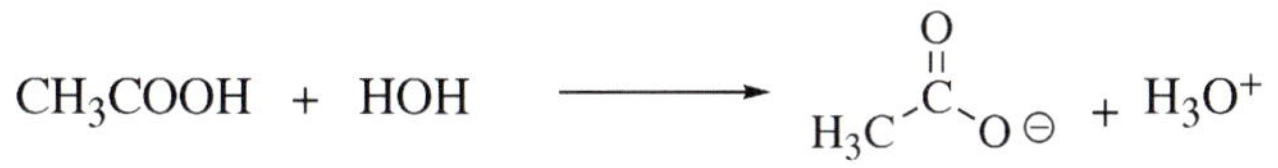

Essigsäure als Protonendonator — Acetat-Ion

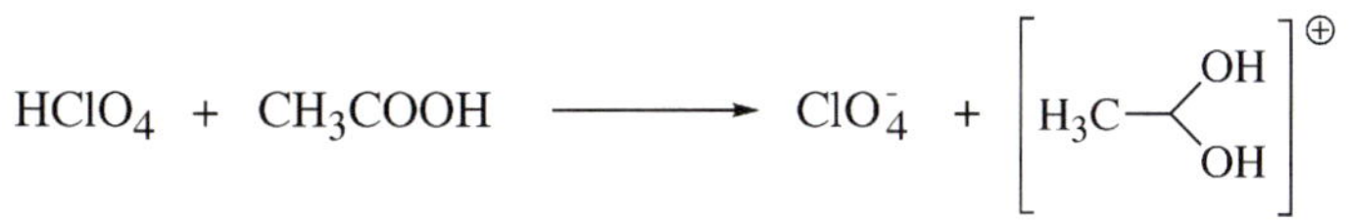

Perchlorsäure — Essigsäure als Protonenakzeptor — Acetacidium-Ion

Aus diesen Gleichungen folgt die allgemeine Erkenntnis, dass die Basizität einer Substanz dieser Reihe gesteigert werden kann, wenn man einen Reaktionspartner mit kleinerer Protonenaffinität zur Umsetzung anbietet. So wird dann auch ein Amin oder eine organische Base Essigsäure gegenüber viel stärker basisch sein als gegenüber Wasser. In essigsaurem Milieu ist die Basizität so groß, dass eine Titration ohne Weiteres durchgeführt werden kann. Zur Endpunkterkennung dienen Indikatoren, die schwächere Basen als die zu titrierenden Substanzen sein müssen und bei denen der Protonenaustausch mit einer Farbänderung verbunden ist.

Die folgenden maßanalytischen Bestimmungen sind Beispiele für die Bestimmung von Basen in wasserfreiem Medium. Zur Erkennung des Äquivalenzpunktes werden Indikatoren eingesetzt. Bei vielen Substanzen des Arzneibuches wird der Äquivalenzpunkt auch potentiometrisch bestimmt. Die Potentiometrie ist ein elektrochemisches Analyseverfahren, das auf der Ermittlung des elektrischen Potenzials zwischen einer Messelektrode und einer Bezugselektrode beruht. Der Potenzialverlauf ist abhängig vom Zusatz vorgeschriebener Reagenzien, und der Äquivalenzpunkt wird durch sprunghafte Änderung des Potenzials (Potenzialsprung) angezeigt.

Die maßanalytische Bestimmung von Säuren in wasserfreiem Medium wird nach dem Arzneibuch u. a. mit Natriummethanolat-Lösung (0,1 mol $\cdot$ l^{-1}) oder Tetrabutylammoniumhydroxid-Lösung (0,1 mol $\cdot$ l^{-1}) durchgeführt. Letztere wird beispielsweise bei der Gehaltsbestimmung des Antiepileptikums Ethosuximid verwendet.

Nicotinamid

Nicotinamid ist Pyridin-3-carboxamid (= Amid der Nicotinsäure):

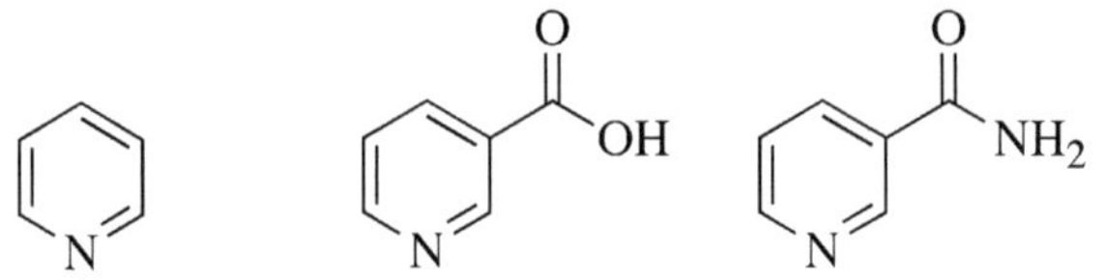

Pyridin Nicotinsäure = Pyridin-3-carbonsäure Nicotinamid = Pyridin-3-carboxamid

Für die Titration wird 0,1 N-Perchlorsäure verwendet. Diese wird mit Essigsäure 98 % (Eisessig) und Acetanhydrid versetzt, sodass in der Maßlösung selbst schon der oben formulierte Protonenaustausch unter Bildung von Acetacidium-Ionen stattfindet. Der Zusatz von Acetanhydrid (= Essigsäureanhydrid) soll garantieren, dass das System auch wirklich wasserfrei bleibt:

$$(CH_3CO)_2O + H_2O \longrightarrow 2\,CH_3COOH$$

Würde der Wassergehalt über 0,3 % ansteigen, kann die Titration nicht mehr exakt ablaufen, da, wie oben erklärt, Wasser gegenüber Essigsäure als Base wirkt (siehe die Reihe der Protonenaffinität auf Seite 183). Bei der Titration wird dadurch der Farbumschlag des Indikators unscharf.

Nicotinamid wird in Essigsäure gelöst, dabei wird der Pyridinstickstoff protoniert (1). Für jedes Nicotinamid-Molekül entsteht ein Acetat-Ion, das bei der Titration mit dem Acetacidium-Ion der 0,1 N-Perchlorsäure nach folgender Gleichung zu Essigsäure reagiert (2). Es wäre daher genauer, die Maßlösung als 0,1 N-Acetacidium-Lösung zu bezeichnen. Sind alle Acetat-Ionen auf diese Weise neutralisiert, zeigt der Indikator Kristallviolett durch Protonenfang und damit verbundenem Farbwechsel das Ende der Reaktion an (3).

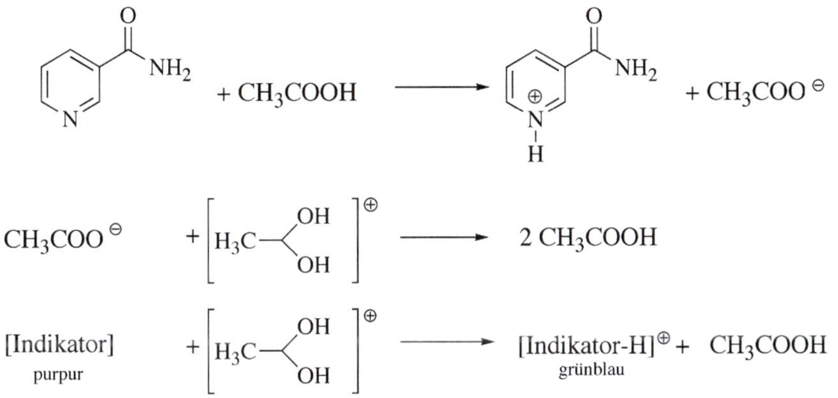

(1) (2) (3)

Hinweis: Die Perchlorsäure-Essigsäure-Maßlösung ist eine stark ätzende Flüssigkeit. Bei der Füllung der Bürette empfiehlt sich daher, Schutzbrille und Laborhandschuhe zu tragen. Sollte etwas Säure verschüttet worden sein, so muss diese mit einem geeigneten Mittel, z. B. Chemizorb® der Fa. E. Merck, Darmstadt, bestreut werden. Danach werden die betreffenden Stellen gründlich mit Wasser abgewaschen. Auch das Erwärmen oder Erhitzen von konzentrierter Essigsäure, wenn zur Lösung der Substanzen vorgeschrieben, muss mit großer Sorgfalt vorgenommen werden, da sie entzündlich ist. Bürette, Pipetten und Kolben müssen absolut trocken sein.

Geräte:

200-ml-Weithals-Erlenmeyerkolben
25-ml-Messzylinder
10-ml-Messzylinder
25-ml-Bürette

Reagenzien:

Wasserfreie Essigsäure R
Acetanhydrid R
Kristallviolett-Lösung R
Bereitung: 0,5 g Kristallviolett R werden in wasserfreier Essigsäure R zu 100 ml gelöst.
Perchlorsäure (0,1 mol · l^{-1}) = 0,1 N-Perchlorsäure

ARBEITSVORSCHRIFT

0,250 g Nicotinamid werden in einem 200-ml-Weithals-Erlenmeyerkolben in 20 ml wasserfreier Essigsäure R, falls erforderlich unter leichtem Erwärmen, gelöst. Nach Zusatz von 5 ml Acetanhydrid R und einigen Tropfen Kristallviolett-Lösung R wird mit Perchlorsäure (0,1 mol · l^{-1}) von Purpur bis zum Umschlag nach Grünblau titriert. Alle Arbeiten sind unter dem Abzug auszuführen.

Berechnung: $C_6H_6N_2O$ M_r 122,1
1 ml Perchlorsäure (0,1 mol · l^{-1})
entspricht 12,21 mg $C_6H_6N_2O$.

Natriumbenzoat

Bei der Titration von Natriumbenzoat in wasserfreiem Medium wirkt Benzoat als Anion-Base, so dass beim Auflösen des Salzes in Essigsäure folgende Reaktion abläuft. Die entstandenen Acetat-Ionen werden bei der Titration mit einer äquivalenten Menge Acetacidium-Ionen zu Essigsäure neutralisiert. Gleichung siehe bei Nicotinamid. Als Indikator dient Naphtholbenzein.

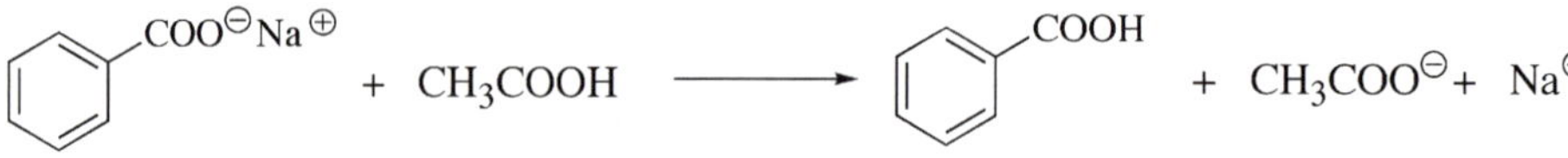

Geräte:

200-ml-Weithals-Erlenmeyerkolben
25-ml-Messzylinder
25-ml-Bürette
Wasserbad
Thermometer

Reagenzien:

Wasserfreie Essigsäure R
Naphtholbenzein-Lösung R
Bereitung: Eine Lösung von Naphtholbenzein R ($2\ g \cdot l^{-1}$) in wasserfreier Essigsäure
Perchlorsäure ($0{,}1\ mol \cdot l^{-1}$) = 0,1 N-Perchlorsäure

ARBEITSVORSCHRIFT

0,250 g Natriumbenzoat werden, falls erforderlich unter Erwärmen auf 50 °C, in 20 ml wasserfreier Essigsäure R gelöst. Die abgekühlte Lösung wird unter Zusatz von 1 Tropfen Naphtholbenzein-Lösung R mit Perchlorsäure ($0{,}1\ mol \cdot l^{-1}$) von Gelbbraun bis zum Farbumschlag nach Grün titriert. Alle Arbeiten sind unter dem Abzug auszuführen.

Berechnung: $C_7H_5NaO_2$ M_r 144,1
1 ml Perchlorsäure ($0{,}1\ mol \cdot l^{-1}$)
entspricht 14,41 mg $C_7H_5NaO_2$.

Coffein

Coffein wird in wasserfreier Essigsäure aufgelöst. Die entstandenen Acetat-Ionen werden wie bei den beiden vorhergehenden Bestimmungen mit Perchlorsäure ($0{,}1\ mol \cdot l^{-1}$) titriert. Als Indikator wird Sudan III (DAB) verwendet. Seine Farbe schlägt von Rot nach Blaurot um.

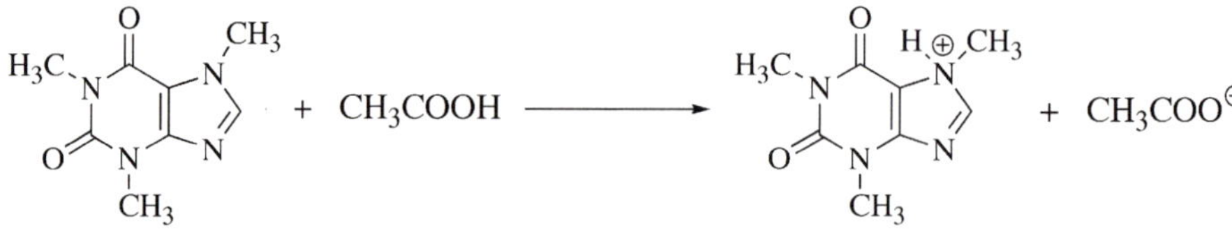

Geräte:

10-ml-Messzylinder (2 Stück)
25-ml-Messzylinder
10-ml-Feinbürette
200-ml-Weithals-Erlenmeyerkolben
Wasserbad

Reagenzien:

Wasserfreie Essigsäure R
Acetanhydrid R
Toluol R
Sudan III-Lösung
Bereitung: 0,5 g Sudan III RN werden in 100 ml wasserfreier Essigsäure R gelöst.
Perchlorsäure ($0{,}1\ mol \cdot l^{-1}$) = 0,1 N-Perchlorsäure

ARBEITSVORSCHRIFT

0,170 g Coffein werden unter Erhitzen in 5 ml wasserfreier Essigsäure R gelöst. Nach Erkalten wird die Lösung mit 10 ml Acetanhydrid R, 20 ml Toluol R und 2 Tropfen Sudan III-Lösung versetzt und mit Perchlorsäure (0,1 mol · l^{-1}) von Rot bis zum ersten Farbumschlag nach Blaurot titriert. Alle Arbeiten sind unter dem Abzug auszuführen.

Berechnung: $C_8H_{10}N_4O_2$ M_r 194,2
1 ml Perchlorsäure (0,1 mol · l^{-1})
entspricht 19,42 mg $C_8H_{10}N_4O_2$.

Clotrimazol

Clotrimazol ist 1-(2-Chlortrityl)imidazol[66] und wird mit Perchlorsäure (0,1 mol · l^{-1}) und Naphtholbenzein als Indikator titriert:

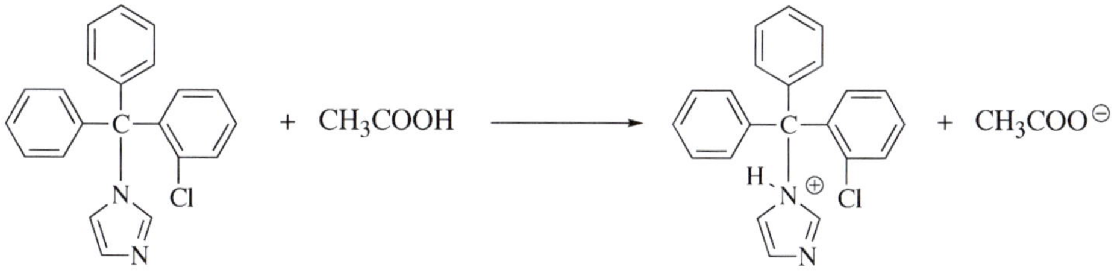

Geräte:

100-ml-Messzylinder
200-ml-Weithals-Erlenmeyerkolben
10-ml-Feinbürette

Reagenzien:

Wasserfreie Essigsäure R
Perchlorsäure (0,1 mol · l^{-1}) = 0,1 N-Perchlorsäure
Naphtholbenzein-Lösung R
Bereitung: s. unter Natriumbenzoat Seite 186.

ARBEITSVORSCHRIFT

0,300 g Clotrimazol werden in 80 ml wasserfreier Essigsäure R gelöst und unter Zusatz von 6 Tropfen Naphtholbenzein-Lösung R als Indikator mit Perchlorsäure (0,1 mol · l^{-1}) von Gelbbraun nach Grün titriert. Alle Arbeiten sind unter dem Abzug auszuführen.

Berechnung: $C_{22}H_{17}ClN_2$ M_r 344,8
1 ml Perchlorsäure (0,1 mol · l^{-1})
entspricht 34,48 mg $C_{22}H_{17}ClN_2$.

[66] Trityl- ist die Abkürzung für Triphenylmethyl-.

6.2 Redoxtitrationen

Iodometrie

Tosylchloramid-Natrium

Tosylchloramid-Natrium ist das Natriumsalz der Verbindung N-Chlor-4-methylbenzolsulfonamid (als Trihydrat) (1). Der p-Toluolsulfonyl-Rest $H_3C-C_6H_4-SO_2-$ wird als Tosyl-Gruppe bezeichnet. Tosylchloramid-Natrium wird auch Chloramin oder – um Verwechslungen mit H_2N-Cl zu vermeiden – Chloramin T genannt. Auf Seite 109 sind die Grundlagen der Iodometrie beschrieben worden. Chloramin T ist ein Oxidationsmittel. Bei seiner Gehaltsbestimmung bildet sich durch Hydrolyse Hypochlorit (2), das aus Iodid eine äquivalente Menge Iod freisetzt. Iod wird dann mit Natriumthiosulfat-Lösung erfasst (3).

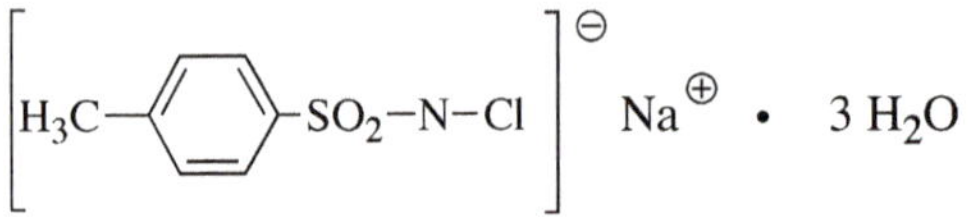

(1)

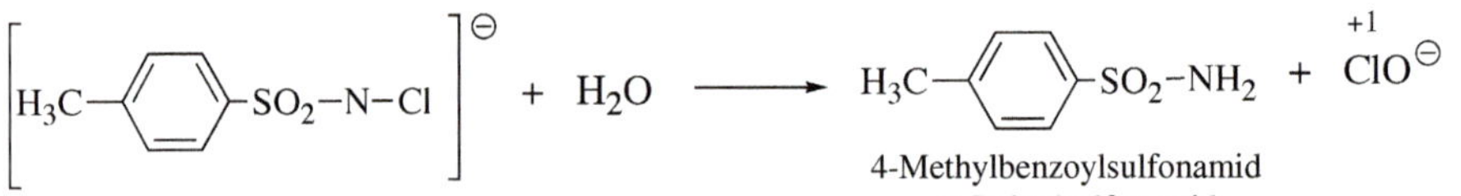

4-Methylbenzoylsulfonamid
= p-Toluolsulfonamid

(2)

$$ClO^- + 2\,I^- + 2\,H^+ \longrightarrow Cl^- + I_2 + H_2O$$

$$2\,Na_2S_2O_3 + I_2 \longrightarrow Na_2S_4O_6 + 2\,NaI \qquad (3)$$

Geräte:
200-ml-Iodzahlkolben
100-ml-Messzylinder
10-ml-Messzylinder
10-ml-Feinbürette

Reagenzien:
Wasser R
Kaliumiodid R
Verdünnte Schwefelsäure R
Stärke-Lösung R
Bereitung: s. Seite 110.
Natriumthiosulfat-Lösung ($0{,}1\ mol \cdot l^{-1}$) = 0,1 N-Natriumthiosulfat-Lösung

ARBEITSVORSCHRIFT

0,125 g Tosylchloramid-Natrium werden in einem 200-ml-Iodzahlkolben in 100 ml Wasser R gelöst. Die Lösung wird mit 1 g Kaliumiodid R und 5 ml verdünnter Schwefelsäure R versetzt. Nach 3 Minuten wird das ausgeschiedene Iod mit Natriumthiosulfat-Lösung ($0{,}1\ mol \cdot l^{-1}$) unter Zusatz von 1 ml Stärke-Lösung R titriert.

Berechnung: $C_7H_7ClNNaO_2S \cdot 3\,H_2O$ M_r 281,7
1 ml Natriumthiosulfat-Lösung ($0{,}1\ mol \cdot l^{-1}$)
entspricht 14,08 mg $C_7H_7ClNNaO_2S \cdot 3\,H_2O$.

Bromometrie

Unter Bromometrie versteht man ein Verfahren, bei dem Brom zu Additions-, Substitutions- oder Oxidationsreaktionen eingesetzt wird. Da Brom-Lösungen nicht stabil sind, lassen sich diese nicht so einfach wie Iod-Lösungen handhaben. Vielmehr wird Brom in der Lösung erst aus Bromat und Bromid durch Disproportionierung (s. Seite 57) erzeugt.

$$\overset{+5}{BrO_3^-} + 5\,Br^- + 6\,H^+ \rightleftharpoons 3\,\overset{\pm 0}{Br_2} + 3\,H_2O$$

Zwei Verfahren sind möglich:

1. Man erzeugt einen Bromüberschuss. Dieser wird nach Zusatz von Kaliumiodid in Iod überführt und mit Natriumthiosulfat und Stärke als Indikator zurücktitriert:

$$Br_2 + 2\,I^- \rightleftharpoons 2\,Br^- + I_2$$

$$I_2 + 2\,S_2O_3^{2-} \rightleftharpoons 2\,I^- + S_4O_6^{2-}$$

2. Man verwendet einen Redoxindikator. Hierbei reagiert Brom zunächst mit der zu bestimmenden Verbindung. Ist diese verbraucht, oxidiert das erste überschüssige Brom-Atom den Indikator, sodass durch Farbänderung oder Entfärbung der Lösung der Äquivalenzpunkt erkannt werden kann.

Isoniazid

Isoniazid ist Isonicotinsäurehydrazid. Zur Bestimmung wird Isonicotinsäurehydrazid in Wasser gelöst und mit Salzsäure, Kaliumbromid und dem Indikator Methylrot

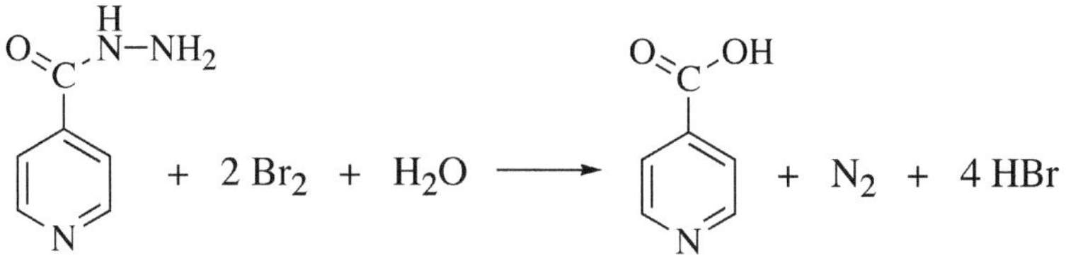

Isonicotinsäurehydrazid Isonicotinsäure

versetzt. Wird zu diesem Gemisch langsam Kaliumbromat-Lösung gegeben, so bildet sich Brom, das sich mit Isonicotinsäurehydrazid zu Isonicotinsäure und Stickstoff umsetzt.

Die beiden Stickstoffatome des Hydrazids stehen auf der Oxidationsstufe -2, elementarer Stickstoff hat ± 0. Für den Elektronenausgleich müssen daher 4 Brom-Atome eingesetzt werden. Hat Isoniazid komplett mit Brom reagiert, wird Methylrot durch oxidative Zerstörung entfärbt.

Geräte:
100-ml-Messkolben
100-ml-Messzylinder
25-ml-Messzylinder
25-ml-Bürette
20-ml-Vollpipette

Reagenzien:
Wasser R
Salzsäure
Kaliumbromid R
Methylrot-Lösung R
Bereitung: 50 mg Methylrot R werden in einer Mischung von 1,86 ml Natriumhydroxid-Lösung (0,1 mol $\cdot$ l^{-1}) und 50 ml Ethanol 96 % R gelöst. Die Lösung wird mit Wasser R zu 100 ml verdünnt.
Kaliumbromat-Lösung (0,0167 mol $\cdot$ l^{-1}) = 0,1N-Kaliumbromat-Lösung

ARBEITSVORSCHRIFT

0,250 g Isoniazid werden in Wasser R in einem 100-ml-Messkolben zu 100,0 ml gelöst. 20,0 ml dieser Lösung werden unter dem Abzug mit 100 ml Wasser R, 20 ml Salzsäure R, 0,2 g Kaliumbromid R und 1 Tropfen Methylrot-Lösung R versetzt. Unter fortgesetztem Schütteln wird tropfenweise mit Kaliumbromat-Lösung (0,0167 mol $\cdot$ l^{-1}) titriert, bis die rote Färbung verschwindet.

Berechnung: $C_6H_7N_3O$ M_r 137,1
1 ml Kaliumbromat-Lösung (0,0167 mol $\cdot$ l^{-1}) entspricht 3,429 mg $C_6H_7N_3O$.

Cerimetrie

Grundlagen der Cerimetrie s. Seite 111.

Paracetamol

Paracetamol ist 4'-Hydroxyacetanilid. Bei der Gehaltsbestimmung wird die Acetylgruppe durch Erhitzen mit Schwefelsäure abgespalten und das entstandene p-Aminophenol durch Cer(IV)-Ionen zu p-Chinonimin (parachinoide Struktur s. Seite 163) oxidiert:

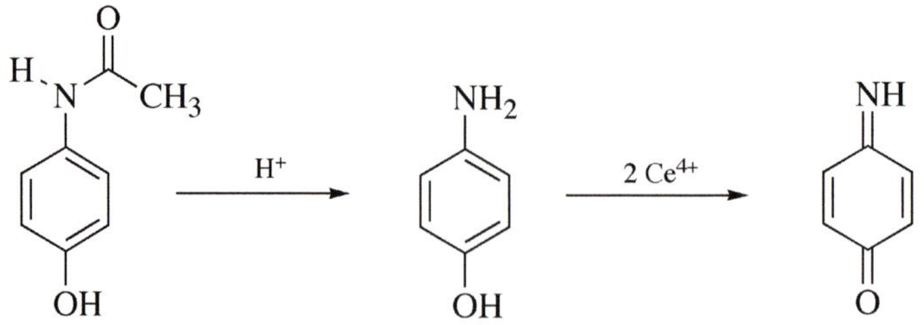

Geräte:
200-ml-Iodzahlkolben
50-ml-Messzylinder (2 Stück)
Stativ
Muffe
Klammer
Rückflusskühler

Reagenzien:
Wasser R
Verdünnte Schwefelsäure R
Eis
Verdünnte Salzsäure R
Ferroin-Lösung R
Bereitung: s. unter Eisen(II)-sulfat Seite 113.
(Fortsetzung nächste Seite)

Geräte – Fortsetzung:

Gasbrenner
Vierfuß
Ceran®-Platte
Glasstab
Kleiner Glastrichter
100-ml-Messkolben
500-ml-Weithals-Erlenmeyerkolben
20-ml-Vollpipette
25-ml-Bürette
25-ml-Messzylinder

Reagenzien – Fortsetzung:

Cer(IV)-sulfat-Lösung (0,1 mol · l^{-1}) = 0,1 N-Cer(IV)-sulfat-Lösung

ARBEITSVORSCHRIFT

0,300 g Paracetamol werden in einem 200-ml-Iodzahlkolben mit einer Mischung aus 10 ml Wasser R und 30 ml verdünnter Schwefelsäure R 1 Stunde lang unter Rückfluss erhitzt. Nach dem Abkühlen wird der Kolbeninhalt mit einem Glasstab und einem kleinen Trichter in einen 100-ml-Messkolben gebracht. Der Iodzahlkolben wird dreimal mit je 15 ml Wasser R nachgespült und das Wasser ebenfalls in den Messkolben gegeben. Danach wird mit Wasser R zu 100,0 ml aufgefüllt.

20,0 ml dieser Lösung werden in einem 500-ml-Weithals-Erlenmeyerkolben mit 40 ml Wasser R, 40 g Eis, 15 ml verdünnter Salzsäure R und 2 Tropfen Ferroin-Lösung R versetzt und mit Cer(IV)-sulfat-Lösung (0,1mol · l^{-1}) bis zum Farbumschlag nach Grünlichgelb titriert. Anschließend wird ein Blindversuch durchgeführt (s. Seite 180).

Berechnung: $C_8H_9NO_2$ M_r 151,2
1 ml Cer(IV)-sulfat-Lösung (0,1 mol · l^{-1})
entspricht 7,56 mg $C_8H_9NO_2$.

Permanganometrie

Mangan, das wichtigste Element der siebten Nebengruppe, tritt in ungewöhnlich vielen Oxidationsstufen auf. Die niedrigste ist + 1 in manchen Komplexverbindungen, die höchste + 7 in den Permanganaten. Von den dazwischen liegenden Oxidationsstufen sind ebenfalls Verbindungen bekannt. Für die Maßanalyse wird Kaliumpermanganat ($KMnO_4$) verwendet, das als starkes Oxidationsmittel in saurer Lösung fünf Elektronen aufnimmt, sodass Mn(II)-Salze entstehen:

$$\overset{+7}{Mn}O_4^- + 8\,H^+ + 5\,e^- \longrightarrow Mn^{2+} + 4\,H_2O$$

1 val $KMnO_4$ ≙ 1/5 mol $KMnO_4$. Da Kaliumpermanganat eine sehr starke Eigenfärbung hat, wird kein Indikator benötigt. Es wird bis zur schwach violetten Färbung titriert. Für die Praxis ist zu beachten, dass volumetrische Permanganat-Lösungen nur in absolut sauberen und gut schließenden, dunklen Glasstopfenflaschen etwa zwei bis drei Monate lang titerbeständig sind. Geringste Mengen organischer Verunreini-

gungen reduzieren einen Teil des Permanganats und verändern damit den Wirkungswert.

Oxalsäure

Oxalsäure reagiert mit Kaliumpermanganat nach folgender Reaktionsgleichung (1). Kohlenstoff hat in der Oxalsäure die Oxidationszahl +3 (2). Zur Berechnung der Oxidationszahl des Kohlenstoffs s. Seite 134. Beim Übergang in CO_2 gibt jedes Kohlenstoffatom 1 Elektron ab, es werden also pro Oxalat 2 Elektronen frei. Da Mangan 5 Elektronen aufnimmt, sind 2 Mn und 5 Oxalat in die Gleichung einzusetzen.

$$2\,MnO_4^- + 5\,C_2O_4^{2-} + 16\,H^+ \longrightarrow 2\,Mn^{2+} + 10\,CO_2 + 8\,H_2O \qquad (1)$$

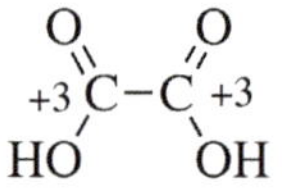

(2)

Geräte:

200-ml-Weithals-Erlenmeyerkolben
50-ml-Messzylinder
50-ml-Bürette
Thermometer
Wasserbad

Reagenzien:

Wasser R
Schwefelsäure R
Kaliumpermanganat-Lösung (0,02 mol · l^{-1}) = 0,1 N-Kaliumpermanganat-Lösung

ARBEITSVORSCHRIFT

0,250 g Oxalsäure R werden in einem 200-ml-Weithals-Erlenmeyerkolben in einer Mischung aus 35 ml Wasser R und 6 ml Schwefelsäure R gelöst. Bei einer Temperatur von 60 bis 70 °C wird so lange titriert, bis eine schwache Violettfärbung etwa 1 Minute lang bestehen bleibt.

Berechnung: $C_2H_2O_4 \cdot 2\,H_2O$ M_r 126,1
1 ml Kaliumpermanganat-Lösung (0,02 mol · l^{-1}) entspricht 6,305 mg $C_2H_2O_4 \cdot 2\,H_2O$.

6.3 Komplexbildungstitrationen

Grundlagen der Komplexbildungstitration s. Seite 113.

Basisches Bismutgallat

Basisches Bismutgallat baut sich aus Bismuthydroxid und Gallussäure (= 3,4,5-Trihydroxybenzoesäure) auf. Die genaue Formel ist bis heute noch nicht geklärt. Eine mögliche Struktur wird mit einem koordinativ gebundenen Wassermolekül formuliert:

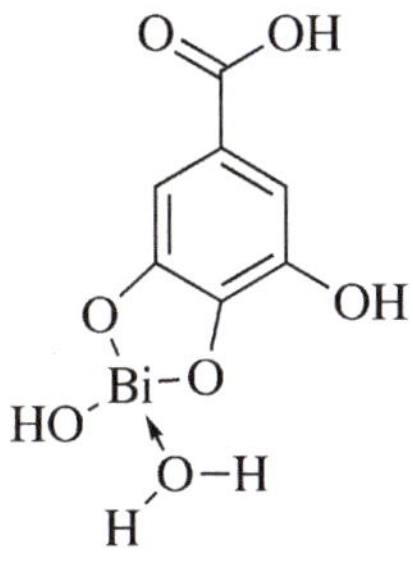

Nach dem Arzneibuch enthält Basisches Bismutgallat mindestens 48,0 und höchstens 52,0 % Bi, berechnet auf die getrocknete Substanz. Zur Bestimmung wird die Verbindung mit Salpetersäure und Kaliumchlorat oxidativ zerstört und das Bismut anschließend komplexometrisch erfasst.

Geräte:

500-ml-Weithals-Erlenmeyerkolben
250-ml-Messzylinder
10-ml-Messzylinder (2 Stück)
50-ml-Bürette
Gasbrenner
Vierfuß
Ceran®-Platte

Reagenzien:

Wasser R
Salpetersäure R
Kaliumchlorat R
Xylenolorange-Verreibung R
Bereitung: s. unter Zinkoxid Seite 116.
Natriumedetat-Lösung ($0{,}1\ mol \cdot l^{-1}$) = 0,1 M-Natriumedetat-Lösung

ARBEITSVORSCHRIFT

0,300 g Basisches Bismutgallat werden unter dem Abzug in einem 500-ml-Weithals-Erlenmeyerkolben mit 10 ml einer Mischung gleicher Volumenteile Wasser R und Salpetersäure R versetzt. Die Mischung wird zum Sieden erhitzt und 2 Minuten lang im Sieden gehalten. Dann werden 0,1 g Kaliumchlorat R zugesetzt und die Mischung erneut zum Sieden erhitzt und 1 Minute lang im Sieden gehalten. Nach Zusatz von 10 ml Wasser R wird erhitzt, bis die Lösung farblos ist. Die noch heiße Lösung wird mit 200 ml Wasser R und 50 mg Xylenolorange-Verreibung R versetzt und mit Natriumedetat-Lösung ($0{,}1\ mol \cdot l^{-1}$) bis zum Farbumschlag von Rötlichviolett nach Gelb titriert.

Berechnung: Bi A_r [67] 209,0

1 ml Natriumedetat-Lösung ($0{,}1\ mol \cdot l^{-1}$)
entspricht 20,90 mg Bi.

---

[67] A_r = Relative Atommasse.

7 Untersuchungen nach dem Arzneibuch

7.1 Allgemeines

Durch die im Praktikum ausgeführten Übungen sind grundlegende analytische Kenntnisse vermittelt worden, die nunmehr angewandt werden müssen. Dazu ist die direkte Arbeit mit dem Arzneibuch erforderlich. Denn nur so kann das Ausbildungsziel, Arzneistoffe ordnungsgemäß prüfen zu können, erreicht werden.

Das Arzneibuch enthält eine Sammlung anerkannter wissenschaftlicher Vorschriften zu den in Europa verwendeten Arzneistoffen mit den Anforderungen, die an ihre Identität, ihre Reinheit und ihren Gehalt gestellt werden, wenn sie in Arzneimitteln vom Bundesinstitut für Arzneimittel und Medizinprodukte (BfArM) zugelassen werden sollen. Werden sie in Apotheken als Ausgangsstoffe vorrätig gehalten, um in Rezeptur und Defektur verarbeitet zu werden, müssen sie die gleichen Anforderungen erfüllen. In Apotheken sind also die vom pharmazeutischen Großhandel gelieferten Arzneistoffe nach den Monographien des Arzneibuches zu untersuchen, oder es ist zumindest ihre Identität festzustellen, wenn über die außerdem vorgeschriebenen Parameter einer Arzneibuchmonographie ein Analysenzertifikat vorliegt.

Derzeit sind in Deutschland die folgenden Arzneibücher gültig:

- Europäisches Arzneibuch mit Nachträgen
- Deutsches Arzneibuch (DAB)
- Homöopathisches Arzneibuch (HAB)
- Deutscher Arzneimittel-Codex (DAC)

Neben den einzelnen Arzneistoffen sind in den Monographien auch Stoffgruppen oder Zubereitungen beschrieben. Der »Allgemeine Teil« gliedert sich in die Allgemeinen Vorschriften, Analysenmethoden, Geräte, Beschreibung der Materialien für Behältnisse, das Reagenzienverzeichnis und weitere allgemeine Texte, die für die Analytik und Bewertung der Stoffe von Bedeutung sind.

Die Monographie eines Arzneistoffes gliedert sich in:

- deutscher Name und seine neulateinische Bezeichnung
- chemische Strukturformel mit Summenformel und relativer Molekülmasse
- Definition des Stoffes
- Eigenschaften des Stoffes

- Prüfung auf Identität
- Prüfung auf Reinheit
- Gehaltsbestimmung
- Lagerung
- mögliche Verunreinigungen

7.2 Spezielle Begriffe und Methoden der pharmazeutischen Analytik

Referenz-Substanzen und Referenz-Spektren

Bei einigen Prüfungen wird auf Referenz-Substanzen Bezug genommen. Man unterscheidet chemische Referenz-Substanzen (CRS) und biologische Referenz-Substanzen (BRS). Beide können beim Technischen Sekretariat der Europäischen Arzneibuch-Kommission in Straßburg bezogen werden. Kann man aus bestimmten Gründen Referenz-Substanzen nicht versenden, z. B. Betäubungsmittel oder Gase, werden Referenz-Spektren zur Verfügung gestellt. Referenz-Substanzen und Referenz-Spektren spielen bei der genaueren Identifizierung eines Stoffes oder seines Gehaltes eine wichtige Rolle.

Temperaturangaben

Wird bei einer Prüfung eine allgemeine Temperaturangabe gemacht, gelten folgende Begriffe:

Tiefgekühlt	unterhalb von –15 °C
Kühlschrank	2 bis 8 °C
Kalt oder kühl	8 bis 15 °C
Raumtemperatur	15 bis 25 °C

Falls nichts anderes vorgeschrieben ist, sind Prüfungen auf Identität, Prüfungen auf Reinheit und Gehaltsbestimmungen bei einer Temperatur zwischen 15 und 25 °C (Raumtemperatur) durchzuführen.

Der Ausdruck »Wasserbad« bedeutet ein Bad mit siedendem Wasser, falls keine anderen Angaben gemacht werden. Hierbei ist zu beachten, ob ein Gefäß *auf* dem Wasserbad oder *im* Wasserbad erhitzt werden soll. Nur im zweiten Fall wird man mit Sicherheit eine Temperatur zwischen 90 und 100 °C erreichen. Das Arzneibuch erlaubt, anstelle des Wasserbades auch eine andere Heizquelle zu verwenden, die eine Temperatur von ungefähr, aber nicht höher als 100 °C oder die vorgeschriebene Temperatur liefert.

Löslichkeit

Bei chemischen Untersuchungen ist die Löslichkeit einer Substanz eine wichtige Eigenschaft. Die Löslichkeitsangaben des Arzneibuches sind ungefähre, umschreibende Angaben, die auf eine Temperatur von 15 bis 25 °C bezogen werden:

Bezeichnung	Ungefähre Anzahl Volumenteile Lösungsmittel für 1 Masseteil Substanz
sehr leicht löslich	weniger als 1 Teil
leicht löslich	von 1 Teil bis 10 Teile
löslich	über 10 Teile bis 30 Teile
wenig löslich	über 30 Teile bis 100 Teile
schwer löslich	über 100 Teile bis 1 000 Teile
sehr schwer löslich	über 1 000 Teile bis 10 000 Teile
praktisch unlöslich	über 10 000 Teile

Die Bezeichnung »teilweise löslich« wird zur Beschreibung einer Mischung verwendet, bei der sich nur ein Teil der Bestandteile löst. Alle Löslichkeitsangaben des Arzneibuchs lassen den Zeitfaktor unberücksichtigt. Die Bezeichnung »mischbar« wird zur Beschreibung einer Flüssigkeit verwendet, die in allen Mischungsverhältnissen mit dem angegebenen Lösungsmittel mischbar ist.

Lösemittel

Wird ein Lösemittel nicht angegeben, bedeutet der Begriff »Lösung« eine wässrige Lösung. Unter dem Begriff »Wasser« wird bei der Prüfung auf Identität, der Prüfung auf Reinheit, bei Gehaltsbestimmungen und bei der Herstellung der Reagenzien Wasser verstanden, das den Anforderungen der Monographie *Gereinigtes Wasser* (Aqua purificata) entspricht. Dieses wird durch Destillation, unter Verwendung von Ionenaustauschern oder nach einer anderen geeigneten Methode hergestellt. Wenn nach einer Vorschrift »destilliertes Wasser« verwendet werden muss, so darf nur gereinigtes Wasser verwendet werden, das durch Destillation gewonnen worden ist.

Ist kein Blindversuch vorgeschrieben, müssen die Lösemittel bei quantitativen Bestimmungen vorher unter Verwendung des bei der Prüfung auf Reinheit oder der Gehaltsbestimmung angegebenen Indikators neutralisiert werden.

Prüflösung

Vielfach müssen Identitäts- und Reinheitsprüfungen mit einer Prüflösung ausgeführt werden. Diese ist eine Lösung der zu untersuchenden Substanz in bestimmter Konzentration in einem geeigneten Lösemittel. Manchmal werden noch weitere Angaben zum Lösevorgang gemacht, die genau einzuhalten sind.

Indikatormethode zur Bestimmung des pH-Wertes

Es genügt oft, den pH-Wert näherungsweise zu bestimmen. Hierzu dient die Indikatormethode. Eine Tabelle im Arzneibuch enthält dazu verschiedene Indikatoren oder Indikatormischungen (2.2.4). Wenn nichts anderes angegeben ist, werden 10 ml der zu untersuchenden Lösung je nach Vorschrift mit 0,05 bis 0,1 ml Indikatorlösung versetzt. Eine Lösung gilt dabei als stark sauer, wenn der pH-Wert der Lösung kleiner als 4 ist, festgestellt durch orange oder rote Färbung des Indikators Dimethylgelb oder durch grüne bzw. blaue Färbung mit Kongorot-Papier. Färbt sich eine Lösung mit Phenolphthalein-Papier deutlich rot oder zeigt der Indikator Thymolblau eine violette Färbung, so ist der pH-Wert > 10 und die Lösung wird als stark alkalisch eingestuft. Andere Bezeichnungen sind schwach sauer, sauer, neutral, schwach alkalisch und alkalisch. Da jeder Indikator einen individuellen Umschlagbereich hat (s. auch Seite 39), wird in der Regel angegeben, gegen welchen Indikator gemessen wird. So bedeutet zum Beispiel neutral gegenüber Methylrot, dass die Lösung orangerot gefärbt ist und im pH-Wert-Bereich zwischen 4,5 und 6,0 liegt, also in Wirklichkeit noch schwach sauer reagiert. Neutral gegenüber Phenolphthalein ist eine gerade farblos gewordene Lösung mit einem pH-Wert von $< 8,0$.

Vergleichsuntersuchungen

Zur möglichst objektiven Beurteilung der Klarheit oder Färbung von Flüssigkeiten lässt das Arzneibuch Vergleichsuntersuchungen ausführen. Dazu sind im Allgemeinen Teil unter »Methoden der Physik und der physikalischen Chemie« genaue Angaben gemacht.

Bei Verfahren mit vertikaler Durchsicht verwendet man *Neßler-Zylinder*. Das sind farblose Reagenzgläser von 15 bis 25 mm innerem Durchmesser mit durchsichtigem und flachem Boden.

Zur Prüfung auf *Klarheit und Opaleszenz* (= opalartiges Schillern) wird die zu prüfende Flüssigkeit mit einer frisch hergestellten Referenzsuspension in einer Schichtdicke von 40 mm und 5 Minuten nach der Herstellung der Referenzsuspension in vertikaler Durchsicht gegen einen dunklen Untergrund und bei diffusem Tageslicht verglichen. Es gibt verschiedene Referenzsuspensionen (I bis IV), die aus der so genannten Opaleszenz-Referenzsuspension und Wasser bereitet werden. Die Opaleszenz-Referenzsuspension wird aus der Opaleszenz-Stammsuspension hergestellt. Bestandteile für die Opaleszenz-Stammsuspension sind Hydrazinsulfat und Methenamin:

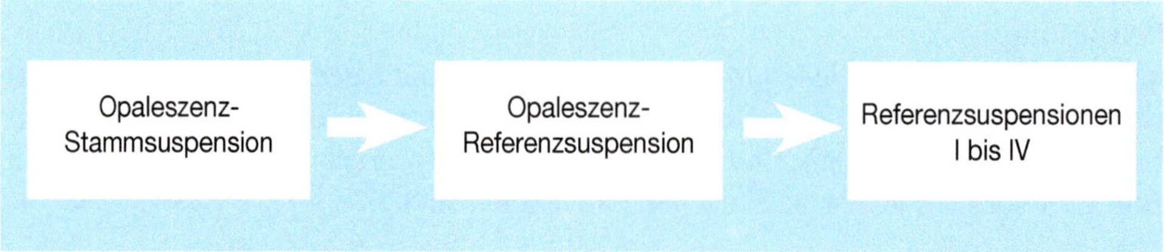

Zur Prüfung auf *Färbung von Flüssigkeiten* im Bereich der Farben Braun (B), Gelb (G) und Rot (R) sind zwei Methoden aufgeführt, die sich durch verschiedene Ausgangsstoffe mit unterschiedlichen Konzentrationen, Geräten und Beobachtungsweisen unterscheiden (2.2.2):

	Menge	**Geräte**	**Beurteilung der Lösungen**
Methode I	2,0 ml	Reagenzgläser von 12 mm äußerem Durchmesser	Bei diffusem Tageslicht in horizontaler Durchsicht gegen einen weißen Hintergrund
Methode II	Schichtdicke von 40 mm	Neßler-Zylinder	Bei diffusem Tageslicht in vertikaler Durchsicht gegen einen weißen Untergrund

Die zu prüfende Flüssigkeit wird mit einer Farbvergleichslösung verglichen. Die Farbvergleichslösungen werden mit großen Buchstaben für Farben und kleinen angehängten Zahlen für Konzentrationen bezeichnet.

Farbvergleichslösungen werden aus Farbreferenzlösungen und diese aus Stammlösungen hergestellt. Das Arzneibuch führt die Stammlösungen Gelb (Eisen(III)-chlorid), Rot (Cobalt(II)-chlorid) und Blau (Kupfer(II)-sulfat):

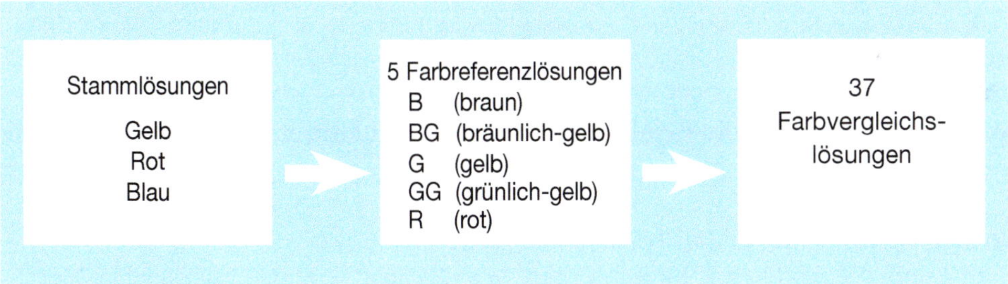

Grenzprüfungen

In bestimmten Fällen können Spuren von Begleitstoffen nur unter größtem Aufwand aus Arzneistoffen entfernt werden. Da diese geringen Mengen bei der therapeutischen Anwendung vernachlässigt werden dürfen, werden sie vom Arzneibuch bis zu einer gewissen, allerdings sehr niedrig liegenden Grenze toleriert. Zur Erfassung solcher Verunreinigungen werden Grenzprüfungen ausgeführt (2.4). Mit Vergleichslösungen bekannter Konzentration wird festgestellt, ob eine bestimmte *Grenzkonzentration* eines Fremdstoffes nicht überschritten ist. Probelösung und Vergleichslösung müssen auf Färbung oder Fällung verglichen werden. Die durch die Grenzprüfung festgestellte Konzentration einer Verunreinigung wird in Teilen je Million Teile (ppm: parts per million)[68] angegeben. Ist die Konzentration größer als

[68] Vgl. Seite 93.

500 ppm, wird sie in Prozent angegeben. Diese Zahlenwerte sind nur Näherungswerte. Eine Substanz entspricht der Forderung, wenn sie der angegebenen Prüfungsvorschrift genügt.

Im Allgemeinen Teil sind im Arzneibuch für eine ganze Anzahl Substanzen genaue Vorschriften für Grenzprüfungen aufgeführt. Besondere Sorgfalt wird auf die Grenzprüfung von Schwermetallen gelegt, da sie aus dem Produktionsprozess in die Arzneistoffe gelangen können. Sie katalysieren dann Zersetzungsprozesse und haben toxische Nebenwirkungen. Das Arzneibuch gibt für die Grenzprüfung auf Schwermetalle fünf verschiedene Methoden an, die alle auf der Bildung dunkler Sulfide mit Thioacetamid beruhen, sich aber in der Aufbereitung des Untersuchungsmaterials unterscheiden:

Methode A: Prüfung aus wässriger Lösung
Methode B: Prüfung aus wässrig-organischer Lösung
Methode C: Prüfung nach Sulfatveraschung
Methode D: Prüfung nach Veraschung
Methode E: Prüfung nach Membranfiltration
Methode F: Prüfung nach Zersetzung im Kjeldahl-Kolben
Methode G: Prüfung nach Zersetzung im Mikrowellenofen

Bei der Durchführung der Grenzprüfungen kommt es vor allem darauf an, dass die *Referenzlösungen für Grenzprüfungen* richtig bereitet werden. Eine Zusammenstellung dieser Lösungen findet sich nach den Reagenzien im allgemeinen Teil des Arzneibuches (4.1.2).

Als Beispiele werden die Reinheitsprüfungen auf Chlorid und Sulfat bei *Natriumsalicylat* herausgegriffen:

Reinheitsprüfung auf Chlorid bei Natriumsalicylat
Gelegentlich bereitet es Schwierigkeiten zu verstehen, wie man mit einer »Chlorid-Lösung (5 ppm Cl) R« bei der Grenzprüfung 200 ppm Chlorid als maximal erlaubte Verunreinigung erkennen soll. Dies ist leicht zu erklären, wenn man die in der zu untersuchenden Lösung höchstens als Verunreinigung zulässige Chlorid-Menge und die Chlorid-Menge der Referenzlösung genau ausrechnet. Bei der hier besprochenen Chlorid-Prüfung ergibt sich:

1. *Welche Menge Natriumsalicylat wird zur Prüfung eingesetzt?*
   Prüflösung: 5,0 g Substanz werden zu 50 ml gelöst. Von dieser Lösung werden 5 ml entnommen, das entspricht 0,5 g Substanz. 5 ml Prüflösung werden mit 5 ml Wasser R und 10 ml verdünnter Salpetersäure R versetzt und filtriert. Von dieser Lösung werden 10 ml, das entspricht dann 0,25 g Substanz, mit Wasser R zu 15 ml verdünnt. Ergebnis: Es liegen 15 ml Lösung mit 0,25 g Natriumsalicylat vor.

2. *Wie viel Verunreinigung Chlorid ist erlaubt?*
Höchstens erlaubte Verunreinigung: 200 ppm.

Umrechnung auf 0,25 g bzw. 250 mg:

200	⟶	1 000 000
20	⟶	100 000
2	⟶	10 000
0,2	⟶	1 000
0,02	⟶	100
0,05	⟶	250

Ergebnis: In 250 mg Natriumsalicylat dürfen maximal 0,05 mg Chlorid sein.

3. *Welche Menge Chlorid ist in der eingesetzten Referenzlösung »Chlorid-Lösung (5 ppm Cl) R« enthalten?*
Bereitung: 0,824 g Natriumchlorid R, das entspricht 0,500 g bzw. 500 mg Chlorid, werden zu 1 000,0 ml gelöst. Vor Gebrauch wird diese Lösung 1 : 100 verdünnt. Die in 100 ml enthaltene Chlorid-Menge beträgt dann 0,5 mg, das sind 5 ppm, wie in der Bezeichnung des Reagenzes angegeben. Von dieser Lösung nimmt man 10 ml und mischt mit 5 ml Wasser R.

Ergebnis: Es liegen 15 ml Referenzlösung mit 0,05 mg Chlorid vor.

Es werden also jeweils 15 ml Lösung auf 0,05 mg Chlorid hin verglichen.

■ Auszug aus dem Monographietext

Prüflösung: 5,0 g Substanz werden in destilliertem, kohlendioxidfreiem Wasser R zu 50 ml gelöst.

Chlorid: 5 ml Prüflösung werden mit 5 ml Wasser R und 10 ml verdünnter Salpetersäure R versetzt und filtriert. 10 ml Filtrat, mit Wasser R zu 15 ml verdünnt, müssen der Grenzprüfung auf Chlorid entsprechen (200 ppm).

Im Abschnitt »Reagenzien« findet sich:
- Vorschrift zur Bereitung der Referenzlösung für Grenzprüfungen »Chlorid-Lösung (5 ppm Cl) R«:
  Natriumchlorid R, entsprechend 0,824 g NaCl, wird in Wasser R zu 1 000,0 ml gelöst. Vor Gebrauch wird diese Lösung 1 : 100 verdünnt.

Unter »Allgemeine Methoden« ist beschrieben:

– Vorschrift zur Ausführung der Grenzprüfung auf Chlorid:

 15 ml der vorgeschriebenen Lösung werden mit 1 ml verdünnter Salpetersäure R versetzt. Die Mischung wird auf einmal in ein Reagenzglas gegossen, das 1 ml Silbernitrat-Lösung R2 enthält. Die Referenzlösung wird in gleicher Weise mit 10 ml Chlorid-Lösung (5 ppm Cl) R und 5 ml Wasser R hergestellt.

– Die Lösungen müssen unter Lichtschutz 5 Minuten lang aufbewahrt und gegen einen dunklen Hintergrund geprüft werden: Die zu prüfende Lösung darf nicht stärker getrübt sein als die Referenzlösung.

Reinheitsprüfung auf Sulfat bei Natriumsalicylat

Bei der Grenzprüfung auf Sulfat wird zunächst aus wenig Kaliumsulfat und Bariumchlorid eine sehr kleine Menge $BaSO_4$ hergestellt. Die so entstandenen Bariumsulfatkeime erhöhen als Impfkristalle die Empfindlichkeit der Reaktion. Durch die dann gleichmäßigere Ausfällung kann die Trübung besser beurteilt werden. Bei der Grenzprüfung auf Sulfat ist unbedingt destilliertes Wasser zu verwenden, da schon durch demineralisiertes Wasser, das Spuren von Fremdstoffen enthalten kann, die Trübungsvergleiche beeinträchtigt werden können.

■ Auszug aus dem Monographietext

Sulfat: 2,5 ml Prüflösung, mit destilliertem Wasser R zu 15 ml verdünnt, müssen der Grenzprüfung auf Sulfat entsprechen (600 ppm).

– Vorschrift zur Bereitung der Referenzlösung für Grenzprüfungen »Sulfat-Lösung (10 ppm SO_4) R«:

 Kaliumsulfat R, entsprechend 0,181 g K_2SO_4, wird in destilliertem Wasser R zu 100,0 ml gelöst. Vor Gebrauch wird die Lösung mit destilliertem Wasser R 1 : 100 verdünnt.

– Vorschrift zur Bereitung der Referenzlösung für Grenzprüfungen »Sulfat-Lösung (10 ppm SO_4) R1«:

 Kaliumsulfat R, entsprechend 0,181 g K_2SO_4, wird in Ethanol 30 % R zu 100,0 ml gelöst. Vor Gebrauch wird die Lösung mit Ethanol 30 % R 1 : 100 verdünnt.

– Vorschrift zur Ausführung der Grenzprüfung auf Sulfat:

 Alle Lösungen, die für diese Prüfung verwendet werden, sind mit destilliertem Wasser herzustellen.

 1,5 ml Sulfat-Lösung (10 ppm SO_4) R1 werden mit 1 ml einer Lösung von Bariumchlorid R ($250\,g \cdot l^{-1}$) versetzt, geschüttelt und 1 Minute lang stehen gelassen. Danach werden 15 ml der zu prüfenden Lösung und 0,5 ml Essigsäure R hinzugefügt. Die Referenzlösung wird in gleicher Weise mit 15 ml

Sulfat-Lösung (10 ppm SO_4) R anstelle der zu prüfenden Lösung hergestellt. Nach 5 Minuten darf die zu prüfende Lösung nicht stärker getrübt sein als die Referenzlösung.

Grenztitrationen
Bestimmte Monographien schreiben bei den Reinheitsprüfungen vor, auf sauer oder alkalisch reagierende Substanzen zu untersuchen. Werden Normallösungen verwendet, spricht man auch von *Grenztitrationen.* Dabei darf nur eine bestimmte Menge N-Säure oder N-Lauge bis zum Umschlag des vorgeschriebenen Indikators verbraucht werden. Andernfalls liegen nicht mehr zulässige sauer oder alkalisch reagierende Verunreinigungen vor. Als Beispiel wird wiederum *Natriumsalicylat* angeführt:

- Auszug aus dem Monographietext

Prüfung auf Reinheit
Sauer reagierende Substanzen:
20 ml Prüflösung werden mit 0,1 ml Phenolrot-Lösung R versetzt. Die Lösung muss gelb gefärbt sein. Bis zum Farbumschlag nach Rötlichviolett dürfen höchstens 2,0 ml Natriumhydroxid-Lösung (0,01 mol $\cdot$ l^{-1}) verbraucht werden.

Die Vorschrift lässt also eine geringe Menge saurer Verunreinigungen zu. Dabei dürfte es sich um freie Salicylsäure handeln. Wird mehr als die vorgeschriebene Menge an Natriumhydroxid-Lösung bis zum Farbumschlag verwendet, ist dies ein Hinweis auf eine unzulässige Menge freier Säure.

Dünnschichtchromatographische Prüfungen
Da die Dünnschichtchromatographie mit geringem Versuchsaufwand gute analytische Ergebnisse liefert, wird diese Methode häufig im Arzneibuch bei Identitäts- und Reinheitsprüfungen eingesetzt. Die Verfahrensweisen sind dabei jedoch unterschiedlich.

Die Angaben des Arzneibuches sind dabei stets sorgfältig zu beachten. So kann z. B. die Untersuchungslösung so aufgetragen werden, dass runde Flecken von 2 bis 6 mm Durchmesser entstehen. Es kann aber auch so aufgetragen werden, dass bandförmige Zonen von 10 bis 20 mm × 2 bis 6 mm erhalten werden. Werden die Platten nach der ersten Entwicklung getrocknet und ein zweites Mal senkrecht zur ersten Laufrichtung entwickelt, spricht man von zweidimensionaler Chromatographie. Weitere Einzelheiten sind den Vorschriften der Arzneibücher zu entnehmen.

Bei *Identitätsprüfungen* chemischer Substanzen lässt man eine *Referenzsubstanz* mitlaufen. Bei pflanzlichen Drogen, die immer viele Inhaltsstoffe enthalten, werden, sofern die Inhaltsstoffe bekannt und isoliert sind, von ihnen ein bis vier aufgetragen. Bei einigen Drogen verwendet man *Leitsubstanzen.* Das sind Stoffe, die in der untersuchten Droge nicht vorkommen, jedoch durch ihren Rf-Wert und ihre Farbe die

Orientierung auf dem Chromatogramm erleichtern. Beispiel: Bei der Identitätsprüfung von Schöllkraut werden Papaverinhydrochlorid und Methylrot als Leitsubstanzen verwendet.

Bei *Reinheitsprüfungen* wird die Dünnschichtchromatographie besonders zur Prüfung auf »verwandte Substanzen« ausgeführt. Das Besondere dieses Verfahrens ist, dass die Probe selbst als Referenzsubstanz eingesetzt wird. Dazu wird zunächst eine Untersuchungslösung hergestellt. Aus einem kleinen Teil dieser Untersuchungslösung wird z. B. durch Verdünnen 1 : 100 die Referenzlösung bereitet. Es ist dann maximal 1 % der Begleitstoffe zugelassen. Im Chromatogramm dürfen sich bei der Untersuchungslösung außer dem Hauptfleck der Substanz keine Nebenflecke zeigen, die stärker als der Fleck bei der Referenzlösung sind. Ein Beispiel für eine solche Untersuchung ist im Basisprogramm geübt worden (s. Seite 146).

Trocken- und Glühmethoden, Asche

Trocknungsverlust

MERKE

Der Trocknungsverlust ist der in Prozent (m/m) angegebene Masseverlust einer Substanz, der beim Trocknen nach einem der im Arzneibuch angegebenen Verfahren bestimmt wird.

Der Trocknungsverlust ist im Arzneibuch unter den allgemeinen Methoden der Physik und der physikalischen Chemie abgehandelt. Die Bestimmung des Trocknungsverlustes erfasst Substanzen, die bei der angewandten Methode flüchtig sind. Obwohl dabei in den meisten Fällen Wasser bestimmt wird, kann es sich auch um andere flüchtige Stoffe handeln. Bei synthetischen Substanzen können dies Reste von Lösungsmitteln aus dem Herstellungsprozess sein, bei Drogen flüchtige Inhaltsstoffe. Wird das Ergebnis einer Prüfung oder einer Gehaltsbestimmung auf die getrocknete Substanz bezogen, so muss die Prüfung auf Trocknungsverlust vorher durchgeführt werden. Als Trocknungsmittel verwendet man meist Silicagel, das aus Phosphor(V)-oxid in Kieselgel besteht.

Ausführung

Die vorgeschriebene Menge Substanz wird in ein tariertes Wägeglas eingewogen. Das Wägeglas muss vor der Bestimmung unter den bei der Substanz angegebenen Bedingungen so lange getrocknet werden, bis es bei zwei aufeinanderfolgenden Wägungen die gleiche Masse hat. Die Substanz wird bis zur Massekonstanz[69] oder während der vorgeschriebenen Zeit bei der angegebenen Temperatur getrocknet.

---

[69] Vgl. Seite 93.

Die Bestimmung des Trocknungsverlustes wird nach einem der nachfolgend angegebenen Verfahren durchgeführt:

a)	Im Exsikkator	Im Exsikkator über Phosphor(V)-oxid R bei Atmosphärendruck und Raumtemperatur.
b)	Im Vakuum	Im Vakuum über Phosphor(V)-oxid R bei einem Druck zwischen 1,5 und 2,5 kPa (≙ 11,3 – 18,8 Torr = »Wasserstrahlvakuum«) und Raumtemperatur.
c)	Im Vakuum mit Angabe der Temperatur	Im Vakuum über Phosphor(V)-oxid R bei einem Druck zwischen 1,5 und 2,5 kPa und dem in der Monographie angegebenen Temperaturbereich. Wenn bei einer höheren Temperatur als 100 °C getrocknet werden soll, wird die Temperatur, bei welcher das Trocknungsmittel gehalten werden muss, ebenfalls angegeben.
d)	Im Trockenschrank mit Angabe der Temperatur	Im Trockenschrank bei einer in der Monographie vorgeschriebenen Temperatur.
e)	Im Hochvakuum mit Angabe der Temperatur	Im Hochvakuum über Phosphor(V)-oxid R bei einem 0,1 kPa nicht überschreitenden Druck und der in der Monographie angegebenen Temperatur.

Trockenrückstand

MERKE

Als Trockenrückstand flüssiger Substanzen wird der in Prozent (m/m) oder Gramm pro Liter (m/V) angegebene Rückstand bezeichnet, der nach Verdampfen des Lösungsmittels und anschließender Trocknung zurückbleibt.

Der Trockenrückstand ist bei der Monographie »Tinkturen« aufgeführt. Meist wird ein bestimmter Trockenrückstand gefordert. Bei manchen Tinkturen können abweichend von der allgemeinen Ausführungsbestimmung auch andere Prüfmengen verwendet werden. Obgleich sich zulässige und fremde Bestandteile darin nicht ohne Weiteres unterscheiden lassen, ist die Bestimmung des Trockenrückstandes bei den betreffenden Monographien als Reinheitsprüfung vorgesehen. Manche niedrigsiedende Flüssigkeiten, z. B. Benzin, Ether, werden im Rahmen der Reinheitsprüfungen auf »Nichtflüchtige Bestandteile« geprüft. Obwohl hier der Terminus »Trockenrückstand« nicht verwendet wird, laufen diese Bestimmungen auf eine Feststellung des Trockenrückstandes hinaus.

Ausführung
In ein Wägeglas mit flachem Boden von etwa 50 mm Durchmesser und 30 mm Höhe werden rasch 2,00 g oder 2,0 ml Tinktur oder Extrakt gegeben. Auf dem Wasserbad wird zur Trockne eingedampft. Nach 3 Stunden langem Trocknen im Trockenschrank bei 100 bis 105 °C wird im Exsikkator über Phosphor(V)-oxid R oder Silicagel R erkalten gelassen und gewogen. Das Ergebnis wird in Prozent (m/m) oder Gramm pro Liter (m/V) errechnet.

Glühverlust

MERKE

Der Glühverlust ist der in Prozent (m/m) angegebene Masseverlust einer Substanz, der beim Glühen bei einer vorgeschriebenen Temperatur bestimmt wird.

Der Glühverlust dient bei bestimmten anorganischen Substanzen zur Prüfung auf unzulässige organische Verunreinigungen. Beispiele aus dem Arzneibuch sind Bariumsulfat und Zinkoxid. Die Prüfung auf Glühverlust muss vor der Gehaltsbestimmung ausgeführt werden, wenn das Ergebnis einer Gehaltsbestimmung auf die geglühte Substanz bezogen wird.

Ausführung
Der Tiegel, mit dem der Glühverlust bestimmt wird, ist vorher den gleichen Bedingungen ohne Substanz (Glühen, Erkalten, Wägen) auszusetzen. Temperatur und zu untersuchende Menge werden in den einzelnen Monographien angegeben.

Glührückstand

MERKE

Als Glührückstand einer Substanz wird der in Prozent (m/m) angegebene Rückstand bezeichnet, der nach dem Glühen bei einer vorgeschriebenen Temperatur zurückbleibt.

Die Bestimmung des Glührückstandes ist eine Reinheitsprobe zur Erkennung der Verunreinigungen, die nicht verglüht werden können.

Ausführung
Der Glührückstand wird nach dem Arzneibuch bestimmt. Dazu werden beispielsweise 2,0 g Substanz bei 600 °C geglüht. Die Masse des Rückstands darf höchstens 1 mg betragen, das entspricht 0,05 Prozent.

Verdampfungsrückstand

MERKE

Als Verdampfungsrückstand eines ätherischen Öles oder einer Flüssigkeit wird der in Prozent (m/m) angegebene Rückstand bezeichnet, der nach Verdampfen auf dem Wasserbad unter vorgeschriebenen Bedingungen erhalten wird.

Ausführung

Zur Bestimmung des Verdampfungsrückstandes wird ein Wasserbad mit Deckel und Öffnungen von 70 mm Durchmesser und eine Abdampfschale aus hitzebeständigem Glas, das nicht von der Substanz angegriffen wird, benötigt. Die Abdampfschale wird 1 Stunde lang auf dem Wasserbad erhitzt, im Exsikkator erkalten gelassen und gewogen. Falls nichts anderes vorgeschrieben ist, werden 5,00 g ätherisches Öl in die Abdampfschale eingewogen. Das ätherische Öl wird, vor Zugluft geschützt, auf dem Wasserbad die vorgeschriebene Zeit lang abgedampft, der Rückstand muss im Exsikkator erkalten und wird gewogen. Während der Bestimmung muss der Abstand zwischen dem Deckel des Wasserbades und dem Wasserspiegel etwa 50 mm betragen.

Asche

MERKE

Unter Asche werden die in Prozent (m/m) angegebenen nichtflüchtigen Anteile verstanden, die beim Glühen einer organischen Substanz oder einer Droge zurückbleiben.

Die Bestimmung der Asche gehört zu den Grenzprüfungen und wird zur Feststellung unzulässiger Mengen nichtflüchtiger, anorganischer Bestandteile durchgeführt. Sie ist daher eine Reinheitsprüfung. Im Arzneibuch ist sie z. B. in den Monographien Hartfett und Macrogolstearate vorgeschrieben.

Ausführung

Vor der Bestimmung wird der zu verwendende Porzellan- oder Platintiegel 30 Minuten lang zur Rotglut erhitzt. Falls nichts anderes vorgeschrieben ist, wird 1,00 g Substanz oder pulverisierte Droge im Tiegel 1 Stunde lang bei 100 bis 105 °C getrocknet und anschließend im Muffelofen bei 600 ± 25 °C bis zur konstanten Masse geglüht. Der Tiegel muss nach jedem Glühen im Exsikkator erkalten. Die Substanz darf während der Bestimmung nicht entflammen. Werden Kohlenstoffteilchen in die Schmelze eingeschlossen, ist die Asche nicht rein weiß. Diese wird dann in heißem Wasser aufgenommen, über ein aschefreies Filter filtriert und der Rückstand samt Filter erneut geglüht. Das Filtrat wird nun mit der Asche vereinigt, die Mischung zur Trockne eingedampft und der Rückstand bis zur konstanten Masse geglüht.

Sulfatasche

MERKE

Unter Sulfatasche werden die in Prozent (m/m) angegebenen nichtflüchtigen Anteile verstanden, die beim Glühen einer mit Schwefelsäure und Ammoniumcarbonat-Lösung versetzten Substanz zurückbleiben.

Die Bestimmung der Sulfatasche gehört, ebenso wie die Aschebestimmung, zu den Grenzprüfungen. Durch Anfeuchten der Substanz mit Schwefelsäure vor dem Glühen bilden sich aus anorganischen Verunreinigungen Sulfate, die im Allgemeinen beständiger und schwerer flüchtig sind. Chloride oder Carbonate sind dagegen leichter flüchtig bzw. zersetzlich. Die Bestimmung der Sulfatasche ist oft genauer als eine einfache Aschebestimmung. Sie gilt als Reinheitsprüfung bei organischen Substanzen und Drogen und ist in zahlreichen Monographien des Arzneibuchs aufgeführt. Falls nichts anderes vorgeschrieben ist, wird für Drogen das Ergebnis der Bestimmung der Sulfatasche auf die luftgetrocknete Droge bezogen.

Ausführung

Vor der Bestimmung wird der zu verwendende Porzellan- oder Platintiegel 30 Minuten lang zur Rotglut bei 600 °C ± 50 °C erhitzt. Die zu prüfende Substanz wird im Tiegel mit 1 ml Schwefelsäure R versetzt. Der Tiegel wird zunächst auf dem Wasserbad, dann vorsichtig über offener Flamme, bis keine weißen Dämpfe mehr entstehen, und schließlich ansteigend bei 600 °C erhitzt, bis alle schwarzen Kohlenstoffteilchen entfernt sind.

Wenn der so erhaltene Wert für den Prozentanteil an Rückstand den vorgeschriebenen Grenzwert überschreitet, werden das Befeuchten mit Schwefelsäure R und das Glühen, wie vorstehend beschrieben, in 30-min-Intervallen wiederholt, bis 2 aufeinanderfolgende Wägungen nur noch eine Differenz von höchstens 0,5 mg ergeben oder bis der Prozentanteil an Rückstand dem vorgeschriebenen Grenzwert entspricht. Die Substanzmenge für diese Prüfung (üblicherweise 1 bis 2 g) wird so gewählt, dass bei dem vorgeschriebenen Grenzwert der Rückstand (in der Regel etwa 1 mg) noch mit ausreichender Genauigkeit gewogen werden kann.

Salzsäureunlösliche Asche

MERKE

Salzsäureunlösliche Asche ist der Rückstand, der nach Extraktion der Sulfatasche oder Asche mit Salzsäure erhalten wird, bezogen auf 100 g Droge.

Die Bestimmung der salzsäureunlöslichen Asche ist unter den Allgemeinen Methoden der Pharmakognosie im Arzneibuch aufgeführt und zielt vor allem auf sandartige Verunreinigungen oder Verfälschungen, z. B. Bariumsulfat als Beschwerungsmittel, in Drogen.

Ausführung
Die Bestimmung der salzsäureunlöslichen Asche wird im Anschluss an die Bestimmung der Sulfatasche oder Asche ausgeführt. Der verbliebene Rückstand wird mit 15 ml Wasser R und 10 ml Salzsäure R 10 Minuten lang leicht zum Sieden erhitzt und erkalten gelassen. Der nicht in Salzsäure lösliche Anteil wird auf einem aschefreien Filter gesammelt, mit heißem Wasser R gewaschen, bis das Filtrat neutral reagiert, getrocknet und geglüht. Das Glühen wird so oft wiederholt, bis zwei aufeinanderfolgende Wägungen um nicht mehr als 1 mg voneinander abweichen.

Spezielle Destillationsmethoden
Die Destillation ist eine wichtige Methode zur Reinigung oder Trennung von Flüssigkeiten. In der pharmazeutischen Analytik dienen Destillationen auch zu Identitäts- oder Reinheitsprüfungen und Gehaltsbestimmungen.

Bestimmung des Destillationsbereiches

MERKE

Der Destillationsbereich ist der auf 101,3 kPa (= 760 Torr) korrigierte Temperaturbereich, innerhalb dessen die Substanz oder ein bestimmter Anteil davon unter vorgeschriebenen Bedingungen destilliert.

Die Bestimmung des Destillationsbereiches steht im Arzneibuch unter den Allgemeinen Methoden der Physik und der physikalischen Chemie. Die auf Seite 131 beschriebene Bestimmung der *Siedetemperatur* ist die »nationale Methode«. Die Siedetemperatur kann auch mit der »europäischen Methode« bestimmt werden, die die gleiche Apparatur, wie zur Bestimmung des Destillationsbereiches vorgeschrieben, verwendet. Das Thermometer muss hier jedoch so eingeführt werden, dass sich der untere Teil des Quecksilberfadens auf der Höhe des unteren Halsansatzes des Destillierkolbens befindet, sodass die gesamte Quecksilbersäule von Dampf umgeben ist.

Ausführung
50,0 ml der zu prüfenden Flüssigkeit werden in der im Arzneibuch unter 2.2.11 beschriebenen Apparatur destilliert. Bei Flüssigkeiten, die unterhalb 150 °C destillieren, muss mit Wasser gekühlt werden. Nach schnellem Erhitzen zum Sieden wird als erster Temperaturwert die Temperatur abgelesen, bei der der erste Tropfen Destillat in den Messzylinder fällt. Die Heizquelle wird so eingestellt, dass die Flüssigkeit mit einer konstanten Geschwindigkeit von 2 bis 3 ml je Minute destilliert. Der zweite Temperaturwert wird in dem Moment abgelesen, bei welchem die gesamte Flüssigkeit oder der vorgeschriebene Anteil der Flüssigkeit überdestilliert ist. Das Flüssigkeitsvolumen wird abgelesen, wenn die Flüssigkeit auf 20 °C abgekühlt ist. Die Temperaturen werden nach der gleichen Formel wie bei der Bestimmung der Siedetemperatur korrigiert (s. Seite 131).

Bestimmung des Ethanolgehaltes in flüssigen Zubereitungen

Die Bestimmung des Ethanolgehaltes in flüssigen Zubereitungen ist bei den Allgemeinen Methoden der pharmazeutischen Technologie aufgeführt (2.9.10). Die Untersuchung ist nur dann eindeutig, wenn ausgeschlossen ist, dass andere flüchtige Bestandteile mit übergehen. Der Ethanolgehalt einer Flüssigkeit gibt die Volumenteile Ethanol in 100 Volumenteilen der Flüssigkeit bei 20 ± 0,1 °C in Prozent (V/V) an. Es ist auch die Angabe Gramm Ethanol in 100 g Flüssigkeit als Prozent (m/m) zulässig.

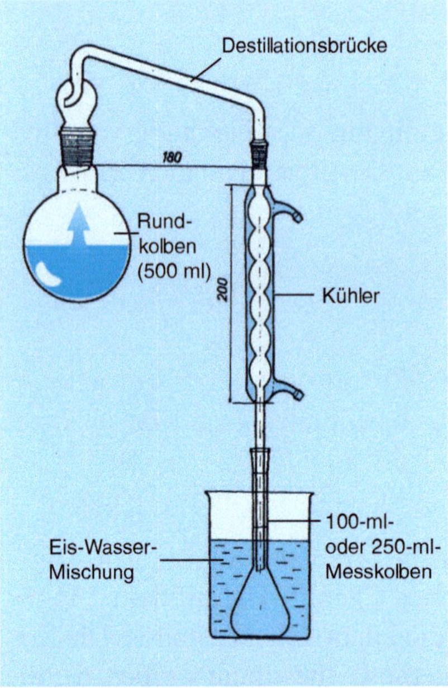

Ausführung

Nach Zugabe von Wasser wird Ethanol aus der Flüssigkeit herausdestilliert. Danach wird die Dichte bestimmt. Hierbei sind im Arzneibuch zwei Möglichkeiten vorgeschrieben:

a) Bestimmung mit einem Pyknometer
Dazu werden 25,0 ml der zu bestimmenden Zubereitung mit 100 bis 150 ml destilliertem Wasser verdünnt und davon mindestens 90 ml in einen 100-ml-Messkolben destilliert. Das Destillat wird mit destilliertem Wasser R auf 100,0 ml ergänzt. Man bestimmt davon mit einem Pyknometer die relative Dichte. In einer Tabelle des Arzneibuches kann ein der gefundenen relativen Dichte entsprechender Wert abgelesen werden, der mit 4 multipliziert den Ethanolgehalt der Zubereitung in Prozent (V/V) ergibt.

b) Bestimmung mit einem Aräometer
Dazu werden 50,0 ml der zu bestimmenden Zubereitung mit 200 bis 300 ml destilliertem Wasser R verdünnt und mindestens 180 ml in einen 250-ml-Messkolben destilliert. Das Destillat wird auf 250,0 ml ergänzt. In einem Zylinder wird mit einem Aräometer die Dichte bestimmt. Wenn die Menge zur Bestimmung nicht ausreicht, wird doppelt so viel verwendet und mit destilliertem Wasser R zu 500,0 ml verdünnt. Der gefundene Gehalt wird mit 5 multipliziert, um die Verdünnung während der Destillation zu berücksichtigen.

Gehaltsbestimmung ätherischer Öle in Drogen

Die Gehaltsbestimmung des ätherischen Öles in Drogen ist bei den Allgemeinen Methoden der Pharmakognosie beschrieben (2.8.12). Das Verfahren beruht auf einer Wasserdampfdestillation im geschlossenen Rücklaufsystem und auf dem Phänomen, dass manche Stoffe schon weit unter ihrem Siedepunkt mit Wasserdampf flüchtig sind.

Die erste Destillation dient der Feststellung des Xylolwertes (= Blindwert), da etwas Xylol im Wasser gelöst wird und auch an Teilen der Apparatur hängen bleiben kann.

Der Zusatz von Xylol hat folgenden Sinn: Xylol ist spezifisch leichter als Wasser und sammelt sich im oberen Teil des Messrohres. Da sich das ätherische Öl im Xylol anreichert, können so mit der Apparatur auch Drogen untersucht werden, deren ätherisches Öl eine größere Dichte als Wasser hat (Beispiele: Nelkenöl, Zimtöl).

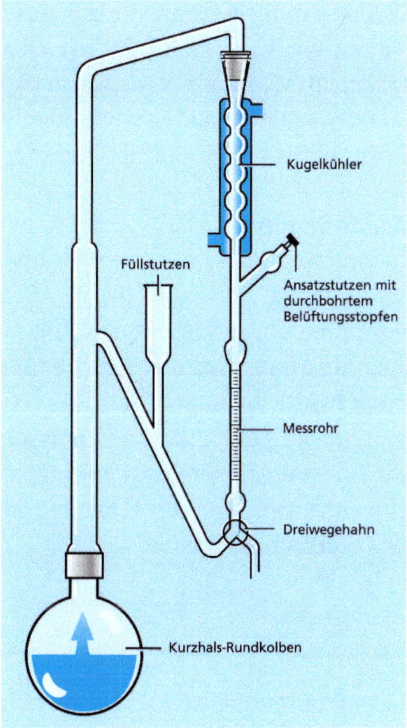

Ausführung

In den Destillationskolben wird die vorgeschriebene Menge Wasser eingefüllt. Nach Zusammensetzen der Apparatur wird durch den Füllstutzen so viel Wasser gegeben, bis es über das Verbindungsrohr in den Destillationskolben fließt. Danach wird durch den Ansatzstutzen die vorgeschriebene Menge Xylol R eingefüllt. Unter Einhalten der vorgeschriebenen Destillationsgeschwindigkeit und Zeit wird erst ohne und dann mit Untersuchungsgut destilliert. Das Ergebnis wird in Milliliter je 100 g Droge angegeben.

Kennzahlen für Lipide und hochmolekulare Polymere

Lipide werden als Hilfsstoffe zur Arzneiformung gebraucht. Da sie chemisch schwer trennbare Gemische sind, hat man zu ihrer Untersuchung spezielle Methoden entwickelt. So wird das Schmelz- und Erstarrungsverhalten mit besonderen Geräten geprüft, bei Reinheitsproben werden chemische Kennzahlen bestimmt.

Steigschmelzpunkt

MERKE

Der Steigschmelzpunkt ist die Temperatur, bei der die Substanz in einer beiderseits offenen Glaskapillare zu steigen beginnt.

Die Bestimmung des Steigschmelzpunktes (»Offene Kapillarmethode«) ist im Arzneibuch bei den Allgemeinen Methoden der Physik und der physikalischen Chemie aufgeführt (2.2.15). Da Fette meist mehrere Glyceride enthalten, ist ihr Schmelzverhalten unscharf. Eine Schmelzpunktbestimmung, wie sie bei kristallinen Substanzen ausgeführt wird (s. Seite 124), ist somit hier nicht möglich. Daher wird der Steigschmelzpunkt bestimmt, denn die Masse muss nicht unbedingt klar durchschmelzen. Werden Fette verflüssigt in die Kapillare eingebracht, ist es wichtig, die vorgeschriebenen Zeiten und Temperaturen zwischen Einfüllen und Schmelzpunktbestimmung einzuhalten. So ist z. B. in der Monographie Hartfett (Adeps solidus) angegeben, die Substanz vor der Bestimmung 24 Stunden lang unterhalb 10 °C stehen zu lassen.

Adeps solidus ist ein Gemisch aus Mono-, Di- und Triglyceriden der gesättigten Fettsäuren von $C_9H_{19}COOH$ (Caprinsäure) bis $C_{17}H_{35}COOH$ (Stearinsäure). Die meisten Glycerid-Mischungen liegen in mehreren Modifikationen vor, die kurz nach dem Erstarren nebeneinander vorhanden sind und sich erst nach einiger Zeit in eine stabile Form umwandeln, deren Schmelzpunkt dann bestimmt wird.

Ausführung
In eine Kapillare mit vorgeschriebenen Abmessungen wird das zu untersuchende Fett so eingebracht, dass sich eine etwa 10 mm hohe Säule darin befindet. Die Kapillare wird eine vorgeschriebenen Zeit lang bei einer bestimmten Temperatur aufbewahrt. Zur Messung wird die gefüllte Glaskapillare an einem Thermometer und dieses mit einer Muffe an einem Stativ befestigt und in einem Becherglas in warmes Wasser gehalten. Die Temperatur des Wassers wird langsam um etwa 1 °C je Minute erhöht, bis die Substanz in der Glaskapillare zu steigen beginnt. In gleicher Weise wird die Messung mit vier anderen Röhrchen durchgeführt. Der Mittelwert aus 5 Messungen ist der Steigschmelzpunkt.

Tropfpunkt

MERKE

Der Tropfpunkt ist die Temperatur, bei der sich der erste Tropfen einer schmelzenden Substanz von einem vorgeschriebenen Probegefäß ablöst.

Definition und Angaben zur Ausführung des Tropfpunktes sind im Arzneibuch bei den Allgemeinen Methoden der Physik und der physikalischen Chemie beschrieben (2.2.17). Die Bestimmung des Tropfpunktes ist wie die Bestimmung des Steigschmelzpunktes eine dem besonderen Charakter der Fette angepasste Methode zur Untersuchung des Schmelzverhaltens. Beispiele aus dem Arzneibuch: Wollwachs (38 bis 44 °C), Wasserhaltiges Wollwachs (38 bis 44 °C).

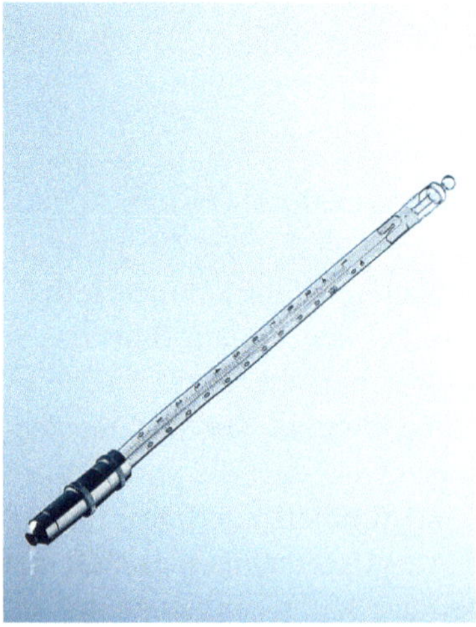

Ausführung
Die Bestimmung wird mit dem Tropfpunkt-Thermometer nach *Ubbelohde* ausgeführt. Dieses ist ein Einschluss-Thermometer, an dessen unterem Teil eine Metallhülse befestigt ist. Auf diese kann eine zweite Metallhülse so aufgeschraubt werden, dass der innere untere Rand mit dem Quecksilbergefäß des Thermometers in einer Ebene liegt. An der zweiten Metallhülse ist seitlich eine Öffnung als Druckausgleich angebracht. Sie hat ferner zwei Klemmbacken, die ein kleines Probegefäß zur Aufnahme des Untersuchungsgutes halten. Erwärmt wird in einem Reagenzglas als Luftbad. Das in eine Badflüssigkeit tauchende Reagenzglas wird so er-

wärmt, dass von etwa 10 °C unterhalb des zu erwartenden Tropfpunktes an die Temperatur um 1 °C pro Minute steigt. Die Temperatur wird abgelesen, wenn der erste Tropfen vom Metallnippel des Probegefäßes abfällt. Die Bestimmung wird mindestens dreimal mit neuen Proben durchgeführt. Die einzelnen Werte dürfen höchstens 3 °C voneinander abweichen. Der Mittelwert der drei Bestimmungen gilt als Tropfpunkt.

Erstarrungstemperatur am rotierenden Thermometer

MERKE

Die Erstarrungstemperatur ist die Temperatur, bei der der erstarrte Tropfen der Rotation eines vorgeschriebenen Spezialthermometers zu folgen beginnt.

Die Bestimmung der Erstarrungstemperatur am rotierenden Thermometer ist im Deutschen Arzneibuch bei den Allgemeinen Methoden der Physik und der physikalischen Chemie beschrieben (2.2.N3). Die übliche Bestimmung der Erstarrungstemperatur (s. Seite 129) ist bei Lipiden nicht möglich. Am rotierenden Thermometer kann der Erstarrungsvorgang jedoch gut beobachtet werden. Beispiele aus dem Arzneibuch: Wollwachsalkoholsalbe (38 bis 56 °C).

Ausführung

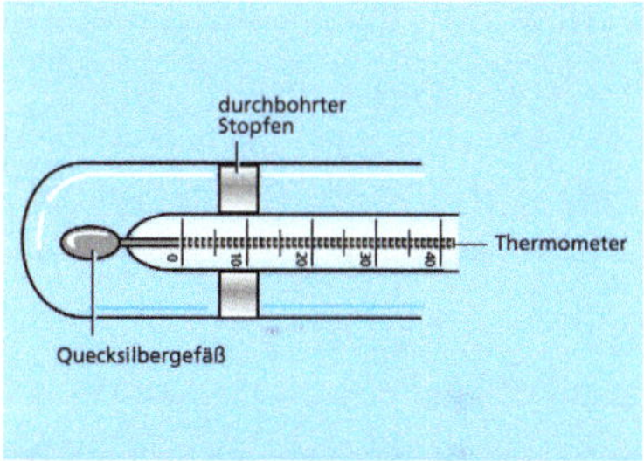

Es wird ein Thermometer mit einem olivenförmigen Quecksilbergefäß verwendet, das mit einem durchbohrten Stopfen in einem Reagenzglas vorgeschriebener Größe als Luftbad befestigt ist. Die Untersuchungssubstanz wird in einem Becherglas auf dem Wasserbad auf etwa 10 °C über die zu erwartende Erstarrungstemperatur zur klaren Schmelze erwärmt. Das Reagenzglas mit dem Thermometer wird in gleicher Weise erwärmt. Anschließend wird das Thermometer dem Luftbad entnommen, mit dem Quecksilbergefäß in die Schmelze getaucht und schnell wieder in das Luftbad gebracht. Mit einer Geschwindigkeit von etwa einer Umdrehung in 2 Sekunden wird das Thermometer in horizontaler Lage bis zur Erstarrungstemperatur gedreht.

Chemische Kennzahlen

Säurezahl

Die Bestimmung der Säurezahl lässt sich durch folgende Gleichung beschreiben:

$$R{-}COOH + KOH \longrightarrow R{-}COOK + H_2O$$

Die Säurezahl erfasst alle in dem untersuchten Produkt vorhandenen freien Säuren. Fette, Öle oder Wachse sind Ester, bei deren Spaltung Säuren frei werden. Eine zu hohe Säurezahl weist auf Zersetzung hin. Die Säurezahl ist mithin ein Reinheitskriterium. Manche natürlichen Wachse enthalten auch ohne Zersetzung schon eine beträchtliche Menge freier Säuren. So lässt das Arzneibuch für Gelbes Wachs die Säurezahl 17 bis 22 zu, für Hartfett höchstens 0,5. Siehe auch Tabelle 7, Seite 221.

MERKE

Die Säurezahl (SZ) gibt an, wie viel Milligramm Kaliumhydroxid zur Neutralisation der in 1 g Substanz vorhandenen freien Säuren notwendig sind.

Ausführung

Die zu untersuchende Substanz wird in einem gegen Phenolphthalein-Lösung R1 neutralisierten Gemisch aus Ethanol 96 % R und Ether R gelöst und danach direkt mit Kaliumhydroxid-Lösung (0,1 mol · l^{-1}) bis zur 15 Sekunden lang bestehenden Rotfärbung titriert. In bestimmten Fällen werden auch andere Lösungsmittel und Lösungen verwendet. So werden z. B. in den Monographien für »Gelbes Wachs« und »Gebleichtes Wachs« vom Arzneibuch Xylol R und ethanolische Kaliumhydroxid-Lösung (0,5 mol · l^{-1}) vorgeschrieben (2.5.1).

Berechnung

1 ml Kaliumhydroxid-Lösung (0,1 mol · l^{-1}) enthält 5,610 mg KOH. Wird für 1 g Substanz 1 ml Kaliumhydroxid-Lösung (0,1 mol · l^{-1}) zur Neutralisation der freien Säure verbraucht, ist SZ = 5,610 (s. Definition). Bei Verbrauch von n ml Kaliumhydroxid-Lösung (0,1 mol · l^{-1}) ist SZ = n · 5,610, bei Verwendung von Kaliumhydroxid-Lösung (0,5 mol · l^{-1}) ist SZ = n · 28,05. Werden x g eingewogen, ergibt sich:

$$SZ = \frac{n \cdot 5{,}610}{x} \quad \text{bzw.} \quad \frac{n \cdot 28{,}05}{x}$$

Verseifungszahl

Bei der Bestimmung der Verseifungszahl laufen folgende Vorgänge ab:

Neutralisation	R—COOH + KOH	⟶	R—COOK + H_2O
Esterspaltung	R—COOR + KOH	⟶	R—COOK + R-OH
Rücktitration	KOH + HCl	⟶	KCl + H_2O

Es werden also freie Säuren und die an Alkohol gebundenen Säuren erfasst, da bei der Bestimmung auch Ester (= Verseifung) gespalten werden. Die Verseifungszahl ist ein wichtiger Anhaltspunkt für Reinheitsprüfungen der Fette, Wachse und synthetischen Ester. Produkte, bei denen die Glyceride einen hohen Prozentsatz niedrigere Fettsäuren enthalten, z. B. Laurinsäure ($C_{11}H_{23}COOH$) oder Myristinsäure ($C_{13}H_{27}COOH$), haben höhere Verseifungszahlen, weil in 1 g mehr Säuremoleküle enthalten sind als bei Anwesenheit höherer Fettsäuren, z. B. mit 16 oder 18 C-Atomen. Beispiele für Verseifungszahlen: Hartfett (210 bis 260), Kakaobutter (192 bis 198). Siehe auch Tabelle 7, Seite 221.

MERKE

Die Verseifungszahl (VZ) gibt an, wie viel Milligramm Kaliumhydroxid zur Neutralisation der freien Säuren und zur Verseifung der Ester von 1 g Substanz notwendig sind.

Ausführung

Die Substanz wird in einem 250-ml-Kolben mit 25 ml ethanolischer Kaliumhydroxid-Lösung ($0{,}5\ mol \cdot l^{-1}$) und einigen Glaskügelchen eine vorgeschriebene Zeit lang am Rückflusskühler erhitzt. Die nicht verbrauchte Kaliumhydroxid-Lösung wird mit Salzsäure ($0{,}5\ mol \cdot l^{-1}$) gegen Phenolphthalein-Lösung R1 zurücktitriert. Unter gleichen Bedingungen wird ein Blindversuch durchgeführt (2.5.6).

Berechnung

$$VZ = \frac{(n_2 - n_1) \cdot 28{,}05}{m}$$

n_1 = Verbrauch Milliliter Salzsäure ($0{,}5\ mol \cdot l^{-1}$) im Hauptversuch
n_2 = Verbrauch Milliliter Salzsäure ($0{,}5\ mol \cdot l^{-1}$) im Blindversuch
m = Einwaage der Substanz in Gramm
28,05 = mg KOH in 1 ml ethanolischer Kaliumhydroxid-Lösung ($0{,}5\ mol \cdot l^{-1}$)

Esterzahl

Die Esterzahl dient vornehmlich der Reinheitsprüfung von Wachsen. Sie beträgt z. B. bei Gebleichtem und Gelbem Wachs 70 bis 80. Verunreinigungen können die Esterzahl erhöhen, z. B. Talg (= tierische Fette), oder erniedrigen, z. B. Stearinsäure. Siehe auch Tabelle 7, Seite 221.

MERKE

Die Esterzahl (EZ) gibt an, wie viel Milligramm Kaliumhydroxid zur Verseifung der in 1 g Substanz vorhandenen Ester notwendig sind.

Ausführung

Die Esterzahl wird nur rechnerisch ermittelt. Sie errechnet sich aus der Differenz zwischen Verseifungszahl (VZ) und Säurezahl (SZ) (2.5.2).

$$EZ = VZ - SZ$$

Hydroxylzahl

Die Hydroxylzahl macht eine Aussage über acylierbare Hydroxygruppen. Folgende Substanzen werden dabei erfasst:

- höhere Alkohole
- Glycerol
- Monoglyceride
- Diglyceride
- Hydroxyfettsäuren

So enthält Rizinusöl u.a. Rizinolsäure (= 12-Hydroxyölsäure):

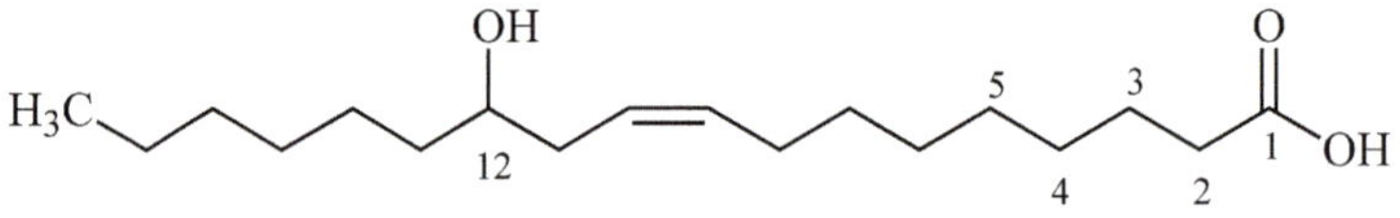

Vom Arzneibuch wird bei den Reinheitsprüfungen des Rizinusöls mindestens die Hydroxylzahl 150 gefordert. Geringere Werte zeigen Verunreinigungen an. Von Bedeutung ist die Hydroxylzahl ferner bei der Untersuchung von Polyethylenglykolen und ihren Verbindungen, wie z. B. Macrogolstearaten. Siehe auch Tabelle 7, Seite 221.

Methode A verwendet ein Acetylierungsgemisch, das aus Acetanhydrid und Pyridin besteht. Pyridin bindet die bei der Acetylierung entstehenden Protonen und fördert so den quantitativen Reaktionsverlauf. Methode B führt die Bestimmung mit Propionsäureanhydrid durch. Das verwendete Reagenz wird mit Eisessig bereitet und enthält als Katalysator p-Toluolsulfonsäure.

MERKE

Die Hydroxylzahl (OHZ) gibt an, wie viel Milligramm Kaliumhydroxid der von 1 g Substanz bei der Acetylierung gebundenen Essigsäure äquivalent sind.

Ausführung

Das Arzneibuch schreibt zwei Methoden vor (2.5.3).

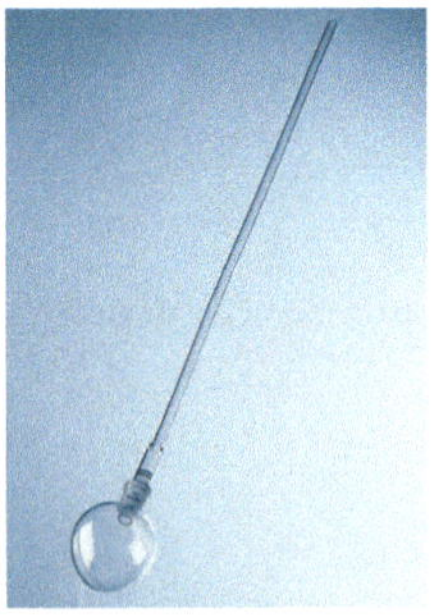

Methode A

Die Substanz wird in einem Acetylierungskolben mit Acetylierungsgemisch R1 versetzt. Einwaage und notwendiges Volumen Acetylierungsgemisch richten sich nach der zu erwartenden Hydroxylzahl. Sie sind einer Tabelle des Arzneibuches zu entnehmen. Der Kolben wird eine Stunde lang im siedenden Wasserbad erhitzt. Nach dem Erkalten wird mit Wasser R versetzt, eine eventuell auftretende Trübung mit Pyridin R beseitigt und nochmals 10 Minuten lang erhitzt. Die erneut abgekühlte Lösung wird mit ethanolischer Kaliumhydroxid-Lösung ($0{,}5\,mol \cdot l^{-1}$) gegen Phenolphthalein-Lösung R1 titriert. Unter gleichen Bedingungen wird ein Blindversuch durchgeführt.

Berechnung

$$OHZ = \frac{(n_2 - n_1) \cdot 28{,}05}{m} + SZ$$

n_1 = Verbrauch Milliliter ethanolische Kaliumhydroxid-Lösung ($0{,}5\,mol \cdot l^{-1}$) im Hauptversuch
n_2 = Verbrauch Milliliter ethanolische Kaliumhydroxid-Lösung ($0{,}5\,mol \cdot l^{-1}$) im Blindversuch
m = Einwaage der Substanz in Gramm
SZ = Säurezahl

Vorhandene freie Säuren werden im Hauptversuch mittitriert. Dieser Fehler wird durch Addition der gesondert zu bestimmenden SZ ausgeglichen.

Methode B
Die Substanz wird in einem 5-ml-Erlenmeyerkolben mit vollkommen trockenem Propionsäureanhydrid-Reagenz R versetzt. Der Kolben wird verschlossen, bis zur Lösung der Substanz langsam umgeschwenkt und, wenn nichts anderes angegeben ist, 2 Stunden lang stehen gelassen. Nach Öffnen des Kolbens werden Kolben und Kolbeninhalt in einen 500-ml-Weithals-Erlenmeyerkolben gebracht, der eine Mischung von Anilin R, Cyclohexan R und Essigsäure 98 % R enthält.

Nach Umschütteln und 5 Minuten stehen lassen wird mit Perchlorsäure ($0{,}1\,mol \cdot l^{-1}$) unter Zusatz von Kristallviolett-Lösung R als Indikator bis zum Farbumschlag nach Smaragdgrün titriert. Unter gleichen Bedingungen wird ein Blindversuch angesetzt.

Berechnung

$$OHZ = \frac{(n_1 - n_2) \cdot 5{,}610}{m}$$

n_1 = Verbrauch Milliliter Perchlorsäure ($0{,}1\,mol \cdot l^{-1}$) im Hauptversuch
n_2 = Verbrauch Milliliter Perchlorsäure ($0{,}1\,mol \cdot l^{-1}$) im Blindversuch
m = Einwaage der Substanz in Gramm

Enthält die Untersuchungssubstanz Wasser, so muss dieses gesondert bestimmt werden. Die Hydroxylzahl ergibt sich dann aus folgender Gleichung:

$$OHZ = \text{gefundene Hydroxylzahl} - 31{,}1\,y$$

y = Wassergehalt in Prozent

Iodzahl

Die Bestimmung beruht auf einer Addition von Halogen an die Doppelbindungen der ungesättigten Fettsäureglyceride. Der nicht verbrauchte Anteil des Iodmonobromids wird mit einem Überschuss an Kaliumiodid zu Bromid und Iod umgesetzt. Das ausgeschiedene Iod wird mit Natriumthiosulfat-Lösung (0,1 mol · l^{-1}) bestimmt:

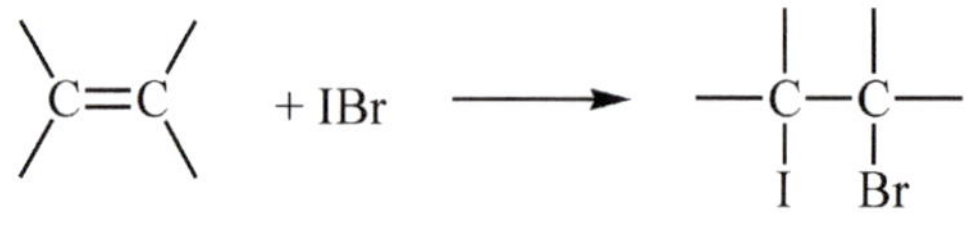

$$IBr + I^- \longrightarrow Br^- + I_2$$

$$I_2 + 2\,S_2O_3^{2-} \longrightarrow 2\,I^- + S_4O_6^{2-}$$

Die Iodzahl ist demnach ein pauschales Maß für den Gehalt eines Fettes oder Öles an ungesättigten Verbindungen. Je mehr ungesättigte Verbindungen enthalten sind, umso größer ist die Iodzahl, aber auch die Neigung zu oxidativem Verderb. Die Iodzahl ist deshalb eine Reinheitsprobe. Beispiele aus dem Arzneibuch: Hartfett (höchstens 3), Kakaobutter (33 bis 42), Rizinusöl (82 bis 90). Siehe auch Tabelle 7, Seite 221.

MERKE

Die Iodzahl (IZ) gibt an, wie viel Gramm Halogen, berechnet als Iod, von 100 g Substanz unter bestimmten Bedingungen gebunden werden.

Ausführung

Eine nach der erwarteten Iodzahl eingewogene Menge, die einer Tabelle des Arzneibuches zu entnehmen ist, wird in einem Iodzahlkolben in Chloroform R gelöst und mit Iodmonobromid-Lösung R versetzt. Die Lösung wird eine bestimmte Zeit lang unter Umschütteln im Dunkeln aufbewahrt. Anschließend wird Kaliumiodid R zugesetzt und das ausgeschiedene Iod mit Natriumthiosulfat-Lösung (0,1 mol · l^{-1}) titriert. Unter gleichen Bedingungen wird ein Blindversuch ausgeführt (2.5.4).

Berechnung

1 ml Natriumthiosulfat-Lösung (0,1 mol · l^{-1}) entspricht 12,69 mg = 0,01269 g Iod. Wird für 1 g Substanz 1 ml Natriumthiosulfat-Lösung (0,1 mol · l^{-1}) verbraucht, so entspricht dies 0,01269 g Iod oder einer Iodzahl 1,269 (s. Definition). Bei Verbrauch von n ml Natriumthiosulfat-Lösung (0,1 mol · l^{-1}) ist IZ = n · 1,269.

Unter Berücksichtigung des Blindversuches wird IZ = $(n_2 - n_1) \cdot 1{,}269$. Werden m Gramm eingewogen, so ergibt sich:

$$IZ = \frac{(n_2 - n_1) \cdot 1{,}269}{m}$$

n_1 = Verbrauch Milliliter Natriumthiosulfat-Lösung (0,5 mol · l^{-1}) im Hauptversuch
n_2 = Verbrauch Milliliter Natriumthiosulfat-Lösung (0,5 mol · l^{-1}) im Blindversuch
m = Einwaage der Substanz in Gramm

Peroxidzahl
Fette und Öle sind nicht allzu stabile Naturstoffe. Sie verändern sich an der Luft allmählich besonders durch den Einfluss von Wärme und Licht. Es kommt zu verschiedenen Reaktionen, insbesondere radikalischen Oxidationsprozessen. So bildet sich in der Nachbarschaft von Doppelbindungen Hydroperoxid, die Reaktion lässt sich vereinfacht so darstellen:

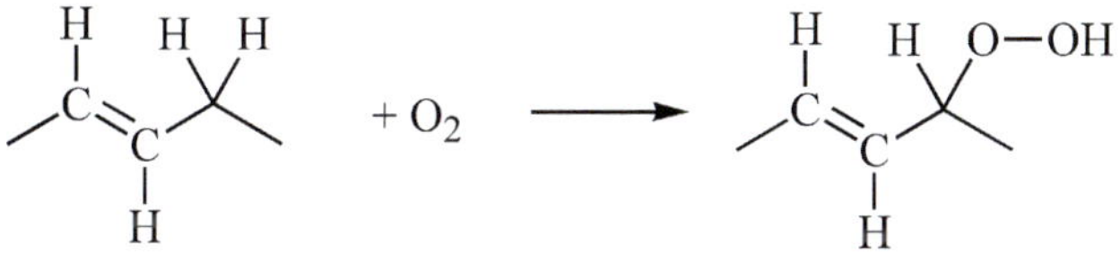

Die Erfassung der Peroxid-Gruppen ist ein Maß für eine bereits abgelaufene *Autoxidation* und somit ein Anhaltspunkt für die Frische bzw. Verdorbenheit eines Produktes. Bei der Bestimmung oxidieren Peroxidverbindungen das zugesetzte Kaliumiodid zu Iod, das dann mit Natriumthiosulfat titriert wird:

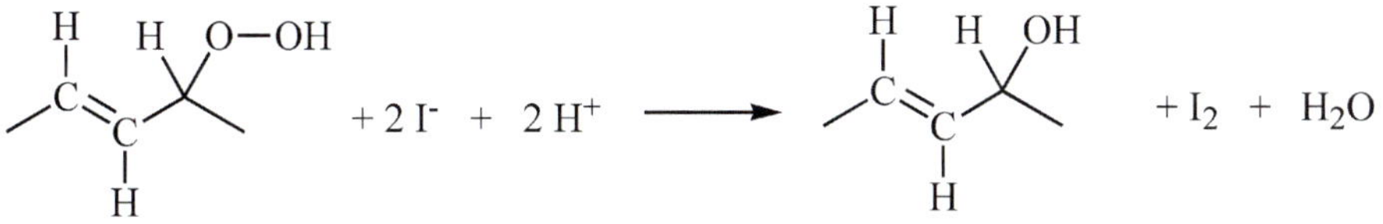

$$I_2 + 2\, S_2O_3^{2-} \longrightarrow 2\, I^- + S_4O_6^{2-}$$

Beispiele für Peroxidzahlen aus dem Arzneibuch: Raffiniertes Rizinusöl (höchstens 5,0), Raffiniertes Erdnussöl (höchstens 5,0), Hartfett (höchstens 3), Natives Olivenöl (höchstens 20). Siehe auch Tabelle 7, Seite 221.

MERKE

Die Peroxidzahl (POZ) gibt die Peroxidmenge in Milliäquivalenten aktivem Sauerstoff an, die in 1000 g Substanz, nach einer vorgeschriebenen Methode untersucht, enthalten ist.

Ausführung
Die Substanz wird in einem Erlenmeyerkolben mit Glasstopfen in einer Mischung aus Chloroform R und Essigsäure 98 % R gelöst. Nach Zugabe von gesättigter Kalium-

iodid-Lösung R wird genau eine Minute lang geschüttelt, dann mit Wasser R verdünnt und mit Natriumthiosulfat-Lösung ($0{,}1\ mol \cdot l^{-1}$) titriert. Unter gleichen Bedingungen wird ein Blindversuch durchgeführt, bei dem nicht mehr als 0,1 ml Natriumthiosulfat-Lösung ($0{,}1\ mol \cdot l^{-1}$) verbraucht werden dürfen (2.5.5).

Berechnung
Da nach Vorschrift Natriumthiosulfat-Lösung ($0{,}01\ mol \cdot l^{-1}$) = 0,01 N-Natriumthiosulfat-Lösung verwendet wird, ergibt sich:

$$POZ = \frac{(n_1 - n_2) \cdot 10}{m}$$

n_1 = Verbrauch Milliliter Natriumthiosulfat-Lösung ($0{,}01\ mol \cdot l^{-1}$) im Hauptversuch
n_2 = Verbrauch Milliliter Natriumthiosulfat-Lösung ($0{,}01\ mol \cdot l^{-1}$) im Blindversuch
m = Einwaage der Substanz in Gramm

Unverseifbare Anteile
Als Substanzgemische bestehen Fette, Öle und Wachse nicht ausschließlich aus Estern, sondern auch aus Verbindungen, die nicht verseift werden können. Dazu gehören z. B. Kohlenwasserstoffe, höhere Alkohole und Sterine, die im Gegensatz zu den bei der Verseifung entstehenden Glycerol und Alkalisalzen höherer Fettsäuren nicht wasserlöslich sind. Ist ein Naturprodukt durch Mineralöle verunreinigt, steigt der Wert für unverseifbare Anteile an. Die Bestimmung ist dann in erster Linie eine Reinheitsprobe. Bei Wachsen ist der natürliche Bestandteil an unverseifbaren Anteilen höher als bei Fetten, da bei ihrer Verseifung wasserunlösliche höhere Alkohole entstehen, die in der Etherphase löslich sind. Nach dem Arzneibuch dürfen z. B. Kakaobutter höchstens 0,4 Prozent, Hartfett höchstens 0,6 Prozent und Raffiniertes Olivenöl höchstens 1,5 Prozent (m/m) unverseifbare Anteile enthalten. Siehe auch Tabelle 7, Seite 221.

Die beiden im Arzneibuch aufgeführten Verfahren haben Vor- und Nachteile. Beim ersten Verfahren wird mit Ether extrahiert. Der Umgang mit Ether ist wegen möglicher Peroxidbildung gefährlich. Mit diesem Verfahren lassen sich jedoch auch hohe Konzentrationen unverseifbarer Anteile bestimmen.

Die zweite Methode verwendet den vergleichsweise ungefährlichen Petroläther als Extraktionsmittel. Dieses Verfahren versagt jedoch, wenn mehr als 3 % unverseifbare Anteile in dem Produkt enthalten sind. So kann diese Methode, wenn ein unverseifbarer Anteil von 7 bis 22,5 % zugelassen ist, nicht angewandt werden.

MERKE

Unter »Unverseifbare Anteile« werden die Substanzen verstanden und in Prozent (m/m) angegeben, die sich mit einem organischen Lösungsmittel aus einer Lösung der zu untersuchenden Substanz nach deren Verseifung extrahieren lassen und bei 100 bis 105 °C nicht flüchtig sind.

Ausführung

Das Arzneibuch führt zwei Methoden an:

1. Methode (Ph. Eur.: 2.5.7)

Die vorgeschriebene Menge Substanz wird mit ethanolischer Kaliumhydroxid-Lösung ($2\,mol \cdot l^{-1}$) eine Stunde lang am Rückflusskühler (s. Seite 162) auf dem Wasserbad verseift. Danach wird der Kolbeninhalt unter 25 °C abgekühlt und mehrere Male mit peroxidfreiem Ether R im Scheidetrichter ausgeschüttelt, die Etherphase mit Wasser R und anschließend abwechselnd mit einer dreiprozentigen Lösung (m/V) von Kaliumhydroxid R und Wasser R gewaschen. Die Etherphase wird so lange mit Wasser gewaschen, bis die wässrige Phase nicht mehr alkalisch gegen Phenolphthalein reagiert. Anschließend wird die Etherphase abgetrennt und entfernt, der Rückstand mit Aceton R aufgenommen und auch dieses wieder entfernt. Der Rückstand wird bei 100 bis 105 °C bis zur Massekonstanz getrocknet, in einem Exsikkator erkalten gelassen und gewogen.

$$\text{Unverseifbare Anteile in Prozent} = \frac{a \cdot 100}{m}$$

a = Masse des Rückstandes in Gramm
m = Einwaage der Substanz in Gramm

Nunmehr wird der Rückstand in zuvor gegen Phenolphthalein-Lösung R neutralisiertem Ethanol 96 % R gelöst und mit ethanolischer Natriumhydroxid-Lösung ($0{,}1\,mol \cdot l^{-1}$) titriert. Werden dabei mehr als 0,2 ml verbraucht, darf der Rückstand nicht als *Unverseifbarer Anteil* betrachtet werden. Die Bestimmung muss dann wiederholt werden.

Tabelle 7:
Zusammenstellung der chemischen Kennzahlen für Lipide und hochmolekulare Polymere

Kennzeichen	Abkürzung	Angabe	Es wird bestimmt
Säurezahl	SZ	mg KOH in 1 g Substanz	H_3O^+
Verseifungszahl	VZ	mg KOH in 1 g Substanz R–CO–O–R'	H_3O^+
Esterzahl	EZ	VZ – SZ	rechnerisch
Hydroxylzahl	OHZ	mg KOH äquivalent der von 1 g Substanz gebundenen Essigsäure	–OH
Iodzahl	IZ	1 g Halogen von 100 g Substanz gebunden	$>C=C<$
Peroxidzahl	POZ	Peroxidmenge in Milliäquivalenten O_2 in 1000 g Substanz	–O–O–
Unverseifbare Anteile		Prozent (m/m)	

2. Methode (DAB: 2.5.N)
Die vorgeschriebene Menge Substanz wird mit Kaliumhydroxid R und Ethanol 96 % R eine Stunde lang am Rückflusskühler verseift (s. Seite 162). Die noch warme Seifenlösung wird mit 50 ml Wasser R 1 in einen 250-ml-Scheidetrichter gespült und nach dem Abkühlen eine Minute lang mit 50 ml Petroläther R1 ausgeschüttelt. Nach vollständiger Trennung der Flüssigkeiten wird die Seifenlösung in einem zweiten 250-ml-Scheidetrichter erneut 2-mal mit je 50 ml Petroläther R 1 ausgeschüttelt. Beim Ausschütteln auftretende Emulsionen werden durch Zugabe von wenig Ethanol 96 % R, das man unter Drehen des Scheidetrichters längs der Wandung zulaufen lässt, beseitigt. Die vereinigten Petrolätherauszüge werden mehrmals mit einem Gemisch aus 25 ml Wasser R und 25 ml Ethanol 96 % R gewaschen, bis die Waschflüssigkeit durch Phenolphthalein-Lösung R1 nicht mehr rot gefärbt wird. Die Petrolätherlösung wird auf dem Wasserbad weitgehend eingedampft und der Rückstand bei 100 bis 105 °C bis zur konstanten Masse getrocknet und gewogen. Eine weitere Prüfung des Rückstandes ist bei der 2. Methode nicht vorgesehen.

7.3 Untersuchung nach einer Monographie des Arzneibuches

Eine typische Untersuchung gliedert sich im Wesentlichen in vier Arbeitsgänge:
- Prüfung der Eigenschaften
- Prüfung auf Identität
- Prüfung auf Reinheit
- Gehaltsbestimmung

Prüfung der Eigenschaften
Die Angaben im Abschnitt Eigenschaften haben lediglich informativen Charakter und sind keine verbindlichen Qualitätsnormen.

Prüfung auf Identität
Durch Identitätsprüfungen wird festgestellt, ob die deklarierte Substanz überhaupt vorliegt. Hierbei werden sowohl physikalische und spektroskopische als auch chemische Methoden vorgeschrieben. Bei manchen Monographien müssen nicht alle aufgeführten Identitätsprüfungen ausgeführt werden. So gibt es eine 1. und eine 2. Identifikationsreihe, die mit »1:« und »2:« und den Buchstaben der zugehörigen Identifikationsprüfungen angegeben sind. Die Prüfung oder Prüfungen der 2. Reihe können anstelle der 1. Reihe angewendet werden, wenn sichergestellt ist, dass die Substanz oder Zubereitung eindeutig einer Charge entstammt, die sämtlichen Anforderungen des Arzneibuches entspricht.

Beispiel: *Salicylsäure*
1: A, B
2: A, C

Das bedeutet:

In der 1. Identifikationsreihe kann die Prüfung C entfallen, wenn die Prüfungen A und B durchgeführt werden. In der 2. Identifikationsreihe kann die Prüfung B entfallen, wenn die Prüfungen A und C durchgeführt werden.

Für die Feststellung der Identität sind drei Prüfungen vorgesehen:

A: Schmelztemperatur
B: IR-Absorptionsspektrum
C: Allgemeine Identitätsreaktion auf Salicylate

Im Beispiel der Salicylsäure gibt die 1. Identifikationsreihe vornehmlich physikalisch-chemische Methoden an, die 2. Identifikationsreihe bevorzugt jedoch Methoden, die im Apothekenlaboratorium auch durchgeführt werden können.

Prüfung auf Reinheit
Jedes offizinelle Arzneimittel wird individuell auf Reinheit untersucht. Es wird auf Verunreinigungen geprüft, die sich aus dem Herstellungsprozess ergeben können, z. B. nicht genügend entfernte Hilfsstoffe, anorganische Säuren, Salze oder auf Stoffe, die durch Kontakt mit Apparaturen und Behältern, z. B. Schwermetalle, in den Arzneistoff gelangt sein können. Außerdem sind auch durch (unsachgemäße) Lagerung entstandene Zersetzungsprodukte berücksichtigt.

Die Arzneibuchtexte führen am Ende der Monographie Verunreinigungen an, auf die bei der Prüfung auf Reinheit untersucht wird. Bei Salicylsäure sind das 4-Hydroxybenzoesäure, 4-Hydroxyisophthalsäure und Phenol.

Es wird aber auch auf *fremde Substanzen* untersucht. Hierunter versteht man solche Substanzen, die nicht durch den Herstellungsprozess oder durch Zersetzung entstanden sein können.

Bei den Prüfungen auf Reinheit haben die Grenzprüfungen (s. Seite 199) eine wichtige Rolle. Ein Arzneistoff entspricht nur dann dem Arzneibuch, wenn er allen Anforderungen der Monographie entspricht. Die Prüfvorschriften gehen jedoch nicht so weit, dass auf alle möglichen Verunreinigungen oder gar fremde Substanzen, z. B. Pestizide, geprüft werden muss. Sind diese oder jene jedoch vorhanden, so sind sie natürlich nicht erlaubt.

Gehaltsbestimmung
Mit einer Gehaltsbestimmung wird überprüft, ob die Gehaltsangabe der Monographie zutrifft. Die Substanz wird bei der Untersuchung in der vorliegenden Form eingesetzt. Manchmal sind zusätzliche Prüfungen auszuführen, deren Ergebnisse bei der Gehaltsangabe berücksichtigt werden müssen. Bei Salicylsäure ist dies der Trocknungsverlust.

Weichen die gefundenen Werte trotz einwandfreier Reinheitsprüfungen von der Angabe des Arzneibuches ab, liegt der Verdacht einer ungewöhnlichen Verunreinigung nahe.

Analytik im Apothekenlaboratorium
Die vollständige Durchführung einer Analyse nach dem Arzneibuch ist in der Praxis aus personellen und materiellen Gründen nur in den wenigsten Fällen möglich. Da die deutsche Apotheke jedoch gesetzlich verpflichtet ist, die Qualität der Arzneimittel zu gewährleisten, gibt es verschiedene Regelungen, die den Apotheken entgegenkommen. Oben wurden bereits die alternativen Identitätsprüfungen erwähnt. Hierbei werden moderne instrumentell-analytische Verfahren eher von der pharmazeutischen Wissenschaft und Industrie genutzt, während die einfachen Verfahren, wie nass-chemische Prüfungsmethoden, Schmelzpunktbestimmungen oder dünnschichtchromatographische Prüfungen, bevorzugt im Apothekenlaboratorium ausgeführt werden. Eine andere Maßnahme zur Erleichterung der ordnungsgemäßen Prüfung ist durch § 6 Apothekenbetriebsordnung geschaffen worden. Danach ist es ausdrücklich erlaubt, auch andere Methoden anzuwenden und andere Geräte zu benutzen, wenn damit die gleichen Ergebnisse wie mit den beschriebenen Methoden und Geräten erzielt werden. Hier ist die gesetzliche Möglichkeit vorhanden, um vereinfachte Methoden im Apothekenlaboratorium anzuwenden. So hat der Deutsche Arzneimittel-Codex (DAC) in Band 3 für alle relevanten Arzneistoffe und Arzneidrogen apothekengerechte *Identitätsnachweise* zusammengestellt.

7.4 Protokollbeispiele

Das Protokoll im Lehrgang

Der pharmazeutisch-technische Assistent muss über seine Arbeiten ein ordnungsgemäßes Protokoll anfertigen können. Dabei ist auf saubere Schrift, übersichtliche Darstellung, sprachliche und begriffliche Klarheit zu achten. Überflüssige Angaben sind zu vermeiden. Da Angaben über Lieferdatum, Lieferant, Chargenbezeichnung und anderes mehr in der Ausbildung keine Rolle spielen, hat sich für den Lehrgang die im Folgenden beschriebene Protokollform bewährt. Die Untersuchungsergebnisse lassen sich dabei durch die Angaben

entspricht / entsprechen der Vorschrift (e. d. V.) oder
entspricht nicht / entsprechen nicht der Vorschrift (e. n. d. V.)

festhalten. Im letzten Fall können zusätzliche Beobachtungen knapp mitgeteilt werden. In das Protokoll gehören ferner genaue Angaben über Wägungen und Messungen sowie Angaben über chromatographische Untersuchungen, z. B. Zeichnungen oder kleine Fertig-DC-Platten. Alle Ergebnisse werden in einer abschließenden Beurteilung noch einmal zusammengefasst.

Bei Untersuchungen nach dem Arzneibuch hat man grundsätzlich mit drei Möglichkeiten zu rechnen:

1. Die Substanz liegt rein vor.
2. Die Substanz liegt verunreinigt vor.
3. Die Substanz ist verwechselt worden.

In den ersten beiden Fällen ist die Untersuchung nach der Vorschrift des Arzneibuches einschließlich der Gehaltsbestimmung durchzuführen. Ist die Verwechslung eines Stoffes einwandfrei erwiesen, erübrigen sich Reinheitsprüfungen und Gehaltsbestimmung. Die Identifizierung der vertauschten Substanz sowie die genaue Analyse ungewöhnlicher Verunreinigungen können vom pharmazeutisch-technischen Assistenten nur in bestimmten Fällen erwartet werden.

1. Eine Substanz liegt rein vor

Natriumhydrogencarbonat Ph.Eur.

Eigenschaften

Vorschrift: Weißes, kristallines Pulver, löslich in Wasser, praktisch unlöslich in Ethanol 96 %. Beim Erhitzen der Substanz oder seiner Lösung entsteht allmählich Natriumcarbonat.
Befund: e. d. V.

Prüfung auf Identität

A. Werden 5 ml Prüflösung (siehe »Prüfung auf Reinheit«) mit 0,1 ml Phenolphthalein-Lösung R versetzt, entsteht eine schwache Rosafärbung. Beim Erhitzen entweicht Gas und die Lösung färbt sich rot.
Befund: e. d. V.

B. Die Substanz gibt die Identitätsreaktionen auf Carbonat und Hydrogencarbonat (2.3.1).
Befund: e. d. V.

C. Die Prüflösung gibt die Identitätsreaktion a auf Natrium (2.3.1).
Befund: e. d. V.

Prüfung auf Reinheit

Prüflösung: 5,0 g Substanz werden in 90 ml kohlendioxidfreiem Wasser R gelöst. Die Lösung wird mit kohlendioxidfreiem Wasser R zu 100 ml verdünnt.

Aussehen der Lösung:
Carbonat:
Chlorid:
Sulfat:
Ammonium: } e. d. V.
Arsen:
Calcium:
Schwermetalle:
Eisen:

Die Reinheitsprüfung auf Carbonat wurde mit der Indikatormethode ausgeführt.

Gehaltsbestimmung

Arbeitsvorschrift: 1,500 g Substanz, in 50 ml kohlendioxidfreiem Wasser R gelöst, werden nach Zusatz von 0,2 ml Methylorange-Lösung R mit Salzsäure ($1\ mol \cdot l^{-1}$) titriert. 1 ml Salzsäure ($1\ mol \cdot l^{-1}$) entspricht 84,0 mg $NaHCO_3$.

1. Bestimmung	2. Bestimmung
97,8479 g	93,6084 g
96,2786 g Gefäß	92,1351 g Gefäß
1,5693 g Einwaage	1,4733 g Einwaage
Verbrauch:	Verbrauch:
18,6 ml 1 N-HCl	17,4 ml 1 N-HCl
= 1562,4 mg $NaHCO_3$	= 1461,6 mg $NaHCO_3$
= 99,56 %	= 99,21 %

Mittelwert: 99,4 %: e. d. V.

Vorschrift: Natriumhydrogencarbonat enthält mindestens 99,0 und höchstens 101,0 Prozent $NaHCO_3$.

Beurteilung

Die untersuchte Substanz ist Natriumhydrogencarbonat und entspricht in jeder Hinsicht den Anforderungen der Ph.Eur.

2. Eine Substanz liegt verunreinigt vor

Bariumsulfat Ph.Eur.

Eigenschaften
Vorschrift: Feines, weißes Pulver, frei von körnigen Teilchen, praktisch unlöslich in Wasser, sehr schwer löslich in Säuren und Alkalihydroxid-Lösungen, praktisch unlöslich in organischen Lösungsmitteln.
Befund: e. d. V.

Prüfung auf Identität

A. 0,2 g Substanz werden 5 Minuten lang mit 5 ml einer Lösung von Natriumcarbonat R (500 g · l^{-1}) zum Sieden erhitzt. Nach Zusatz von 10 ml Wasser R wird filtriert. Ein Teil des Filtrates wird mit verdünnter Salzsäure R angesäuert. Die Lösung gibt die Identitätsreaktionen auf Sulfat (2.3.1).
Befund: e. d. V.

B. Der Rückstand von Prüfung A wird dreimal mit wenig Wasser R ausgewaschen und mit 5 ml verdünnter Salzsäure R übergossen; anschließend wird filtriert. Das Filtrat gibt mit 0,3 ml verdünnter Schwefelsäure R einen weißen, in verdünnter Natriumhydroxid-Lösung R unlöslichen Niederschlag.
Befund: e. d. V.

Prüfung auf Reinheit

Prüflösung: 20,0 g Substanz werden 5 Minuten lang mit einer Mischung von 40 ml destilliertem Wasser R und 60 ml verdünnter Essigsäure R zum Sieden erhitzt. Anschließend wird filtriert und das erkaltete Filtrat mit Wasser zu 100 ml verdünnt.

Sauer oder alkalisch reagierende Substanzen: e. d. V.
Säurelösliche Substanzen:
Vorschrift: 25 ml Prüflösung werden im Wasserbad zur Trockne eingedampft und bei 100 bis 105 °C bis zur konstanten Masse getrocknet. Der Rückstand darf höchstens 15 mg betragen (0,3 Prozent).

Befund:	45,6737 g	100-ml-Becherglas nach dem 1. Trocknen
	45,5633 g	100-ml-Becherglas leer getrocknet
	0,1104 g	
	45,6681 g	100-ml-Becherglas nach dem 2. Trocknen
	45,5633 g	
	0,1048 g	: e. n. d. V.

Oxidierbare Schwefelverbindungen: e. d. V.
Lösliche Bariumsalze: Lösung war nach 1 Stunde deutlich getrübt: e. n. d. V.

Schwermetalle: e. d. V.

Glühverlust:
Vorschrift: Höchstens 2,0 Prozent, mit 1,0 g Substanz durch Glühen bei 600 ± 50 °C bestimmt.

Befund:	14,5252 g	
	13,5407 g	Tiegel
	0,9845 g	Einwaage

Nach dem Glühen bei 600 °C: 14,5099 g

14,5252 g	
14,5099 g	
0,0153 g	Glühverlust = 1,55 Prozent: e. d. V.

Beurteilung
Die untersuchte Substanz ist verunreinigtes Bariumsulfat. Als Verunreinigungen wurden säurelösliche Substanzen und lösliche Bariumsalze nachgewiesen.

Zinksulfat-Heptahydrat Ph.Eur.

Eigenschaften
Vorschrift: Weißes, kristallines Pulver oder farblose, durchscheinende, verwitternde Kristalle; sehr schwer löslich in Wasser, praktisch unlöslich in Ethanol 96 %.
Befund: e. d. V.

Prüfung auf Identität
A. Die Prüflösung (siehe »Prüfung auf Reinheit«) gibt die Identitätsreaktion auf Zink (2.3.1).
Befund: e. d. V.

B. Die Prüflösung gibt die Identitätsreaktionen auf Sulfat (2.3.1).
Befund: e. d. V.

Prüfung auf Reinheit
Prüflösung: 2,5 g Substanz werden in kohlendioxidfreiem Wasser R zu 50 ml gelöst.

Aussehen der Lösung: Die Prüflösung muss klar (2.2.1) und farblos (2.2.2, Methode II) sein.
Befund: e. d. V.

pH-Wert: Der pH-Wert der Lösung muss zwischen 4,4 und 5,6 liegen. Die Prüfung wurde mit der Indikatormethode (2.2.4) ausgeführt.
Befund: e. d. V.

Chlorid (2.4.4.): 3,3 ml Prüflösung, mit Wasser R zu 15 ml verdünnt, müssen der Grenzprüfung auf Chlorid entsprechen (300 ppm).
Befund: Die zu prüfende Lösung war deutlich stärker getrübt als die Referenzlösung: e. n. d. V.

Eisen (2.4.9): 2 ml Prüflösung, mit Wasser R zu 10 ml verdünnt, müssen der Grenzprüfung auf Eisen entsprechen (100 ppm). Bei dieser Prüfung sind 0,5 ml Thioglycolsäure R zu verwenden.
Befund: e. d. V.

Gehaltsbestimmung
0,200 g Substanz werden in 5 ml verdünnter Essigsäure R gelöst. Das Zink wird nach der Vorschrift »Komplexometrischer Titrationen« (2.5.11) bestimmt.

1 ml Natriumedetat-Lösung (0,1 mol · l^{-1}) entspricht 28,75 mg $ZnSO_4 \cdot 7\,H_2O$.

1. Bestimmung	2. Bestimmung
0,2007 g Einwaage	0,2911 g Einwaage
Verbrauch	Verbrauch
6,30 ml Natriumedetat-Lösung (0,1 mol · l^{-1})	8,99 ml Natriumedetat-Lösung (0,1 mol · l^{-1})
= 181,1 mg $ZnSO_4 \cdot 7\,H_2O$	= 258,46 mg $ZnSO_4 \cdot 7\,H_2O$
= 90,25 Prozent	= 88,79 Prozent

Mittelwert: 89,52 Prozent
e. n. d. V.

Vorschrift: Reines Zinksulfat Ph.Eur. enthält mindestens 99,0 und höchstens 104,0 Prozent $ZnSO_4 \cdot 7\,H_2O$.

Beurteilung
Die untersuchte Substanz ist verunreinigtes Zinksulfat (Gehalt 89,6 Prozent). Als Verunreinigung wurde Chlorid nachgewiesen.

3. Eine Substanz ist verwechselt worden

Benzoesäure Ph.Eur.

Eigenschaften

Vorschrift: Weißes, kristallines Pulver oder farblose Kristalle; schwer löslich in Wasser, löslich in siedendem Wasser, leicht löslich in Ethanol 96 % und fetten Ölen.
Befund: Bei der Prüfung der Löslichkeit in siedendem Wasser werden kleine Tröpfchen beobachtet: e. n. d. V.

Prüfung auf Identität

A. Schmelztemperatur (2.2.14):
Vorschrift: 121 bis 124 °C
Befund: 89 bis 91 °C
Der Mischschmelzpunkt mit authentischer Benzoesäure ergab ein schleppendes Schmelzverhalten von etwa 70 bis 100 °C.
Befund: e. n. d. V.

B. Mit der Prüflösung (5,0 Substanz werden in Ethanol 96 % R zu 100 ml gelöst) wird die Identitätsreaktion a auf Benzoat (2.3.1) ausgeführt.
Befund: Es entstand kein lachsfarbener Niederschlag, sondern nur eine gelblichbraune Lösung: e. n. d. V.

Beurteilung

Die untersuchte Substanz ist keine Benzoesäure, da der Schmelzpunkt und die Identitätsreaktion B auf Benzoat nicht die vorgeschriebenen Resultate ergeben. Das scharfe Schmelzverhalten der Untersuchungssubstanz weist jedoch auf eine Verwechslung mit einer organischen Reinsubstanz hin[70)].

Zinkoxid Ph.Eur.

Eigenschaften

Vorschrift: Weißes bis gelblichweißes, amorphes, leichtes Pulver, frei von groben Teilen; praktisch unlöslich in Wasser und Ethanol 96 %, löslich in verdünnten Mineralsäuren.
Befund: Unlöslich in verdünnten Mineralsäuren: e. n. d. V.

Prüfung auf Identität

A. Bei starkem Erhitzen der Substanz tritt Gelbfärbung auf, die beim Abkühlen wieder verschwindet.
Befund: Substanz verändert sich in Form und Farbe nicht: e. n. d. V.

---

70) Die Beurteilung, welche Substanz vorliegt (hier Benzocain), kann von pharmazeutisch-technischen Assistenten nicht ohne Weiteres erwartet werden.

B. 0,1 g Substanz werden in 1,5 ml verdünnter Salzsäure R gelöst. Die Lösung wird mit Wasser R zu 5 ml verdünnt. Die Lösung gibt die Identitätsreaktion auf Zink (2.3.1).
Befund: Reaktion auf Zink bleibt aus: e. n. d. V.

Beurteilung
Die untersuchte Substanz ist kein Zinkoxid, da die Eigenschaften und die Befunde der Identitätsprüfungen der Ph.Eur. nicht entsprechen.

Das Protokoll in der Apotheke

Protokolle über die Untersuchung der Ausgangsstoffe sind Teil der den Apotheken auferlegten Dokumentationspflichten (s. Seite 232). Die Protokolle sind mindestens drei Jahre lang aufzubewahren und bei Besichtigungen vorzulegen.

Bei Mängeln ist die zuständige Überwachungsbehörde zu informieren. Außerdem können Beanstandungen auch der Arzneimittelkommission der Deutschen Apotheker in Eschborn mitgeteilt werden. Das Muster eines Berichtsbogens siehe Seite 234.

Prüfprotokoll für Ausgangsstoffe nach § 6 und § 11 ApBetrO

☒ 1 Anlagen

Bezeichnung, Menge, Ch.-B.		Lieferdatum
Sorbinsäure 25 g Ch.-B. 10305214		*Jan. 2012*
		Prüf-Nr. *P 219031/1*
Lieferant, Hersteller, Artikelnummer, ggf. PZN, Preis		**Verwendbar bis** (siehe auch Rückseite)
Muster AG, PZN: 9308638		*05 / 2013* ☒ Nachprüfung möglich
☒ Es handelt sich um einen Gefahrstoff.	Signalwort: *Achtung*	Piktogramm(e):
☐ Einwaagekorrekturfaktor(en) sind für die Herstellung zu beachten: —		

Prüfzertifikat

(einkleben oder als Anlage beifügen)

<- - Hier abziehen CII.-B 10305213 1052 25g
2039 Acidum sorbiaJm

Prüfvorschrift	PHEUR. 6.0
Eigenschaften	Entspricht
Identität	Entspricht
-Schmelztemperatur	135 °C
-IR-Spielraum	Entspricht
Reinheit	Entspricht
-Aussehen der Lösur	Entspricht
-Aldehyde	max. 0.15%
-Schwermetalle	max. 10 ppm
-Wasser	0,1%
-Sulfatasche	max. 0,2%
Gehalt	100,4%
Ergebn.entspr.Prüfllorschr.	Ja

Freigabedatum: 18.11.2010 verwendbar bis Ende 05/2013
Leiter der Qualitätskontrolle
(Prüzertifkat gemäß §6 (3) ApBetrO) Analysenzertifikat

Prüfvorschrift

- ☐ Europäisches Arzneibuch
- ☐ Deutsches Arzneibuch
- ☐ Deutscher Arzneimittel-Codex
- ☒ Alternative Identifizierung nach DAC
- ☐ Andere: ____________________

Ergebnis

- ☒ Das Zertifikat wurde geprüft. Der Ausgangsstoff entspricht den in der Prüfvorschrift genannten Anforderungen.
- ☐ Bei Wirkstoffen: das Prüfzertifikat gibt Auskunft über die GMP-konforme Herstellung des Ausgangsstoffs.
- ☒ Die Identität des Ausgangsstoffs wurde in der Apotheke festgestellt (siehe Rückseite bzw. Anlage).

Prüfung

☒ Die in der Gefährdungsbeurteilung für diese Labortätigkeit festgelegten Schutzmaßnahmen werden eingehalten.

Eigenschaften:

Aussehen: weißes kristallines Pulver → Entspricht.

Identität:

<u>Schmelztemperatur (2. 2. 60):</u>

132 bis 136°C ohne vorheriges Trocknen: 134,4°C → Entspricht.

<u>Mischschmelzpunkt (DAC-Probe 3):</u>

Die Differenz zwischen der Schmelztemperatur der Substanz und dem Mischschmelzpunkt darf höchstens 1°C betragen:

134°C → Entspricht.

Reinheit*, Gehalt*:

—

Sonstige Prüfungen*, Bemerkungen:

—

* ggf. als Anlage beifügen

Lagerung

- ☐ tiefgekühlt (< -15 °C)
- ☐ im Kühlschrank (2 – 8 °C)
- ☐ kühl (8 – 15 °C)
- ☐ bei Raumtemperatur (15 – 25 °C)
- ☐ dicht verschlossen
- ☒ vor Licht geschützt
- ☐ über Trockenmittel ____________
- ☐ Sonstiges: ____________

Haltbarkeit

Verwendbar bis (☒ Herstellerangabe, ☐ andere Quelle): 05/2013

☒ Nach dem Öffnen begrenzt haltbar und verwendbar bis: 5 Jahre

Bearbeiter(in), Datum Unterschrift 13.09.12 Susanne Muster

Freigabe

13.09.12 M. Muster

Datum, Unterschrift verantw. Apotheker(in) / zur Vertretung berechtigte Person

Bericht über Verdachtsfälle auf Qualitätsmängel von Arzneimitteln

ARZNEIMITTEL KOMMISSION der Deutschen Apotheker

Die Verpflichtung nach § 21 Abs.3 ApBetrO bleibt unberührt.[1]

Speichern | per E-Mail versenden | Drucken

AMK-Eingangsvermerk

An die Arzneimittelkommission der Deutschen Apotheker (AMK)
Jägerstraße 49/50 • 10117 Berlin
Telefax : 030 40004-553 • Telefon: 030 40004-552
E-Mail : amk@arzneimittelkommission.de
Internet : www.arzneimittelkommission.de

Arzneimittel[2]**:** Genaue Bezeichnung	Packungsgröße
Darreichungsform	PZN
Pharmazeutischer Unternehmer	Bezogen von
Verwendbar bis	Bezugsdatum
Chargen-Bezeichnung[3]: ______ auf Faltschachtel und innerem Behältnis stimmen überein ☐ ja ☐ nein	Anbruch bzw. vom Patienten zurückgegeben ☐ ja ☐ nein Anbruchsdatum: . .

Beanstandung der pharmazeutischen Qualität[4]
(Einsendung in Originalverpackung wird erbeten)
(z.B. Deklaration, Verpackungsfehler, mechanische Defekte, Beschädigung der Oberfläche, Verdunstung, Zersetzung, Verfärbung, Ausfällung, Trübung, Entmischung, Verwechslung)

Welche Maßnahmen / Untersuchungen wurden in der Apotheke durchgeführt (Ergebnisse)?[5]

Wer wurde außerdem benachrichtigt?[6]

☐ örtliche Überwachungsbehörde, bitte nennen:

______

☐ Pharmazeutischer Unternehmer

☐ Sonstige, bitte nennen:

______

Hatte der Qualitätsmangel Folgen?[7]

☐ ja ☐ nein

Wenn ja, welche?

Apotheke[8]
Anschrift

Telefonnummer

Ansprechpartner/in

Apothekerkammer

Datum

[1]-[8] siehe Erläuterungen
Zur Meldung von UAW steht ein eigenes PDF- bzw. Onlineformular zur Verfügung.

ARZNEIMITTEL KOMMISSION
der Deutschen Apotheker

Erläuterungen zum Qualitätsmangel-Berichtsbogen

1. Die Apothekenbetriebsordnung (ApBetrO) verpflichtet die Apotheken in § 21 Nr. 3 bei gerechtfertigter Annahme auf Qualitätsmängel, die vom Pharmazeutischen Unternehmer verursacht sind, die zuständige Behörde unverzüglich zu benachrichtigen. Wir bitten dies zu beachten! Bei Medizinprodukten gelten dagegen nach § 3 Abs. 4 der Medizinprodukte-Sicherheitsplanverordnung (MPSV) die Verpflichtungen der ApothekerleiterInnen als erfüllt, wenn ein Vorkommnis der AMK gemeldet wurde.

2. Geben Sie bitte den Namen des beanstandeten Arzneimittels (bzw. Ausgangsstoffes, der Droge, des Fertigarzneimittels, des Medizinproduktes, des Hilfsmittels, des Nahrungsergänzungsmittels) und die Pharmazentralnummer genau an.

3. Die Chargenbezeichnung ist bei der Meldung von Qualitätsmängeln unerlässlich.

4. Die Beanstandung der pharmazeutischen Qualität sollte bitte detailliert beschrieben und das beanstandete Arzneimittel in seiner Originalverpackung für eine Beurteilung eingesendet werden.

5. Falls in der Apotheke weitergehende Untersuchungen (z.B. nach Ph. Eur., DAB oder DAC) durchgeführt wurden, wird um Mitteilung der Ergebnisse gebeten.

6. Gemäß ApBetrO § 21 Nr. 3 sollte bei gerechtfertigter Annahme auf einen durch den Pharmazeutischen Unternehmer bedingten Qualitätsmangel die zuständige örtliche Überwachungsbehörde benachrichtigt werden. Für die weitere Bearbeitung in der AMK-Geschäftsstelle ist es hilfreich zu wissen, wer noch informiert wurde.

7. Bitte notieren Sie ausführlich, ob der Qualitätsmangel Folgen für den/die Anwender/in hatte und wenn ja, welche im Einzelnen aufgetreten sind.

8. Um die Bearbeitung in der AMK-Geschäftsstelle nicht zu verzögern, wird die genaue Apothekenanschrift, inklusive der Telefonnummer, Ansprechpartner/in, die Apothekerkammer und das Datum benötigt, um ggf. erforderliche Rückfragen stellen zu können.

Der Qualitätsmangel-Berichtsbogen kann online ausgefüllt und versandt werden und steht zum Download auf der Homepage der AMK bereit.

Arzneimittelkommission der Deutschen Apotheker (AMK)
Jägerstraße 49/50
10117 Berlin

Telefon: 030 40004-552 **amk@arzneimittelkommission.de**
Fax : 030 40004-553 **www.arzneimittelkommission.de**

8 Untersuchung von Körperflüssigkeiten

8.1 Allgemeine Einführung

Die Untersuchung der Körperflüssigkeiten, wie z. B. Blut oder Harn, spielt eine wichtige Rolle bei der Diagnose, aber auch der Behandlung der Krankheiten. Physiologisch-chemische Untersuchungen werden seit jeher in der Apotheke durchgeführt, allerdings nur solche, bei denen ein Messwert ermittelt wird, der ins Verhältnis zum Normwert bzw. Normbereich gesetzt werden kann. Dies bedeutet, dass in der Apotheke Diagnosen nicht gestellt werden dürfen. Sie sind dem Arzt vorbehalten. Wird beispielsweise ein gegenüber der Norm erhöhter Blutzuckerwert festgestellt, so dürfen dem Kunden nur der gemessene Wert und der Normbereich mitgeteilt werden, verbunden mit dem Hinweis, einen Arzt aufzusuchen und die Blutzuckerwerte abklären zu lassen. In der Apotheke darf dem Kunden jedoch nicht mitgeteilt werden, er habe Diabetes mellitus, da dies eine Diagnose ist, die nur der Arzt stellen darf.

Ganz wichtig ist, dass die Untersuchungen der Körperflüssigkeiten in der Apotheke immer exakt und reproduzierbar durchgeführt werden. Für die Durchführung der Blutuntersuchungen hat die Bundesapothekerkammer daher eine Qualitätsleitlinie herausgegeben. In all den Apotheken, die nach dieser Leitlinie arbeiten, erhalten die Kunden somit sorgfältig ermittelte Ergebnisse.

Die Qualitätsleitlinie »Physiologisch-chemische Untersuchungen – Durchführung von Blutuntersuchungen« und die dazugehörenden Arbeitshilfen und Checklisten beschreiben

Kommentare zur Leitlinie:

- Arbeitshilfe SOP Durchführung von Blutuntersuchungen
- Arbeitshilfe Qualitätskontrolle
- Arbeitshilfe Gefährdungsbeurteilung
- Arbeitshilfe Betriebsanweisung
- Arbeitshilfe Entsorgungsbehälter
- Arbeitshilfe Checkliste

- Checkliste Durchführung von Blutuntersuchungen
- Checkliste Qualitätssicherung der Patientenberatung für Blutzuckerselbstkontrolle
- Arbeitshilfe Informationsbogen Blutzuckertest

Soweit die Durchführung entsprechender Untersuchungen für pharmazeutisch-technische Assistenten relevant ist, sind die Inhalte der Qualitätsleitlinie in die einzelnen Abschnitte dieses Kapitels eingearbeitet.

Im Allgemeinen werden Körperflüssigkeiten mit Teststreifen ohne oder in Verbindung mit Messgeräten untersucht. Wegen der ständigen Veränderungen des Marktes wird von einer tabellarischen Übersicht der im Handel befindlichen Teststreifen und Messgeräte abgesehen. Bei den Bestimmungsmethoden werden jedoch einzelne Produktnamen als Beispiele angegeben. Aber auch diese können nicht vollständig oder auch nur über mehrere Jahre hinweg aktuell sein.

Teststreifen

Teststreifen dienen der qualitativen und/oder halbquantitativen, bei der Auswertung mit einem Photometer der quantitativen Bestimmung pathologisch oder pathophysiologisch vorkommender Verbindungen oder Bestandteile in Harn, Blut oder anderen Körperflüssigkeiten. Im Handel sind Teststreifen, mit denen nur ein einziger Parameter, aber auch solche, mit denen mehrere Parameter nachgewiesen werden können. Bei qualitativen Bestimmungen kommt es darauf an, dass die Reaktion des Testfeldes auf dem Streifen spezifisch für nur eine der Verbindungen und genügend empfindlich ist. Dabei soll das Testfeld reagieren, wenn die Konzentration der gesuchten Substanz gerade eben die zulässige Norm überschreitet. Für quantitative Bestimmungen wird außerdem noch die Richtigkeit des ermittelten Wertes und seine Reproduzierbarkeit gefordert.

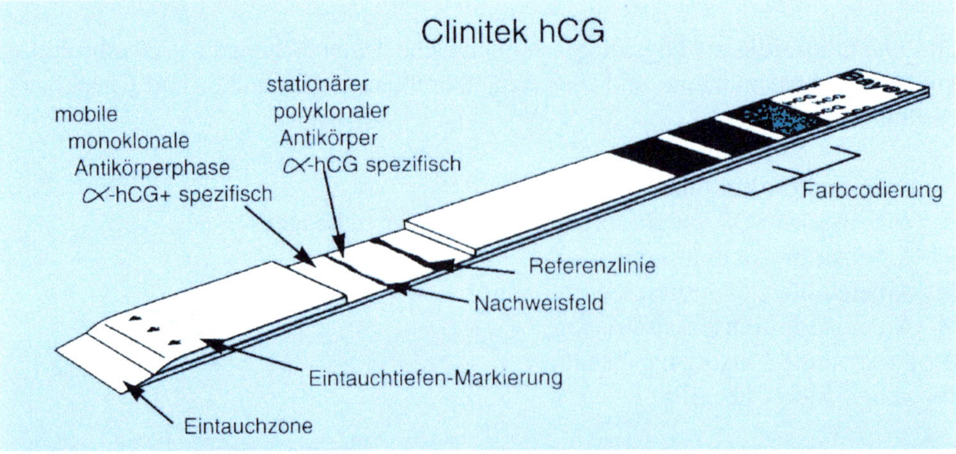

Abbildung 8.1
Teststreifen im Längsschnitt

Aufbau der Teststreifen
Auf einer Trägerfolie befindet sich eine dünne Schicht Saugpapier zum Auffangen überschüssiger Flüssigkeit (Abb. 8.1). Darüber liegt die Reaktionszone, ein mit entsprechenden Reagenzien und Pufferlösungen imprägniertes Papier. Sie ist mit einer Membran oder einem hauchdünnen Netz bedeckt, um die sehr empfindliche Reaktionszone zu schützen.

Teststreifen kommen meist einzeln versiegelt und/oder zu mehreren in Aluminium- oder Glasröhrchen verpackt in den Handel. Im Deckel befindet sich ein Trockenmittel, das den Inhalt vor Feuchtigkeit schützt. Werden die Teststreifen vorschriftsmäßig aufbewahrt, ist ihre Haltbarkeit bis zu dem auf der Verpackung angegebenen Verfallsdatum gewährleistet.

Messgeräte
Bei den automatischen oder halbautomatischen Messgeräten handelt es sich in der Regel um Reflexionsphotometer, die zwar je nach Hersteller unterschiedlich ausgestattet sein können, im Wesentlichen aber immer nach dem gleichen Prinzip funktionieren (Abb. 8.2). Mit ihnen können die Konzentrationen der in der betreffenden Körperflüssigkeit vorhandenen pathologischen Bestandteile, aber auch andere Parameter, wie z. B. das spezifische Gewicht oder der pH-Wert des Harns, quantitativ erfasst werden. Durch ein spezielles Filtersystem werden im Gerät feste Bestandteile von der Flüssigkeit, z. B. rote Blutkörperchen (Erythrozyten) vom Blutplasma, getrennt, das allein für die Messung geeignet ist.

Reflexionsphotometer funktionieren in der Regel nach folgendem Prinzip:
- Licht definierter Wellenlänge wird aus einer fixierten Lichtquelle über einen immer gleichen Einfallswinkel auf das Testfeld gestrahlt und reflektiert.

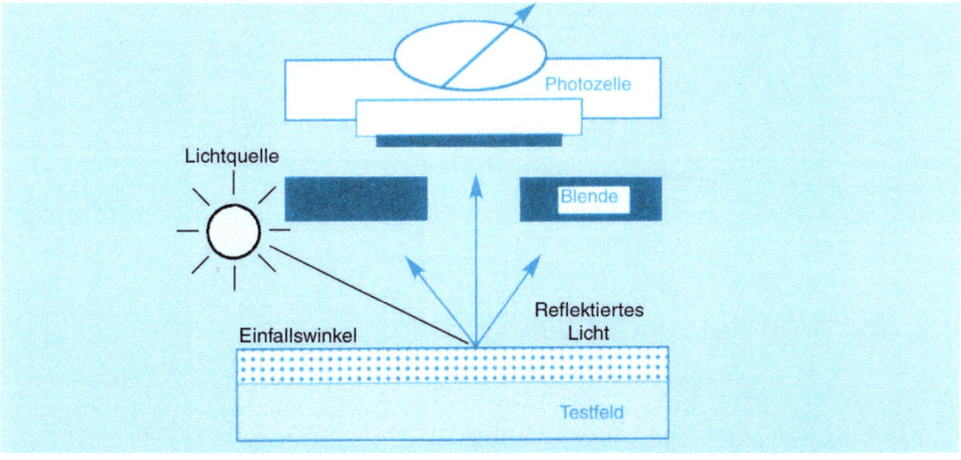

Abbildung 8.2
Reflexionsphotometer

- Die Intensität des reflektierten Lichts ist abhängig vom Einfallswinkel, der Wellenlänge des einfallenden Lichts und der Farbintensität des Testfeldes. Die Farbe und ihre Intensität wird durch Reaktion mit dem zu untersuchenden Bestandteil der Körperflüssigkeit verändert.
- Eine Photozelle misst die Reflexionsintensität, das Gerät rechnet diese in einen entsprechenden Messwert um.
- Durch Messung bei mehreren Wellenlängen kann die Eigenfarbe des Untersuchungsgutes eliminiert und der Messwert korrigiert werden.

Es gibt jedoch auch Messgeräte, vorwiegend zur häuslichen Messung der Blutparameter vorgesehen, deren Teststreifen mit Sensoren versehen sind, die über kleine Kapillaren die für die Messung notwendige Menge Blut ansaugen. Es findet eine chemische Reaktion statt, die ein elektrisches Potenzial erzeugt, das über Elektroden des Sensors an das Gerät übermittelt wird (Abb. 8.3). Dieses errechnet aus dem Potenzial den Wert des gemessenen Parameters. Man kann sich das etwa so vorstellen: Bei einer Reaktion geht z. B. Kaliumhexacyanoferrat(II) in Kaliumhexacyanoferrat(III) über. Das Eisen(II)-Zentralatom wird unter Abgabe eines Elektrons zu Eisen(III) oxidiert und der Elektronenfluss gemessen.

$$Fe^{2+} \rightleftharpoons Fe^{3+} + e^{-}$$

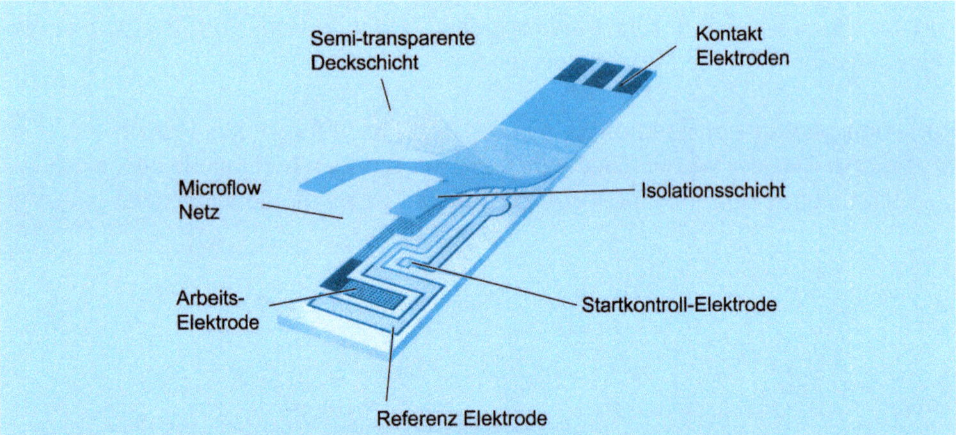

Abbildung 8.3
Teststreifen Xtra™ Plus (Quelle: C. Schäfer, pta heute 30 (2001))

8.2 Harnuntersuchungen

Gewinnung von Harn zur Untersuchung

1. Die zur Untersuchung verwendeten Gefäße müssen absolut sauber sein. Reste von Reinigungsmitteln dürfen nicht vorhanden sein, da sie die Tests stören kön-

nen. Es ist daher empfehlenswert, Einmalurinbecher mit Deckel, z. B. Urobox®, zu verwenden. Der Urinbecher muss mit dem Namen des Patienten und dem Datum, wann der Harn gelassen worden ist, versehen werden.

2. In der Regel wird als Probe der erste Morgenurin untersucht, da er wegen der langen Nacht eine höhere Konzentration der nachzuweisenden Verbindungen enthält.

3. Der Harn sollte möglichst frisch gelassen sein. Ist das nicht möglich, kann er bis zu vier Stunden im Kühlschrank aufbewahrt werden. Vor der Untersuchung muss er Zimmertemperatur haben, er darf nicht konserviert werden.

4. Für Untersuchungen auf Befall mit Bakterien muss Mittelstrahlurin verwendet werden, d. h. die Harnmenge, die zu Beginn und gegen Ende der Blasenentleerung fließt, ist nicht geeignet und wird verworfen.

5. Der Harn von Frauen sollte während oder bis zu drei Tagen nach der Menstruation nicht untersucht werden, um zu vermeiden, dass er mit Blut kontaminiert ist.

6. Bei Glukosurie (Ausscheidung von Glucose im Harn, s. Seite 245) sollte Harn untersucht werden, der etwa zwei Stunden nach dem Essen entleert worden ist.

7. Quantitative Bestimmungen sollten mit Durchschnittsproben aus 24-Stunden-Harn durchgeführt werden.

Allgemeine Hinweise zum Gebrauch der Teststreifen

1. Immer nur einen Teststreifen aus dem Behältnis entnehmen, das Gefäß sofort verschließen, um das Eindringen von Luftfeuchtigkeit zu vermeiden (Tab. 8).

2. Die Reaktionszone nicht berühren.

Tabelle 8
Produktbeispiele für Harnteststreifen

Einzelteststreifen	Kombiteststreifen
Albustix®	Combiscreen®
Clinistix®	Combur® Test
Clinitek®	Medi Test Combi®
Diabur®	Multistix®
Diastix®	Rapignost®
Ketostix®	Uristix®
Ketur®	
Micral®	
Microalbustix®	

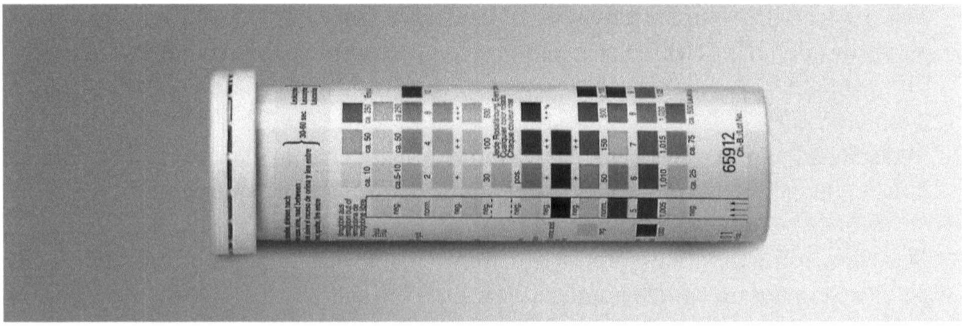

Abbildung 8.4
Farbskala auf einem Teststreifenbehältnis

Tabelle 9
Änderungen der Harnfarbe und des Geruchs durch Nahrungsmittel, Arzneimittel und andere Stoffe

Farbton / Geruch	Mögliche Ursachen
Blassgelb	Hohe Flüssigkeitsaufnahme Harnvermehrung (Polyurie) Diabetes mellitus Diabetes insipidus Diuretika
Zitronengelb	Laxantia auf Anthrachinonbasis bei saurer Reaktion Riboflavin Rutosid Sulfasalazin
Orangegelb	Zu geringe Flüssigkeitszufuhr Hohe Flüssigkeitsverluste (Schweiß, Fieber) Carotin, Carotinoide Pyrazolon-Derivate
Orangerot	Laxantia auf Anthrachinonbasis bei alkalischer Reaktion
Rot	Rote Bete Blut, Hämoglobin Arzneimittel, wie z. B. Phenazopyridin, Phenolphthalein
Gelbgrün bis gelbbraun (ebenso gefärbter Schaum)	Gallenfarbstoffe
Bräunlich	Bilirubin Arzneimittel, wie z. B. Phenole, Salicylsäure
Obstartig	Acetonurie
Ammoniakalisch	Bakterielle Zersetzung
Nach Schwefelwasserstoff	Bakterielle Zersetzung
Nach Mercaptan	Genuss von Spargel, Rettich oder Knoblauch

3. Den Streifen kurz in den Urinbecher tauchen, überschüssigen Harn abschütteln oder den Teststreifen seitlich am Gefäß abstreifen.

4. Nach der vom Hersteller angegebenen Zeit die einzelnen Felder mit der auf der Außenseite des Gefäßes angebrachten Farbskala vergleichen (Abb. 8.4). Verzögerte oder nur an den Rändern des Testfeldes auftretende Verfärbungen sind zu vernachlässigen.

Zusammensetzung, Aussehen und Geruch des Harns

Normaler Harn besteht zu 96 % aus Wasser und zu 4 % aus festen Bestandteilen. Dazu gehören u. a. Natrium-, Kalium-, Ammonium-, Calcium-, Magnesium-, Chlorid-, Sulfat- und Phosphat-Ionen sowie organische Bestandteile, z. B. Harnsäure, Harnstoff und Creatinin. Je nach Flüssigkeitszufuhr oder -verlust (Schwitzen) schwankt die tägliche Harnmenge bei Männern zwischen 1 500 und 2 000 ml, bei Frauen zwischen 1 000 und 1 500 ml.

Je nach Konzentration der Inhaltsstoffe ist die Farbe des normalen Harns mehr oder weniger bernsteingelb, sein Geruch ist typisch harnartig. Tabelle 9 gibt eine Auswahl der Farb- und Geruchsänderungen an, die durch Nahrungsmittel, Arzneimittel oder pathologische Bestandteile verursacht werden können. Normaler, frischer Harn ist durchsichtig und klar. Erst nach einigen Stunden bildet sich eine feine Trübung aus Schleim. Nach 24 Stunden setzen sich Niederschläge ab, die aus den bei Körpertemperatur löslichen Salzen bestehen.

pH-Wert

Der pH-Wert frisch entleerten Harns ist bei normaler Mischkost etwa 5 bis 6. Eiweißreiche Kost verringert ihn, pflanzliche Kost vergrößert ihn, sodass pH-Schwankungen zwischen etwa 4,5 und 7 als normal anzusehen sind. Nach schwerer körperlicher Arbeit oder bei Fieber kann der Harn sauer sein, anhaltende alkalische Reaktion kann die Folge eines Harnweginfekts sein, meist hervorgerufen durch bakterielle Zersetzung des Harnstoffs zu Ammoniak und Kohlendioxid.

Zur Messung des pH-Wertes können Universalindikatorpapiere oder spezielle Teststreifen verwendet werden, deren Testfelder den pH-Bereich von 5,0 bis 8,5 abdecken. Sie enthalten die aus dem Arzneibuch bekannten Indikatoren, deren Farbe sich bei bestimmten pH-Werten ändert (s. Tab. 3, Seite 39).

Spezifisches Gewicht

In der Harnanalytik ist es üblich, statt der Dichte das »Spezifische Gewicht« anzugeben. Der Unterschied zwischen Dichte und spezifischem Gewicht besteht darin, dass die Dichte eines Stoffes überall auf der Erde gleich, das spezifische Gewicht dagegen ortsabhängig ist.

MERKE

Das spezifische Gewicht ist das Verhältnis der Gewichtskraft zum Volumen eines Körpers, gemessen in Gramm/Milliliter.

Das spezifische Gewicht des Harns hängt vor allem von der Konzentration an Harnstoff und anorganischen Salzen ab. Als normal gelten bei 20 °C Werte zwischen 1,015 und 1,025. Morgenharn ist konzentrierter als Abendharn. Bei extremer Flüssigkeitsaufnahme kann das spezifische Gewicht bis auf 1,000 absinken, nach längerem Dursten auf 1,040 ansteigen. Dauerhaft erhöhte Werte können eine gestörte Nierenfunktion anzeigen und zur Steinbildung führen. So sollen Patienten mit Nierensteinen viel Flüssigkeit trinken, um das spezifische Gewicht ihres Harns unter 1,015 zu halten.

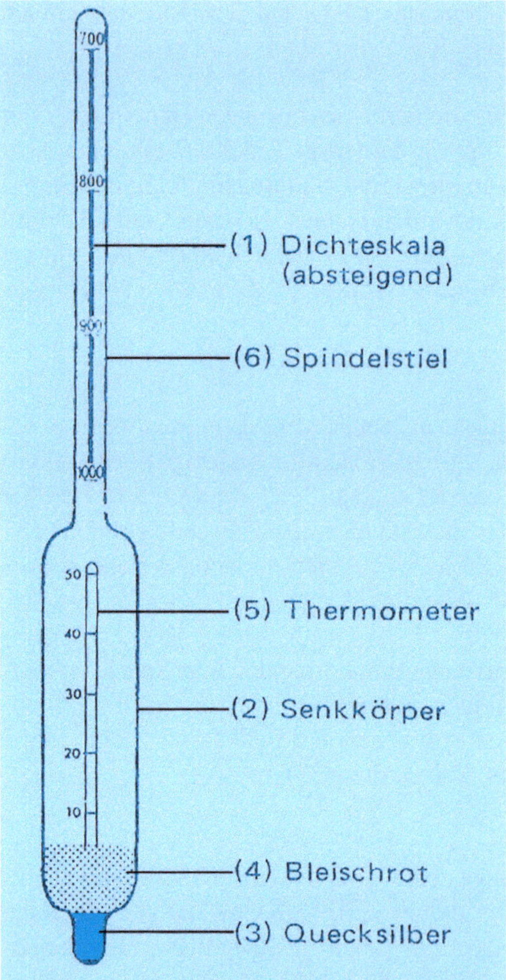

Abbildung 8.5
Aräometer

Gemessen wird das spezifische Gewicht mit dem Aräometer, das speziell für Harnbestimmungen geeignet ist (Abb. 8.5). Es taucht in den Harn so weit ein, bis der Auftrieb gleich dem spezifischen Gewicht des Harns ist, das von einer Skala auf dem Spindelstiel in Höhe der Schnittlinie mit der Flüssigkeitsoberfläche abgelesen werden kann. Die Ablesegenauigkeit geht bis zur dritten Dezimale hinter dem Komma mit einer Abweichung von ± 0,002 g/ml, die vierte Dezimale kann nur geschätzt werden.

Es gibt jedoch auch Teststreifen, mit denen das spezifische Gewicht bestimmt werden kann. Sie enthalten Ionenaustauscher, die Protonen gegen die Kationen der Salze des Harns austauschen. Ein Indikator zeigt dies durch Farbänderung an, die Farbänderung selbst korreliert mit der Ionenkonzentration des Harns und so mit seinem spezifischen Gewicht.

Untersuchung auf pathologische Bestandteile

Glucose

Im Harn gesunder Personen kommen nur gelegentlich Spuren von Kohlenhydraten vor. Die Stoffwechselkrankheit Diabetes mellitus führt jedoch zu nachweisbaren Mengen. Durch gestörte Insulinproduktion oder Insulinresistenz der Glucose verbrauchenden Zellen erhöhen sich zunächst die Blutzuckerwerte. Überschreiten diese dann etwa 160 mg/100 ml Blut, so können die Nieren bei der Harnbildung Glucose nicht mehr rückresorbieren, sie tritt in den Harn über (Glucosurie).

Testprinzip

Das Testfeld des Teststreifens enthält die Enzyme Glucoseoxidase und Peroxidase sowie einen Farbstoffbildner. Die Glucoseoxidase oxidiert unter Luftsauerstoff die im Harn vorhandene Glucose zu Gluconsäure. Gleichzeitig entsteht Wasserstoffperoxid, das durch Peroxidase den Farbstoffbildner, meist Iodid, zu Sauerstoff, Wasser und einer gefärbten Verbindung oxidiert.

Da andere Zucker mit Glucoseoxidase kein Wasserstoffperoxid bilden, ist der Test für Glucose spezifisch. Der Nachweis wird allerdings durch eine hohe Konzentration an Ketonverbindungen oder Ascorbinsäure (Vitamin C), z. B. aus Vitamintabletten oder Fruchtsäften, gestört. Deshalb sollten zwischen der Einnahme größerer Mengen Vitamin C und der Entnahme einer Harnprobe etwa 10 bis 12 Stunden liegen.

MERKE

Störung des Glucosenachweises:
- Ascorbinsäure
- Ketonkörper

Ketonkörper

Unter »Ketonkörpern« werden in der Harnanalytik Acetessigsäure, Aceton und, obwohl im Molekül keine Ketogruppe enthalten ist, β-Hydroxybuttersäure zusammengefasst. Sind Ketonkörper im Harn vorhanden, liegt eine Ketonurie vor. Sie kann Folge des gestörten Fettabbaus bei Diabetes mellitus, bei längerem Hungerzustand, Fieber oder andauerndem Erbrechen sein.

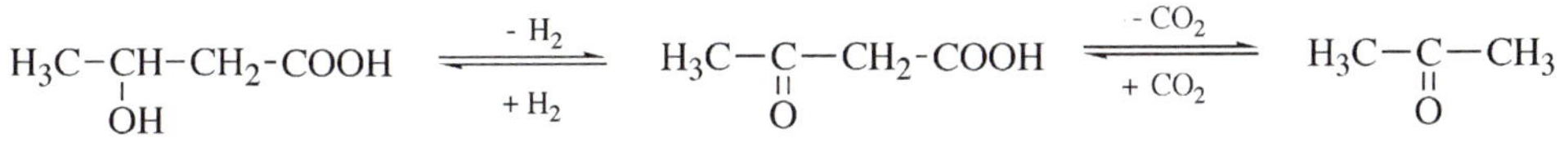

β-Hydroxybuttersäure — Acetessigsäure — Aceton

Testprinzip

Im Testfeld reagieren die Ketonkörper mit Natriumpentacyanonitrosylferrat(II) (Nitroprussidnatrium) bei alkalischem pH-Wert zu einem violetten Farbkomplex. Siehe

Legal'sche Probe Seite 168. Falsch positive Werte können durch die dunkle Eigenfarbe der Harnprobe oder durch Stoffwechselprodukte von L-Dopa entstehen.

MERKE

Störung des Ketonnachweises:
- Eigenfarbe des Harns
- Metaboliten des L-Dopa

Eiweiß

Eiweiß (Proteine) kommt im Harn gesunder Personen nicht oder nur in Spuren vor. Kann es deutlich nachgewiesen werden, liegt eine Proteinurie vor. Sie ist nicht pathologisch, wenn sie nach reichlicher Mahlzeit oder übermäßig körperlicher Anstrengung, dann aber immer nur vorübergehend auftritt. Die dauerhafte Proteinurie ist der Hinweis auf eine Nierenerkrankung oder Folge eines fortgeschrittenen Diabetes mellitus. Wird im Harn Blut nachgewiesen, sind immer auch geringe Mengen Proteine vorhanden.

Testprinzip

Früher wurden Proteine durch einfaches Aufkochen des mit verdünnter Essigsäure angesäuerten Harns im Reagenzglas nachgewiesen. Fiel ein weißer Niederschlag aus, so war Eiweiß vorhanden. Heute verwendet man Teststreifen, deren Proteine nachweisendes Testfeld mit acido-basischen Indikatoren versehen ist. Eigentlich wird mit diesen nur der pH-Wert einer Lösung bestimmt. Sind in dieser jedoch Proteine vorhanden, verändern manche Indikatoren ihre Farbe, da ihnen durch die basischen Aminogruppen der Aminosäurekette Protonen entzogen werden.

$$\underset{\text{z.B. gelb}}{\text{Indikator}} \xrightarrow[-\,H^+]{\text{Protein}} \underset{\text{z.B. blau}}{\text{Indikator}}$$

Je nach Nahrung, die zugeführt worden ist, hat fast jeder Harn seinen eigenen pH-Wert. Um die Ausgangsbedingungen der Bestimmungen einigermaßen zu vereinheitlichen, enthält das Testfeld neben dem Indikator noch ein Puffersystem.

Falsch positive Ergebnisse können durch zu alkalischen Harn ($pH > 8$), Reste von Desinfektionsmitteln, durch Arzneimittel, z. B. Chinin- und Chinidin-Verbindungen, Chloroquin oder Trimethoprim, vorgetäuscht werden. Manche Nahrungsmittel, z. B. Rote Bete, verfärben den Harn so, dass die Farbreaktion auf dem Testfeld nicht mehr genau festgestellt werden kann.

MERKE

Störung des Proteinnachweises:
- Alkalischer Harn über pH 8
- Desinfektionsmittel
- Chinin-, Chinidinderivate
- Chloroquin
- Trimethoprim
- Rote Bete

Mikroalbuminurie
Eine Spätkomplikation des Diabetes mellitus ist die Nephropathie, die unbehandelt zu Nierenversagen führen kann. Wird sie jedoch frühzeitig erkannt, kann sie durch die physiologische Einstellung des Blutzuckers, die Senkung erhöhten Blutdrucks und die Verwendung der u. a. nierenspezifisch wirkenden ACE-Hemmer verlangsamt, wenn nicht gar gestoppt werden.

So muss bei Diabetikern alle sechs Monate der Harn auf Mikroalbumine untersucht werden, um beizeiten gegensteuern zu können. Da die üblichen Teststreifen zur Bestimmung der Proteine im Harn erst bei höheren Konzentrationen reagieren, sind sie für den Nachweis der Mikroalbuminurie nicht geeignet. Stattdessen werden Micral-Test® II, Microalbustix®, Clinitek® Microalbumin oder MicroBumin-Test® verwendet.

Testprinzip
Der Teststreifen darf nur bis zu einer Markierung und nur eine vorgeschriebene Zeit (Uhr!) in den Harn getaucht werden. Zu kurzes oder zu langes Eintauchen, zu tiefes Eintauchen, Berührung des Teststreifens an der Gefäßwand oder Nichteinhalten der Ablesezeit führen zu fehlerhaften Ergebnissen.

Ist Albumin vorhanden, so wandert dieses als Antigen mit dem Harn zum Testfeld, das einen gegen Albumin gerichteten Antikörper und ein Enzym enthält. Der Antigen-Antikörper-Enzymkomplex wandert weiter zum Reaktionsfeld, das einen an ein Kohlenhydrat gebundenen Farbstoff enthält. Das Enzym spaltet das Kohlenhydrat ab, es bildet sich der freie Farbstoff, dessen Farbtiefe direkt proportional dem Albumingehalt des Harns ist. Falsch positive Ergebnisse können in einem Harn auftreten, der Blut oder Myoglobin enthält oder einen pH-Wert > 8 hat.

MERKE

Störung des Mikroalbuminnachweises:
- Blut
- Myoglobin
- Alkalischer pH über 8

Nitrit
Normalerweise enthält Harn kein Nitrit, wohl aber Nitrat, das vor allem aus Gemüse stammt. Einige Bakterienarten, z. B. das Fäkalbakterium Escherichia coli, enthalten das Enzym Nitratreduktase und können daher Nitrat zu Nitrit reduzieren. Ab etwa

10 µg Nitrat / 100 ml Harn entstehen nachweisbare Mengen Nitrit. Bei einem positiven Nitritnachweis liegt daher eine Bakteriurie vor. Da es Bakterien-Arten gibt, die keine Nitratreduktase enthalten, ist ein negativer Nitritnachweis also kein Beweis, dass Bakterien nicht vorhanden sind. In solchen Fällen muss mit dem Harn ein Nährboden angesetzt werden, um auch diese Bakterien nachzuweisen.

Zur Untersuchung wird der erste Morgenurin verwendet, der genügend lange in der Blase verweilt hat (Mittelstrahlurin, s. Seite 241). Um sicherzustellen, dass ausreichende Mengen Nitrat im Harn vorhanden sind, empfiehlt es sich, am Abend vor der Untersuchung Gemüse, z. B. Spinat, Karotten, grüne Bohnen oder Sauerkraut, zu essen.

Testprinzip
Das Testfeld für den Nitritnachweis ist mit einem aromatischen Amin und einer Kupplungskomponente versehen. Die Reaktion läuft im Prinzip so ab, wie auf Seite 158 beschrieben. Es entsteht ein rot gefärbter Azofarbstoff. Jede Färbung der zuvor weißen Zone weist auf Nitrit und damit auf einen bakteriellen Harnwegsinfekt hin. Je mehr Nitrit vorhanden ist, desto intensiver ist die Färbung. Sie ist jedoch kein Maß für den Schweregrad der Infektion.

Der Nitritnachweis wird durch Ascorbinsäure (Vitamin C), durch Arzneimittel, z. B. Phenazopyridin, oder Nahrungsmittel, z. B. Rote Bete, gestört. Ascorbinsäure oxidiert Nitrit wieder zu Nitrat, Arznei- oder Nahrungsmittel können eine so starke Eigenfarbe haben, dass die Rosa- bis Rotfärbung des Testfeldes überdeckt wird. Außerdem können Antibiotika und Chemotherapeutika durch Hemmung des Bakterienstoffwechsels die Nitritbildung unterbinden. Daher müssen diese mindestens drei Tage vor dem Test abgesetzt werden.

MERKE

Störung des Nitritnachweises:
- Ascorbinsäure
- Phenazopyridin
- Rote Bete
- Antibiotika, Chemotherapeutika

Leukozyten
Sind im Harn vermehrt Leukozyten (weiße Blutkörperchen) vorhanden, so liegt eine Leukozyturie vor. Diese ist ein wichtiges Symptom für entzündliche Erkrankungen der Niere, Prostata oder ableitenden Harnwege. Sie kann außerdem durch Gonokokken, Trichomonaden oder Pilze hervorgerufen werden. Den positiven Nachweis beobachtet man viel häufiger bei Frauen als bei Männern, da deren Harnröhre kürzer ist und Bakterien eher in die Blase gelangen können. Er kann jedoch auch auf Vaginalsekret, also unsachgemäße Gewinnung der Harnprobe zurückzufüh-

ren sein. Abgesehen davon, dass für den Leukozytennachweis nur Mittelstrahlurin (s. Seite 241) verwendet werden darf, sollten Frauen die äußeren Geschlechtsteile vor der Probennahme mit Wasser und Seife waschen, gründlich mit klarem Wasser abspülen, nicht abtrocknen und einen Tampon verwenden.

Testprinzip

Der Test beruht auf der Esteraseaktivität einer Leukozytenfraktion, den Granulozyten. Esterasen sind esterspaltende Enzyme. Ein Ester des Testfeldes wird durch Granulozytenesterase in Carbonsäure und Alkohol gespalten. Der Alkohol reagiert mit einem Diazoniumsalz, das dadurch von hellbeige nach violettblau umschlägt.

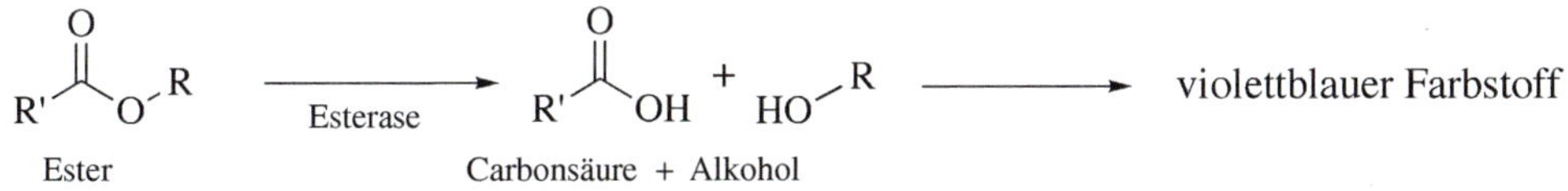

Das Untersuchungsergebnis kann durch eine starke Eigenfarbe des Harns so beeinflusst werden, dass das Testfeld manchmal mehr grünlich aussieht. Deshalb sind auch alle Grüntöne ein positiver Nachweis. Falsch positive Ergebnisse werden durch Reste oxidierender Reinigungsmittel oder aus Harnproben, die mit Formalin konserviert worden sind, abgeschwächte Reaktionen durch hohe Protein- (> 500 mg/dl) oder Glucosekonzentrationen (> 2 g/dl), durch Arzneimittel, wie z. B. Ascorbinsäure, Cephalosporine, Gentamicin, Tetracycline, erhalten.

MERKE

Störung des Leukozytennachweises:
- Desinfektionsmittel
- Formalin
- Hoher Proteingehalt
- Hoher Glucosegehalt
- Ascorbinsäure
- Cephalosporine
- Gentamicin
- Tetracycline

Blut

Der Harn gesunder Personen ist frei von Blut, abgesehen von Beimengungen während der Menstruation. Wird im Harn Blut nachgewiesen, dürfte eine ernst zu nehmende Krankheit die Ursache sein. Ärztliche Abklärung ist daher unbedingt erforderlich. Werden intakte Erythrozyten (rote Blutkörperchen) in den Harn ausgeschieden, liegt eine Hämaturie vor, enthält der Harn freies Hämoglobin, das durch den Zerfall der Erythrozyten entstanden ist, handelt es sich um eine Hämoglobinurie. Kommt der dem Hämoglobin ähnliche rote Muskelfarbstoff Myoglobin vor, so spricht man von einer Myoglobinurie. Alle drei lassen sich nur durch eine mikroskopische Untersuchung unterscheiden. Chemische Nachweise erfassen in allen Fällen Hämoglobin und/oder Myoglobin.

Bei Frauen lässt sich die Verwechslung mit Menstruationsblut vermeiden, wenn die Probengewinnung während der Menstruation unterbleibt, entsprechende Genitalhygiene betrieben und vor Probennahme ein Tampon eingeführt wird (s. Seite 249).

Testprinzip
Hämoglobin und Myoglobin haben Peroxidase-ähnliche Eigenschaften. Sie katalysieren die Oxidation eines Farbstoffes durch Peroxid-Verbindungen.

$$\underset{\text{gelb}}{\text{Farbindikator}} + \text{R–O–OH} \longrightarrow \underset{\text{blaugrün}}{\text{Farbindikator}}$$

Intakte Erythrozyten hämolysieren auf dem Teststreifen. Das austretende Hämoglobin setzt die Reaktion in der Umgebung der Erythrozyten in Gang, sodass je Erythrozyt ein charakteristischer Farbpunkt entsteht. Der Test ist sehr spezifisch und empfindlich: Schon 5 bis 20 Erythrozyten pro Mikroliter Harn können erfasst werden. Auf der Verpackung der Teststreifen sind verschiedene Farbskalen für Erythrozyten und Hämoglobin angegeben.

Große Mengen Nitrit können die Reaktion verzögern, große Mengen Protein und stark konzentrierter Harn können die Empfindlichkeit des Tests verringern. Falsch positive Ergebnisse können durch Reste der Oxidationsmittel, mit denen die Gefäße gereinigt worden sind, oder durch größere Mengen Ascorbinsäure entstehen. Daher enthalten manche Teststreifen ein Iodat-Reagenz, das bis zu 500 mg Ascorbinsäure eliminiert. Besser ist es allerdings, den Harn erst 10 Stunden nach der letzten Einnahme von Vitamin C zu entnehmen.

MERKE

Störung des Blutnachweises:
- Nitrit
- Oxidationsmittel
- Ascorbinsäure
- Stark konzentrierter Harn

Bilirubin
Bilirubin ist ein Gallenfarbstoff, der in der Milz und der Leber beim Abbau des Hämoglobins entsteht. Bei gesunden Personen wird es teilweise über den Darm ausgeschieden, teilweise aber auch aus dem Darm rückresorbiert und so der Leber wieder zugeführt. Normalerweise ist im Harn Bilirubin nicht nachzuweisen. Durch pathologische Veränderungen der Leber und Gallenblase können jedoch Gallenfarbstoffe auch im Harn vorkommen. Kann z. B. bei einem totalen Verschluss der Gal-

lenwege die Galle nicht abfließen, wird die Leberschranke überschritten. Bilirubin reichert sich in Gewebe und Blut (Gelbsucht) an und gelangt über die Nieren in den Harn. Eine Bilirubinurie liegt vor.

Testprinzip

Schüttelt man Harn, so bildet sich auf seiner Oberfläche ein weißer Schaum. Ist dieser gelb gefärbt, hat man schon einen Hinweis, dass Bilirubin enthalten sein könnte. Der Nachweis auf dem Teststreifen beruht auf einer Kupplungsreaktion des Bilirubins mit einem Diazonium-Salz. Dabei entsteht unter saurem pH ein roter Azofarbstoff. Die Reaktion ist ähnlich der auf Seite 158 beschriebenen. Die Intensität der Färbung nimmt mit steigendem Bilirubingehalt zu, schon eine schwache Rosafärbung ist ein positiver Nachweis. Da Bilirubin durch Luft und unter Licht sehr schnell oxidiert wird, muss der Nachweis mit möglichst frischem Harn durchgeführt werden.

$$\text{Bilirubin} + \text{Diazonium-Salz} \xrightarrow[\text{pH} < 5]{} \text{roter Azofarbstoff}$$

Durch Ascorbinsäure oder große Mengen Nitrit wird die Empfindlichkeit des Tests herabgesetzt. Negative Ergebnisse können durch Reste oxidierender Reinigungsmittel oder durch Formalin, mit dem der Harn konserviert worden ist, vorgetäuscht werden. Falsch positive Ergebnisse können durch die Eigenfarbe hoch konzentrierten Harns, durch Nahrungsmittel, z. B. Rote Bete, oder durch Arzneimittel, z. B. p-Aminosalicylsäure, Sulfonylharnstoffverbindungen, oder durch Verbindungen hervorgerufen werden, die den Harn rot färben oder bei saurem pH eine rote Eigenfarbe haben.

MERKE

Störung des Bilirubin- und Urobilinogen-Nachweises:

- Oxidationsmittel
- Formalin
- p-Aminosalicylsäure
- Sulfonylharnstoffverbindungen
- Rote Bete
- Verbindungen mit roter Eigenfarbe
- Stark konzentrierter Harn

Urobilinogen

Urobilinogen ist ein Reduktionsprodukt des Bilirubins und entsteht, wenn die Stoffwechselkapazität der Leber überlastet oder eingeschränkt ist. Hierbei wird der Urobilinogen-Spiegel im Blut erhöht und, da Urobilinogen nierengängig ist, auch im Harn vermehrt ausgeschieden.

Testprinzip

Auf dem Testfeld findet eine *Ehrlich-Reaktion*[71] statt. Es enthält außer einer sauren Pufferlösung die Verbindung Dimethylaminobenzaldehyd, das mit Urobilinogen zu einem roten Azofarbstoff reagiert. Einige Teststreifen weisen Urobilinogen wie Bilirubin durch Azokupplung nach. Die Konzentration des Urobilinogens bestimmt die Intensität der Färbung. Störfaktoren sind die gleichen wie bei Bilirubin.

Urobilinogen + Dimethylaminobenzaldehyd ⟶ roter Farbstoff

Ascorbinsäure

L-Ascorbinsäure (Vitamin C) wird nicht nur über die Nahrung, sondern vielfach auch als Prophylaktikum gegen Erkältungskrankheiten zugeführt. Den täglichen Bedarf schätzt man auf etwa 70 bis 100 mg, er kann aber je nach Umfeld individuell sehr unterschiedlich sein. Da der menschliche Organismus diesen Stoff nicht speichern kann, wird überschüssige Ascorbinsäure durch den Harn ausgeschieden. So kann sie bei Untersuchung des Harns auf pathologische Bestandteile stören, wie das beispielsweise bei der Untersuchung auf Glukose oder Blut der Fall ist (s. Seite 245, 249). Um falsch negative Ergebnisse zu vermeiden, sollte daher in der Harnanalytik immer zuerst auf Ascorbinsäure geprüft werden. Ist diese vorhanden, müssen zwischen der Gewinnung der Harnprobe und der letzten Zufuhr von Vitamin C mindestens 10 Stunden liegen.

Testprinzip

Das für die Prüfung auf Ascorbinsäure vorgesehene Testfeld enthält Dichlorphenolindophenol, das im alkalischen und neutralen Bereich blau gefärbt ist. Durch Ascorbinsäure wird diese Verbindung zur farblosen Leukoform reduziert. Da das Testfeld außerdem noch mit einem roten Farbstoff präpariert ist, wird die Anwesenheit von Ascorbinsäure durch den Farbumschlag von blau nach rot angezeigt. Der Nachweis ist nicht streng spezifisch, da Dichlorphenolindophenol auch mit anderen reduzierenden Verbindungen reagiert.

Untersuchung auf nicht pathologische Bestandteile

Schwangerschaftstest

Das Prinzip des Schwangerschaftstests beruht auf dem Nachweis des Hormons Choriongonadotropin (HCG). Nach Konzeption wird es in der Plazenta gebildet und

[71] *Paul Ehrlich* (1854 bis 1915), Chemiker, Arzt und Bakteriologe an der Universität Frankfurt/M., Nobelpreis für Medizin 1908.

kann nach etwa 10 Tagen im Harn durch eine Antigen-Antikörper-Reaktion[72] nachgewiesen werden.

Testprinzip

Der Test wird mit einem Teststab durchgeführt. Ist im Harn HCG vorhanden, reagiert dieses mit den Antikörpern des Stabes, die entweder mit Goldpartikeln, dann werden sie rot gefärbt, oder mit Latexpartikeln beladen sind, dann werden sie blau gefärbt. Durch die Saugwirkung der Kapillarkräfte auf dem Stab wandert der Komplex in die erste Reaktionszone, in der zusätzliche Antikörper den Komplex in einer so genannten »Sandwich-Reaktion« in einer rosa oder blau gefärbten Linie (oder Punkt) fixieren. Ist kein HCG vorhanden, bleiben Linie oder Punkt farblos. Nicht gebundene Antikörper wandern weiter und werden in einer zweiten Reaktionszone ebenfalls unter Farbgebung fixiert. Ist nur eine Linie (oder Punkt) gefärbt, war der Test negativ, sind beide gefärbt, war der Test positiv. Mit den Schwangerschaftstests des Handels lassen je nach Produkt zwischen 25 und 50 I.E.[73] HCG/l nachweisen. Ein positiver Test ist immer beweisend, es sei denn, es liegt eine andere HCG-produzierende Erkrankung vor. Ein negativer Test sollte nach 10 Tagen wiederholt werden. Ist auch dieser negativ, liegt keine Schwangerschaft vor. Trotzdem darf der Kundin in der Apotheke nicht mitgeteilt werden, sie sei schwanger. Dies wäre eine Diagnose, die dem Arzt vorbehalten ist. Der Kundin darf nur das Ergebnis des Tests, d. h. positiv oder negativ, mitgeteilt werden.

Ovulationstest

Mit dem Ovulationstest werden die fruchtbaren Tage der Frau bestimmt, um den bestmöglichen Zeitpunkt für die Konzeption zu ermitteln. In der empfängnisfähigen Phase des weiblichen Zyklus steigt die Konzentration des luteinisierenden Hormons (LH) kontinuierlich an. 24 bis 36 Stunden vor dem Eisprung hat die LH-Konzentration ihren höchsten Wert. Findet um diese Zeit oder unmittelbar danach Geschlechtsverkehr statt, so ist die Entstehung einer Schwangerschaft wahrscheinlich. Um den Test genau durchführen zu können, muss man die Länge des Zyklus kennen. Der erste Tag der Blutung ist Tag 1. Bei unregelmäßigem Zyklus wählt man den kürzesten. Hat der Zyklus 28 Tage, beginnt der Test am Tag 11, bei einem kürzeren Zyklus beginnt der Test je Tag einen Tag früher, bei einem längeren Zyklus je Tag einen Tag später.

Es wird grundsätzlich frischer Morgenurin verwendet. Der Harn sollte sich mindestens vier Stunden in der Blase befunden haben. Bei häufigem Wasserlassen muss die Trinkmenge eingeschränkt werden.

---

[72] Injiziert man einem Kaninchen oder einer Maus menschliches HCG, so reagieren sie mit der Bildung eines Antikörpers, da es sich bei HCG für das Immunsystem der Tiere um ein Fremdeiweiß handelt. Die modernen Schwangerschaftstests enthalten monoklonale Antikörper gegen HCG. Bringt man diese, in einem Antiserum angereichert, mit HCG-haltigem Harn zusammen, so reagieren Antigen und Antikörper zu einem Komplex miteinander, der je nach Testpräparat auf verschiedene Weise sichtbar gemacht wird.

[73] I.E. = Internationale Einheit.

Produktbeispiele: Clearplan® Ovulationstest, Clearblue®, Bluetest, family Ovulationstest®, Persona®, Your Time® LH Ovulationstest, Cyclotest® LH-Sticks.

Mit dem Persona®-Test werden im Harn LH und Estron-3-glucuronid (E3G), ein Metabolit des Estradiols, bestimmt. Ihre Konzentrationen steigen zu Beginn des Eisprungs an, erreichen ihr Maximum um den Eisprung herum und sinken dann wieder ab. Ein Monitor ermittelt die Konzentration der beiden Hormone und speichert sie als persönlichen Zyklus der Anwenderin. Zu Beginn müssen je Zyklus 16 Tests, später nur noch 8 durchgeführt werden. Durch grüne, gelbe oder rote Farbgebung im Display des Gerätes wird jeweils angezeigt, ob es sich um empfängnisfreie Tage handelt oder zusätzlicher Schutz erforderlich ist.

Messgeräte in der Apotheke

Genauere quantitative Messungen der Konzentrationen pathologischer Bestandteile können mit Reflexionsphotometern (Abb. 8.6) durchgeführt werden. Die präzise reflektrometrische Optik erkennt kleinste Farbunterschiede besser als das menschliche Auge und führt so zu einer sicheren und standardisierten Diagnostik. Auf dem Markt befinden sich zahlreiche Gerätetypen, die in ihrem Aufbau fast immer nach dem gleichen Funktionsprinzip konstruiert sind (s. Seite 239). Die Geräte haben ein Display, auf dem die gemessenen Werte abgelesen werden können, und einen Drucker, der die Messergebnisse mit Untersuchungsdatum und dem Namen des Patienten ausdruckt. Bisweilen werden auf dem Messprotokoll auch die Normwerte angegeben und gemessene Abweichungen besonders hervorgehoben.

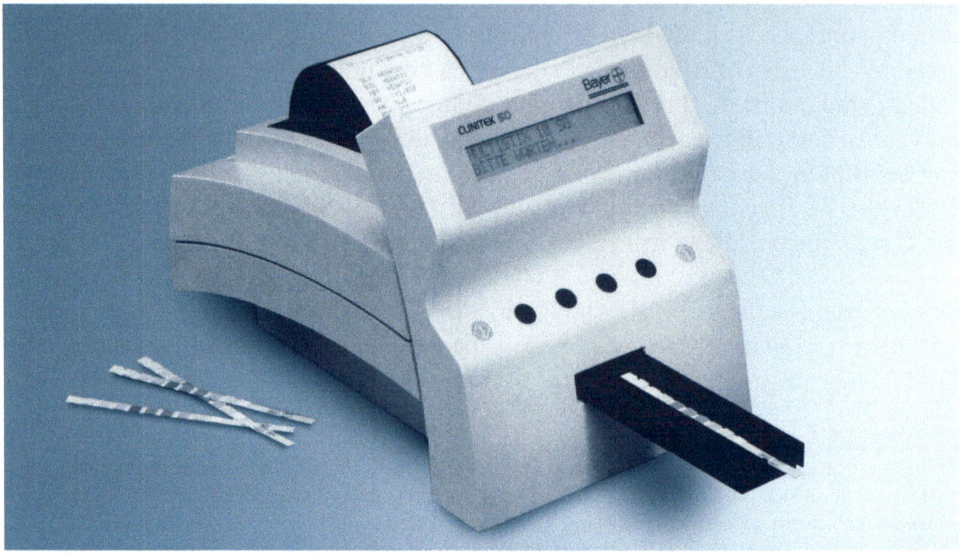

Abbildung 8.6
Clinitek 50®

In der Regel kalibrieren sich die Geräte selbst und signalisieren durch Leuchtzeichen oder ihr Erlöschen, dass sie zur Messung bereit sind. Zur Messung wird ein für jedes Gerät spezifischer Teststreifen, mit dem zahlreiche Parameter, manchmal aber auch nur einer, bestimmt werden können, in den Harn getaucht, überschüssiger Harn auf einem Stück Filterpapier abgestreift und auf einem Schlitten in das Gerät eingefahren. Das Gerät signalisiert, wann die Einwirkungszeit abgelaufen ist, und der Schlitten mit dem Teststreifen wird wieder herausgefahren. Zur Auswertung der Testfelder können verschiedene Wellenlängen eingestellt werden. Die Messwerte werden in der Regel als Milligramm / Deziliter, abgekürzt mg/dl[74)], angegeben.

Produktbeispiele: Clinitek 50® (Bayer Vital), Uryxxon® Relax (Machery & Nagel).

8.3 Blutuntersuchungen

Neben den Untersuchungen des Harns gehören heute auch Blutuntersuchungen zu den Dienstleistungen der Apotheke. Der Umgang mit Blut erfordert jedoch besondere Schutzmaßnahmen, da sowohl der Patient als auch der Untersucher vor Infektionen bewahrt werden müssen. So sind an die hygienischen Verhältnisse des Arbeitsplatzes besondere Anforderungen zu stellen: Er sollte nach jedem Patientenwechsel gesäubert und desinfiziert werden. Das Personal, das in der Apotheke die Untersuchungen durchführt, darf nur mit Schutzhandschuhen arbeiten und muss die verwendeten Gegenstände und das mit Blut kontaminierte Verbrauchsmaterial fachgerecht entsorgen. Alle Blutproben und Materialien sollten behandelt werden, als ob sie kontaminiert wären. Die Berufsgenossenschaft für Gesundheitsdienst und Wohlfahrtspflege empfiehlt, dass das Personal gegen Hepatitis B geimpft wird.

Blutentnahme

Blut wird aus dem Ohrläppchen oder einer sauberen und trockenen Fingerkuppe mit einem Lanzettengerät, z. B. Autoclix®, Softclix®, Microtainer®, Penlet®, oder an anderen Körperstellen mit Microlet Vaculance® als Tropfen (Vollblut) entnommen. Dabei ist es gleich, ob es sich um kapillares, venöses oder arterielles Blut handelt, da der Sauerstoffgehalt für die chemische Reaktion ohne Bedeutung ist. Für die Blutentnahme ist grundsätzlich Folgendes zu beachten:

1. Der Patient sollte vor der Blutentnahme fünf Minuten stillsitzen.
2. Zur Blutabnahme am besten geeignet ist die Innenseite des Mittel- oder Ringfingers.

---

74) 1 dl = 1 Deziliter = 100 Milliliter = 0,1 l. Für Milligramm Substanz in 100 ml Lösung wird häufig auch der Begriff mg % verwendet

3. Die Hand muss mit Seife und warmem Wasser gewaschen werden.
4. Den Finger mehrere Male leicht zur Spitze hin massieren.
5. Die Einstichstelle mit Isopropylalkohol 70 % desinfizieren. Gut abtrocknen, da Restalkohol Hämolyse verursachen kann.
6. Wenn genügend Blut fließt, den ersten Tropfen mit Sterilgaze abwischen, da er möglicherweise Gewebsflüssigkeit enthält.
7. Falls kein zweiter Tropfen fließt, das Gewebe um die Einstichstelle herum *sanft* drücken. Nicht das Blut aus dem Finger herausmelken, der Finger darf nicht zusammengedrückt oder gequetscht werden. In diesem Fall würde auch Gewebsflüssigkeit austreten, die das Blut verdünnt und die Analysenwerte verfälscht. Außerdem kann die Gerinnung oder Hämolyse in Gang gesetzt werden.
8. Nachdem der Blutstropfen vom Teststreifen oder einem Kapillarröhrchen aufgenommen worden ist, das restliche Blut abwischen und den Patienten Sterilgaze auf die Einstichstelle drücken lassen, bis kein Blut mehr fließt.

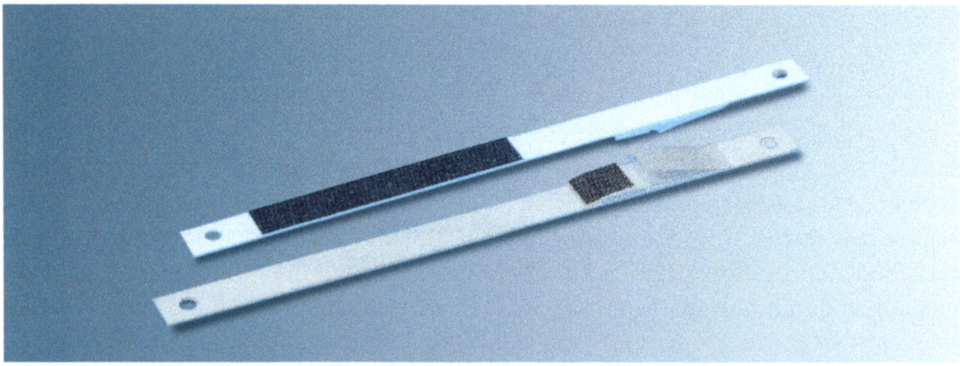

Abbildung 8.7
Ober- und Unterseite eines Teststreifens »System Reflotron plus, Roche Diagnostics«

Tabelle 10
Produktbeispiele für Messgeräte

Mehrere Parameter	Ein bis zwei Parameter (Glukose, Cholesterol)	Einzelparameter
Reflotron®	Accutrend / Accu-Chek®	Accusport® (Milchsäure)
Seralyzer®	Glucometer®	ProTime® (Quickwert)
	GlucoMen®	CoaguChek® XS (Quickwert)
	Medisense Precision®	NycoCard® (HbA_{1c}-Wert)
		Thrombotest® (PT-INR)

Teststreifen
Es werden zwei Arten Teststreifen verwendet. Der Blutstropfen wird entweder auf ein besonders gekennzeichnetes Testfeld aufgetragen oder dieses saugt ihn ein, wenn man ihn seitlich an eine Einbuchtung heranführt (Abb. 8.7). Ist das Testfeld unvollständig mit Blut gefüllt, kann innerhalb 15 Sekunden ein zweiter Blutstropfen eingesogen werden. Geschieht dies nicht innerhalb dieser Zeit, muss die Messung mit einem zweiten Teststreifen wiederholt werden.

Die zu analysierende Probe wird auf das Schutznetz des Testfeldes aufgetragen, das darunter liegende Vlies trennt dann aus dem Vollblut das Plasma ab, das schließlich vom Transportvlies zur eigentlichen Reaktionszone weitergeleitet wird.

Auf der Rückseite des Teststreifens befindet sich meist ein Magnetstreifen, der alle test- und chargenspezifischen Informationen in codierter Form enthält, z. B. Kontrollparameter, wie Plasmamenge, Reaktionszeit usf., Anzahl der Messungen und Faktoren, die Voraussetzung für die Messung sind. Der Magnetstreifen wird beim Einfahren des Tests in das Reflexionsphotometer gelesen.

Messgeräte
Für die Bestimmung der Blutparameter ist eine ganze Reihe Messgeräte verschiedener Hersteller im Handel (Tab. 10), deren Funktion entweder auf der Messung eines elektrischen Potenzials oder der photometrischen Auswertung einer chemischen Reaktion beruht (s. Seite 239). In Apotheken werden meist Geräte benutzt, mit denen Glucose, Cholesterol, HDL-Cholesterol und Triglyceride gemessen sowie LDL-Cholesterol und VLDL-Cholesterol errechnet werden können (Abb. 8.8). Über ein entsprechendes Rechnersystem kann nach Eingabe der Faktoren »Geschlecht, Raucher,

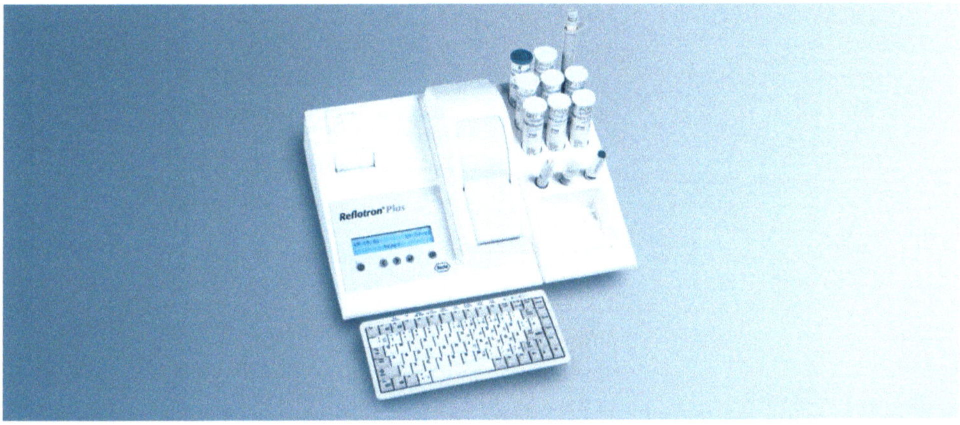

Abbildung 8.8
Messgerät zur Bestimmung zahlreicher Blutparameter (aus System Reflotron plus-, Roche Diagnostics)

Diabetes, Linksherz-Hypertrophie, Alter und Blutdruck« eine Risikobewertung für koronare Herzkrankheiten vorgenommen werden. Alle Werte werden als Angaben in mg/dl oder mmol/l in einem Messprotokoll ausgedruckt. Es gibt auch Messgeräte, mit denen andere Blutparameter bestimmt werden können (Tab. 11). Sie werden jedoch überwiegend in medizinischen Laboratorien verwendet.

Glucose

Glucose entsteht im Verdauungstrakt aus Poly- und Disacchariden und geht über die Darmschleimhaut in das Blut über. Dort liefert sie für Gewebe, Organe und Muskeln die notwendige Energie. Gesteuert wird der Blutzuckerspiegel durch die Hormone Insulin (Glucose senkend) und Glucagon (Glucose steigernd) der Bauchspeicheldrüse. Unter 50 mg/dl Glucose im Blut kann es zu Schwächeanfällen, Herzklopfen und Schwindel bis zur Bewusstlosigkeit kommen. Liegen die Nüchtern-Blutzuckerwerte über 110 mg/dl bzw. 6,1 mmol/l und etwa 1 Stunde nach dem Essen bei mehr als 160 mg/dl bzw. 8,9 mmol/l, so leidet der Patient an Diabetes mellitus. Bei Werten über 160 mg/dl kann Glucose auch im Harn nachgewiesen werden (s. Seite 245).

Beim Diabetiker muss der Blutzuckerspiegel durch die Zufuhr von Insulin reguliert werden. Da er aber tagsüber häufig schwankt, je nachdem, was und wie viel der Diabetiker isst, je nachdem, ob die körperlichen Aktivitäten des Diabetikers hoch oder niedrig sind, ist es von großer Bedeutung, die Insulinzufuhr ständig dem Bedarf anzupassen.

Tabelle 11
Parameter, die mit Messgeräten bestimmt werden können

- Aktivierte partielle Thromboplastinzeit (APTT)
- Albumin
- Alkalische Phosphatase (AP)
- Ammonium
- α-Amylase
- Bilirubin
- Calcium
- Carbamazepin
- Chlorid
- Cholinesterase
- Cholesterol
- Creatinin
- Creatinkinase (CK)
- Creatinkinase-MB-Isozym
- Digitoxin
- Eisen
- Erythrozyten
- Gesamtprotein
- γ-Glutamyl-Transaminase (GT)
- Glutamat-Oxalacetat-Transaminase (GOT)
- Glutamat-Pyruvat-Transaminase (GPT)
- Glucose
- Hämoglobin
- Hämatokrit
- Harnsäure
- Harnstoff
- HbA_{1c}
- HDL-Cholesterol
- Hydrogencarbonat
- Kalium
- Ketone
- Lactatdehydrogenase
- Lipase
- Lithium
- Magnesium
- Milchsäure
- Natrium
- Pankreas-Amylase
- Phenobarbital
- Phenytoin
- Plasmodium-Arten (Malaria)
- Prostata-spezifisches Antigen (PSA)
- Prothrombinzeit (Quick-Wert, PT-INR)
- Theophyllin
- Triglyceride

Glucose wird im Reaktionsfeld unter dem Einfluss von Luftsauerstoff und Glucoseoxidase zu o-D-Gluconolacton und Wasserstoffperoxid, der seinerseits, wie bei der Bestimmung des Gesamtcholesterols beschrieben, zu einem tiefroten Chinonimin-Farbstoff reagiert.

$$\text{Glucose} + O_2 \xrightarrow[\text{Glucoseoxidase}]{} \text{o-D-Gluconolacton} + H_2O_2$$

$$H_2O_2 + \text{Aminophenazon} + \text{Toluidin-Derivat} \xrightarrow[\text{Peroxidase}]{} \text{Chinonimin-Farbstoff} + H_2O$$

Blutfette

Blutfette, auch als Lipide bezeichnet, ist der Sammelausdruck für Cholesterol (alter Name: Cholesterin) und Triglyceride. Triglyceride sind Energielieferanten und stammen aus den Nahrungsfetten. Cholesterol hat als Bestandteil der Zellmembranen, beim Aufbau der Steroidhormone und des Vitamin D sowie für die Bildung der Gallensäuren, die für die Resorption der Nahrungsfette im Dünndarm notwendig sind, eine lebenswichtige Bedeutung. Da Lipide nicht wasserlöslich sind, müssen sie, um im Blut transportiert werden zu können, an Trägerproteine gebunden werden. Sie werden deshalb auch als Lipoproteine bezeichnet.

Testprinzip ist in jedem Fall, dass die Blutparameter aus dem Blutplasma, also der von den festen Bestandteilen, z. B. Erythrozyten (rote Blutkörperchen), befreiten Blutflüssigkeit (Plasma, Serum) bestimmt werden müssen. Dies geschieht durch Filtersysteme, die sich entweder im Messgerät oder im Testfeld befinden (s. Seite 239).

Gesamtcholesterol (TC)

In der Reaktionszone hydrolysiert das Enzym Cholesterolesterase die im Plasma vorliegenden Cholesterolester zu Cholesterol und den entsprechenden Fettsäuren. Die Cholesteroloxidase oxidiert dann das Cholesterol zu Cholest-4-en-3-on und Wasserstoffperoxid. Dieses wird durch Peroxidase zu Sauerstoff und Wasser zersetzt, der Sauerstoff oxidiert Aminophenazon und ein Toluidin-Derivat zu einem tiefroten Chinonimin-Farbstoff, dessen Farbintensität ausgewertet wird.

$$\text{Cholesterolester} + H_2O \xrightarrow[\text{Cholesterolesterase}]{} \text{Cholesterol} + \text{Fettsäuren}$$

$$\text{Cholesterol} + O_2 \xrightarrow[\text{Cholesteroloxidase}]{} \text{Cholest-4-en-3-on} + H_2O_2$$

$$H_2O_2 + \text{Aminophenazon} + \text{Toluidin-Derivat} \xrightarrow[\text{Peroxidase}]{} \text{Chinonimin-Farbstoff} + H_2O$$

Triglyceride (TRG)

Triglyceride werden auch durch Cholesterolesterase in Glycerol und freie Fettsäuren gespalten. In einer durch Glycerolkinase katalysierten Reaktion wird dann Glycerol mit Adenosintriphosphat (ATP) zu Glycerol-3-phosphat und Adenosindiphosphat

(ADP) umgesetzt, das durch eine Phosphatoxidase in Anwesenheit von Luftsauerstoff zu Dihydroxyacetonphosphat und Wasserstoffperoxid oxidiert wird. Die folgende Farbreaktion ist die gleiche, wie unter »Cholesterol« beschrieben.

$$\text{Triglyceride} + H_2O \xrightarrow[\text{Cholesterolesterase}]{} \text{Glycerol} + \text{Fettsäuren}$$

$$\text{Glycerol} + \text{ATP} \xrightarrow[\text{Glycerolkinase}]{} \text{Glycerol-3-phosphat} + \text{ADP}$$

$$\text{Glycerol-3-phosphat} + O_2 \xrightarrow[\text{Phosphatoxidase}]{} \text{Dihydroxyacetonphosphat} + H_2O_2$$

$$H_2O_2 + \text{Aminophenazon} + \text{Toluidin-Derivat} \xrightarrow[\text{Peroxidase}]{} \text{Chinonimin-Farbstoff} + H_2O$$

HDL-, LDL-, VLDL-Cholesterol

Lipoproteine mit größerem Protein-, aber vergleichsweise geringem Cholesterolgehalt haben eine hohe Dichte und werden als High-density-Lipoproteine (HDL) bezeichnet. Umgekehrt gibt es auch Lipoproteine mit wenig Protein-, aber höherem Cholesterolgehalt. Diese haben eine niedrige Dichte oder sehr niedrige Dichte und heißen Low-density-Lipoproteine (LDL) bzw. Very-low-density-Lipoproteine (VLDL). HDL-Cholesterol nimmt aus dem Blut Cholesterol auf und führt es der Leber zur Metabolisierung zu. Es ist daher als Schutzfaktor gegen die Entstehung der Atherosklerose anzusehen. Cholesterol wird in Gallensäuren umgewandelt und damit sozusagen in der Leber entsorgt. LDL- und VLDL-Cholesterol dagegen führen zur Ablagerung von Cholesterol in den Blutgefäßen und so zu deren Einengung und letztlich zu Atherosklerose mit Bluthochdruck, Herzinfarkt oder Schlaganfall als Folge. Somit wird also angestrebt, das HDL-Cholesterol möglichst hoch, LDL- und VLDL-Cholesterol möglichst niedrig zu halten. Je höher also die LDL-Werte und je niedriger die HDL-Werte, umso gefährdeter ist der Patient. Tabelle 12 gibt die Normwerte der Lipoproteine an.

Tabelle 12
Normwerte der Lipoproteine

Trigylceride	< 180 mg/dl
Gesamtcholesterol	< 200–220 mg/dl
HDL	> 55 mg/dl (Männer)
	> 65 mg/dl (Frauen)
LDL	< 140 mg/dl
VLDL	< 40 mg/dl
TG/HDL	< 4,5 (Männer)
	< 4,0 (Frauen)
LDL/HDL	2–3

In einem Teil des Testfeldes werden LDL- und VLDL-Cholesterol durch Magnesiumacetat und Dextransulfat ausgefällt. Das HDL-Cholesterol wird nach dem Verfahren der Cholesterolbestimmung erfasst. LDL- und VLDL-Cholesterol errechnet das Gerät automatisch aus den Werten für Gesamtcholesterol, Triglyceriden und HDL-Cholesterol nach der »Friedewald-Formel«:

$$\text{mg/dl} \quad \text{LDL} = \text{TC} - \text{HDL} - \frac{\text{TRG}}{5}$$

$$\text{mmol/l} \quad \text{LDL} = \text{TC} - \text{HDL} - \frac{\text{TRG}}{2{,}18}$$

$$\text{mg/dl} \quad \text{VLDL} = \frac{\text{TRG}}{5}$$

$$\text{mmol/l} \quad \text{VLDL} = \frac{\text{TRG}}{2{,}18}$$

Blutuntersuchungen zu Hause

Glucose
Für die Blutzuckermessung zu Hause ist eine große Anzahl handlicher Geräte im Handel, die leicht bedient werden können (s. Tab. 10, Abb. 8.9). In der Regel wird die Messöffnung des Sensors mit dem Blutstropfen berührt, sodass sich dieser mit Blut auffüllt (slip-in-Technik). Ein anderes Verfahren ist auf Seite 257 beschrieben. Die notwendige Blutmenge beträgt 2 µl[75]. Ist der Sensor ausreichend gefüllt, wird dies durch einen Signalton angezeigt. Nach genau 30 Sekunden erscheint das Messergebnis in mg/dl[74] oder mmol/l auf dem Sensor. Die Bestimmung beruht auf der Messung des elektrischen Potenzials, das durch die Reak-

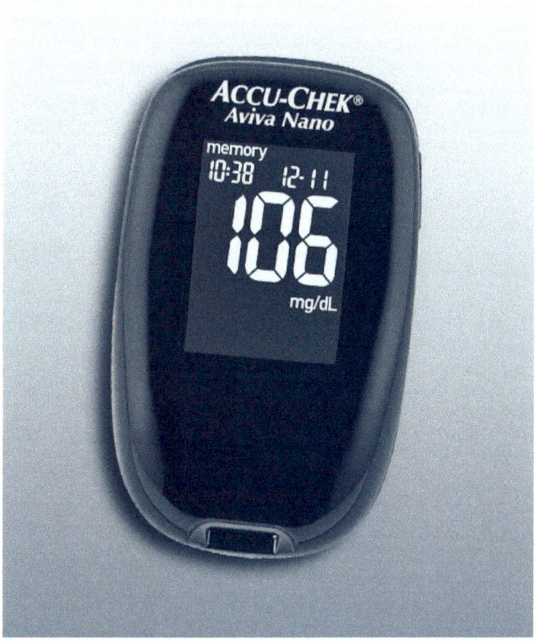

Abbildung 8.9
Hausgerät zur Blutzuckermessung (Quelle: Roche Diagnostics)

75) 1 µl = 1 Millionstel Liter.

tion der Glucose mit den Substanzen auf der Elektrode des Sensors erzeugt wird (s. Seite 240).

Gesamtcholesterol, Triglyceride

Auch Cholesterol und Triglyceride können mit handlichen Geräten zu Hause gemessen werden. Da die Bestimmung des Gesamtcholesterols aber nur geringen Informationswert hat, sind Messgeräte, die zusätzlich Aussagen über HDL-, LDL- und VLDL-Cholesterol liefern, weitaus besser. Diese sind jedoch sehr aufwendig, sodass der Patient, will er sinnvolle Aussagen über den Status seiner Blutfette haben, doch wieder auf die Apotheke angewiesen ist.

Stichwortverzeichnis

Die Stichworte stehen im Singular (Einzahl). Die Ziffern geben die Seitenzahlen an, unter denen das entsprechende Stichwort zu finden ist. Adjektive (Eigenschaftswörter) sind, wenn sie im Sprachgebrauch vor einem Substantiv (Hauptwort) gesprochen werden, vorangestellt.

Also: Schweflige Säure suche unter »Schweflige ...«, *nicht* unter »Säure, schweflige«.

Umlaute (ä, ö, ü) sind im normalen Alphabet nicht berücksichtigt. Also: »ätzend« suche unter »at«.

A

B

C

D

E

F

G

H

L

M

N

O

P

Q

R

S

T

U

V

W

X

Z